JN035450

次世代パンデミックに備える
感染症の文明史

井上 栄
Inouye Sakae

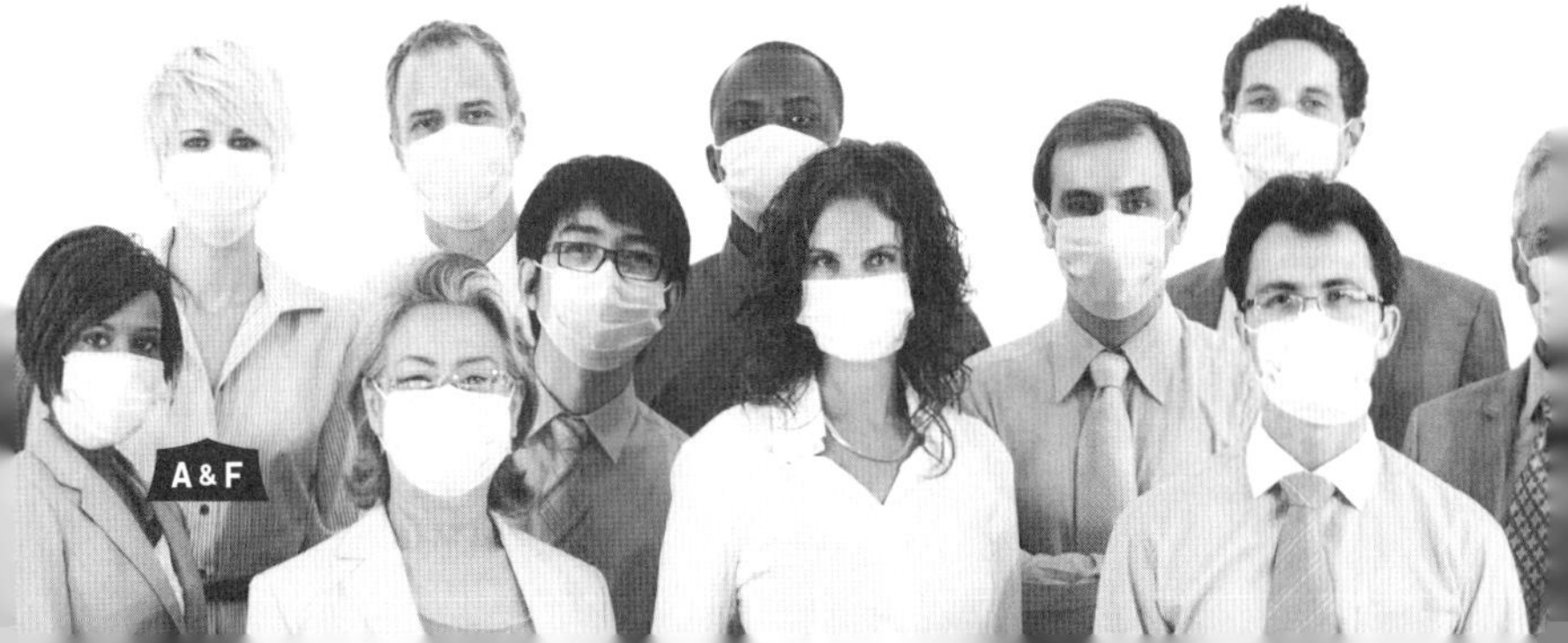

次世代パンデミックに備える——感染症の文明史

目次

装幀　芦澤泰偉＋明石すみれ
カバー画像　shutterstock

まえがき

「感染症の教科書を閉じる時が来た。我々は感染症を克服したのだ」と一九六七年、米国の公衆衛生局長官ウィリアム・スチュアートが宣言した、という広く流布した話がある。じつは彼がこのように言った記録はなくて、ある熱帯医学専門家は、この話は「都市伝説」であると言った。[1]

しかし先進国の市民にとっては、この話は「常識」であった。そこでは上下水道が整備されて水媒介の腸管系感染症が消え、乳児の死亡が減り、高齢者人口が増え始めていた。母親たちが恐れた子供のポリオは、新たに開発されたワクチンによって抑えられた。社会の疾病《しっぺい》構造は大きく変わりつつあったのだ。一九八〇年代にエイズが出現したが、多くの人は他人事《ひとごと》と思っていただろう。

ところが、二〇二〇年に始まった新型コロナウイルス感染症（以下、コロナと略す）のパンデミック（汎《はん》流行 pandemic）は、世界中の人々を巻き込み、否応《いやおう》なしの意識・行動の変容を迫った。特徴的なことは、清潔な先進国の都市でも広がったことだ。そこに住む人々にとっては、まさに青天の霹靂《へきれき》であった。

目に見えない微生物病原体が起こす病気を「感染症」と言う。多数の人が住む都市で重症の感染症が人から人へとうつる場合には、病人および死人は幾何級数的に増える。これを昔、「疫病《えきびょう》または流行病 epidemic《エピデミック》（epi 上＋demos 民衆）」と言った。古代日本では「えやみ」と言われた。人間が都市文明を創り出して以来、原因が分からずに恐怖をもたらす疫病・流行病が頻繁に発生した。

　中世が終わって自然科学が進展し、疫学、細菌学、ウイルス学が誕生して病原体の実体とその伝播様式が分かると、疫病・流行病は「伝染病」と呼ばれるようになった。先進工業国は生活環境を清潔化して病原体の伝播経路を遮断した。さらに抗菌薬の開発で細菌感染症を治療できるようになり、ウイルス感染症に対しては有効な予防ワクチンが開発され、伝染病という名称は死語となり、広い意味の「感染症」が使われるようになった。

「感染」は体内で病原体が殖えることで、「伝染」は体外で病原体が伝播することを意味する。本書で使う「伝染病」は、多数の重症患者が発生する、人から人へとうつる感染症を指すことにする。今回のコロナは「伝染病」と呼ぼう。

　筆者は、かつて『感染症――広がり方と防ぎ方』（中公新書　初版二〇〇六年　増補版二〇二〇年）を著わした（あとで引用するときは「前著」とする）。人間と動物の行動様式が根本的に異なることで、病原体の伝播様式も人間の間と動物の間とでは大きく異なることを述べた。本書では、人間だけが創る文明が時代とともに変貌していくなかで、伝染病／感染症の伝播経路も変化してきたことを、さらに深く歴史から見てみたい。

伝播経路の知識があれば、いつかまたパンデミックが起こったときにも、肉眼で見えない病原体の伝播経路を論理的に考えて、流行を意識的に抑える行動をとって恐怖や不安を減らすことができるのだ。

人類に恐怖を与えた伝染病はたくさんあるが、本書では①中世のペスト、②産業革命期のコレラ、③近代のポリオ、④現代のコロナに関し、その伝播経路・伝播遮断法が時代とともにどのように変遷してきたのかに重点を置いて述べる（それぞれ一章、二章、三章、七章）。

第四章は、性感染症についてである。セックスでうつる病気は、衣服を着る人間に特徴的な伝播様式で広がり、かつ環境衛生を整備してもその伝播を防ぐことができない感染症である。梅毒の歴史、ヒト免疫不全ウイルス（ＨＩＶ）感染症の増大する疾病負荷、などについて述べる。

第五章では、薬剤耐性菌を取り上げる。ペニシリンをはじめとする抗菌薬・抗生物質の発見は、細菌感染症の治療に大きな貢献をしてきた。しかし、多種の耐性菌が出現してきたことが現代の問題である。それに対してファージ（細菌を殺すウイルス）を治療に使おうという試みもある。そこでファージ発見の物語も述べる。

第六章では、ウイルスワクチンについて説明する。ワクチンは、ウイルス感染症に対しとくに有効である。人類最初のワクチンである種痘の歴史を述べ、ワクチンが有効である理由を免疫学の基礎知識から説明する。コロナに対しては、新しい原理のワクチン（メッセンジャーRNAワクチン）が開発されたので、その特徴も説明する。この章で扱わないワクチンは、他章のなかで取り上げた。

第八章前半では、それまでの章で述べてきたことを踏まえて、新型ウイルスによるパンデミックが起こる条件を考えてみたい。第八章後半では、人間が清潔な文明社会を求めすぎると、逆に不健康が発生することを述べる。

コロナ出現以降、伝染病／感染症に関してたくさんの本が出版されている。恐怖を煽るようなものも多い。本書を通読した読者が、見えない微生物と都市文明のなかに住んできた人間との関係の歴史について知ることで、次世代パンデミックに備える社会の在り方を考えてもらうキッカケになれば幸いである。

本書では、伝染病／感染症を時代順に並べて書いてあるが、コロナ（七章）から遡って読まれても結構である。コラムは気が向いたときに読んでいただきたい。なお、人類humanには「ヒト」を、個人personを示すときには「人」を使った。

第一章

文明と疫病

現生人類ホモ・サピエンスの他の動物にない行動の特徴は、直立二足歩行をして言語を使うことである。直立二足歩行をすると脳は体の重心の真上に位置することになり、大きくなった。言語学者ノーム・チョムスキーは、言語能力はヒトにのみ生得的に備わっているものだと言った。ヒトは歩行に使わなくなった手で道具を作り、技術を発展させた。大きな脳には、膨大な量の言語情報を蓄積できた。

個人が獲得し蓄積した言語情報は、言葉によって同世代だけでなく次世代へも伝わる。時代が経過すればするほど、また集団の人口が増えるほど、集団全体の言語情報量は増加する。ヒトはその情報を使い、新しい行動を始めた。

現生人類ホモ・サピエンスは、約二〇万年前にアフリカで出現したといわれる。最終氷期（約七万年前から一万年前の間）に南極を除く全大陸に広がり、それぞれの異なる環境に順応した。ヒトをアフリカから出発させた原動力は、蓄積した知識と未知なるものへの好奇心だっただろう。

最終氷期が終わって地球は温暖化し、植物が繁茂する時代となった。穀物となる実を付ける草があった場所で、狩猟採集生活を止めて定住して農耕を行う生活が始まった。このような場所は地球上で限られており、麦、稲、トウモロコシのイネ科の草があった場所である。その野生の草を改良して作物に変えたのだ。草の実が木の実と違う点は、一年草を広い土地で特定の季節に栽培すれば、毎年大量の実（穀物）が収穫できることだ。

穀物は長期間保存でき、長距離を運べる。農業が発達して、農業に従事しない人の分の食料も生産されるようになると、多数の人々が集まる都市が生まれた。都市の人口は狩猟採集民の人口よりはるかに大きかったので、その集団全体の言語情報量は膨大なものになった。分業が行われ、技術が発達した。文字が創られ、エジプトでは紙が発明され、図書館が建てられ、言語情報が記録された。支配階級が生まれ、巨大建造物が出現した。文明（civilization ← civis 市民）の誕生である。

都市の人口が大きくなると、人体内で増殖する微生物（ウイルスと細菌）が、人から人へと広がった。疫病（伝染病）の発生である。ウイルスと細菌とは根本的に異なる生物であるが、ここでは、ウイルスは細胞内のみで殖え、細菌は細胞外で殖える、と覚えておいてほしい。

ウイルス病に関しては、家畜あるいは野生動物が持つウイルスが人にうつり、その遺伝子に変異が起こって、人から人へとうつるヒトのウイルスになった。たとえば麻疹《ましん》ウイルスは牛起源と考えられている。ポリオウイルスは羊から来たという説がある。人口稠密《ちゅうみつ》な社会では、より増殖能が高い（同時に強毒である）ウイルスが広がり、多数の人が死んだ。

しかしヒトが全滅すれば、ウイルスは増殖する場もなくなり、ウイルスも消滅する。実際では、ウイルスの弱毒化が起こり軽症の病気を起こす変異株が出現する。一方、人間側では、長い歴史のなかでウイルスに抵抗性のある遺伝子を持つ人の割合が高まる。こうして人間とウイルスとは共存するようになる。

本章では、病原体の存在が未知であった時代の疫病のいくつか、すなわち①日本列島での疫病、

②古代エジプトのマラリア、③中世ヨーロッパの腺ペスト、④新大陸文明での麻疹・天然痘について述べる。文献1〜9（注・参考文献参照、三〇〇頁）を参考にした。

1　日本の疫病

最初の疫病

『日本書紀』に次の記述がある。崇神《すじん》天皇五年のとき「国内《くにのうち》に疫病《えのやまひ》多くして、民《おほみたから》死亡《まか》れる者有りて、且大半《なかばにす》ぎなむとす」。人口の半数が死んだ。崇神七年、天皇は大物主神《おおものぬしのかみ》をその子孫の太《おお》田田根子《たたねこ》に祀《まつ》らせると、疫病は収まった。疫病の流行は大物主神の霊を粗末にした祟《たた》りであり、その子孫に祀らせることによって怨霊《おんりょう》を鎮めることができると考えられた。

奈良盆地の東南、三輪山《みわやま》の麓にある大神《おおみわ》神社の祭神が大物主である。その神社の西側に纏向《まきむく》遺跡がある。そこには、すでに三世紀に「都市」が出来ていたと考えられている。すなわち、人が密に住んでいて、そこで日本列島最初の疫病が発生した。

崇神天皇は「御肇國天皇《はつくにしらすすめらみこと》」といわれ、大和朝廷の基盤を整えた最初の天皇と考えられている。崇神十七年には「始めて船舶《ふね》を造る」。杉と楠《くすのき》を使った船舶（丸木舟でない準構造船）を紀（木）ノ川（吉野川）の河口で造らせている（歴史学者宮崎市定による）。

ところで古神道では、もともと山そのものを神として祀っていた。大神神社は、古神道の形式を残した神社で、拝殿はあるが本殿がない（今の拝殿は鎌倉時代になってから造られたもの）。三輪山（標高四六七メートル）は禁足地である（許可を得れば、白い襷《たすき》を着けて頂上まで登ることができる）。拝殿の中の「三ツ鳥居」を通して三輪山を拝む。

この疫病はどんな病気だったのか？　おそらくウイルス病で、大陸から来たものだろう。症状が書いてないので分からないが、天然痘《てんねんとう》（疱瘡《ほうそう》、痘瘡《とうそう》）または麻疹だろうか。

大物主神は、疫病をもたらすと同時にそれを鎮《しず》める神様とされ、現在、大神神社で毎年四月十八日に鎮花祭《ちんかさい》（「薬まつり」ともいう）が行われる。花びらが散るように疫病も消えることを願う。製薬業者が薬品を奉納するが、薬草であるスイカズラとユリ根も供える。

さて、その後の大和朝廷の都も、疫病に頻繁に襲われた。天平《てんぴょう》九（七三七）年、天然痘が大陸から九州へ入ってきて、さらに東へ進み、ついに平城京に到達しそこで広まった。藤原不比等《ふひと》の四人の息子（四三～五八歳）が天然痘に罹患《りかん》して、夏から秋にかけての四ヵ月間に次々に死んだことはよく知られていることだ。

藤原一族は、四兄弟の妹の光明子《こうみょうし》を聖武《しょうむ》天皇の皇后に据えたが、それに反対した長屋王《ながやおう》を陰謀によって自害に追い込んでいた。光明皇后は、四兄弟の死は長屋王の怨霊の仕業と考え、それを鎮めるのに聖武天皇に諸国に国分寺、国分尼寺《にじ》を造らせ、さらに奈良に巨大な大仏を造らせた、という話がある。

平安京でも疫病が頻繁に起こった。地震や津波、火山噴火、台風などの自然災害の多い日本列島では、疫病もそれら災害の一つであり、神の祟りであると考えられた。山車《だし》が出る八坂《やさか》神社の祇園祭《ぎおんまつり》は有名で、疫病が発生しないことを願う祭りである。疫神は、頭に二本の角を持っている牛頭天王《ごずてんのう》で、インドの祇園精舎《しょうじゃ》の守護神といわれる（ここから八坂神社周辺を「祇園」というようになった）。疫病が流行《はや》ると、人々は家の入り口に牛頭天王の絵を貼って、疫病が通り過ぎるのを待った。

巨大都市・江戸の麻疹

江戸では元禄《げんろく》頃に「疱瘡《ほうそう》は見面《みめ》定め、麻疹《はしか》は命《いのち》定め」という言葉があった。江戸では成人が、天然痘でなく麻疹に罹って命を落としたことを意味している。

麻疹と天然痘は、感染者のほぼ全員が発疹を発現する急性一過性のウイルス病で、とくに大人になってから罹ると極めて重症になり、死亡率が高い。回復した人は生涯免疫になる「二度なしの病気」である。大人で重症になる理由はまだよく分かっていないのだが、炎症を起こす蛋白質サイトカインが大人で大量に分泌されて重症になる、と考えられている。

江戸では、天然痘の流行は子供の間で恒常的に起こっており、痘痕《あばた》（水疱が治った跡）と免疫を残したが死亡数は少なかった。一方、麻疹の流行は稀で、その流行があった年には多数の大人が感染し重症になり死んだのである。奈良女子大学の鈴木則子教授によれば、江戸時代に麻疹の流行は十三回あり、流行の間隔は平均二一年であった。[10]

江戸時代最後の流行、文久《ぶんきゅう》二（一八六二）年の流行規模は最大であった。前回の流行（二二年前）以降に生まれた者は、麻疹に免疫を持っていない。前回の流行の規模は小さかったので、前々回（三八年前）以降に生まれた人も多数罹《かか》ったはずだ。すなわち、文久二年時点で満〇～三八歳人口のうちのかなりの割合が麻疹に対する免疫を持たずに、罹患したことになる。[10] 成人が麻疹に罹って寝込み、死者も多かったのだ。

日本史学者の南和男は、武家人口を除いた町方《まちかた》人口五〇万のうち一万四二一〇人が死亡したとの数字を引用している。[11] 麻疹罹患者の3.5～6.9％が死んだとして罹患者数を計算すると、二〇万六〇〇〇～四〇万六〇〇〇人となる。[10] 仮にこの数字の中間の値三〇万を使っても、町方人口の六割が麻疹罹患し、そのうちの多数の成人が重症になったことになる。今回の新型コロナとは比較にならない被害であった。

麻疹と天然痘とでは、広がり方に大きな違いがある。麻疹では強い咳が起こり、飛沫が空中で乾燥して出来る飛沫核が、遠くにいる人の肺の奥まで吸い込まれて感染が伝播するので、多数の患者が発生する。一人の患者が何人を感染させるかの人数を基本再生産数R_0というが、麻疹ではR_0 12～18である（七章3節。R_0はアール・ゼロまたはアール・ノート《naught》という）。流行は集団内で一気に広がり、流行後、ウイルスは社会集団から消える。

天然痘（R_0 5程度）では、口から出る飛沫以外でも伝染が起こる。皮膚に出来た水疱（ウイルスを含む）から痂皮《かさぶた》が生じ床に落ちる。このウイルスは乾燥に強いという特徴があり、生きたウイルスが長期間、塵《ちり》のなかに存在する。その塵が舞い上がり、それを吸い込んだ場合にも感染が起こる。そこで天然痘は、人口の多い江戸では小児の間で比較的軽症の病気として社会集団のなかで持続する病気になっていた。つまり天然痘は、江戸ではエンデミック（次コラム）に変化していたと考えられる。

明治維新後、日本でも産業革命が始まり、都市内での人口の流動が激しくなると、麻疹は子供間で広がるようになり、二、三年の周期で流行する軽症の病気となった。毎年五〇〇〇の出生がある都市（出生率二％で人口二五万）であれば、麻疹は都市にエンデミックになるといわれる。

コラム1-1　エンデミックvsエピデミック

endemic《エンデミック》（en 中＋demos 民衆）は、一六五〇年代に作られた単語である（epidemic《エピデミック》は古代ギリシャの医者ヒポクラテスが使った言葉）。二つの意味がある。一つは「地方病、風土病」を指す。特定の地域（非都市部）に常在する病気で、たとえば日本住血吸虫病などを指す。これは宮入《みやいり》貝を中間宿主とする寄生虫によって起こる病気。もう一つの意味は、都市の住民に定着した感染症。

2　エジプト文明とマラリア

マラリアは、大昔から温帯・熱帯にあった蚊媒介感染症である。病原体は、ウイルスや細菌より大きいサイズの真核細胞の原虫（単細胞の寄生虫）である。現在、結核・エイズとともに世界三大感染症の一つで、二〇二〇年の世界の感染者（＝原虫保有者）は二・四億人、死者は六二万人。マラリアは五種あり、そのうち熱帯熱マラリアが最も危険である。この病気は、古代エジプト文明で発生した。

ナイルがもたらした益と疫

古代エジプトでは、毎年七〜九月にナイル川の増水（氾濫）が起こり、畑に水と泥（肥料となるリン・カリを含む）とを供給するので、塩害が起こらずに秋蒔き小麦の連作が可能であった。この農業によって人口が増え、同時に家畜の牛、羊、山羊も増えたので、湿地に棲み、人と家畜の血を吸って生きるハマダラカも増えた。そこへ熱帯熱マラリア原虫が、それを保有している野生ゴリラから蚊を介して人・家畜にうつった、と考えられている。

ピラミッド建設の労働者は、蚊に刺されないようにとニンニクを食べた。ハマダラカが人を吸血するのは夜間である。エジプト中部のナイル川左岸デンデラにある神殿の碑には「ナイル川増水が終わってからの数週間は（蚊が増えるので）、日没後の外出はするな」と書かれている。貴人は蚊帳付きのベッドを使っていたので、蚊に刺される頻度は一般住民より少なかっただろう。

さて一九七〇年、ナイル川上流にアスワン・ハイダムが完成し、ナセル湖が生まれた。氾濫は起こらなくなり、泥はナセル湖に溜まるようになった。

エジプト文明とほぼ同時期のメソポタミア文明では、チグリス・ユーフラテス川の水量はナイル川より少なく、かつ少雨地帯なので、蚊は棲息しにくく、マラリアも少なかったと考えられる。畑では灌漑水が蒸発して塩分が析出し、塩害のため麦が育たなくなって、メソポタミア文明は滅びた。

マラリア伝播様式の解明

マラリア（mal 悪い＋aria 空気、すなわち瘴気《しょうき》）という言葉は、イタリアのフィレンツェでルネッサンス時代に初めて使われ、三百年後の一七四〇年に英国に紹介された。[12] 昔マラリアは、沼地の悪い空気を吸って起こる病気と考えられていたのだ。ちなみに、アルゼンチンの首都の名前はBuenos Aires《ブエノス アイレス》（＝良い空気）である。そこにはマラリアが存在しないのでこの名が付いた、という話がある。

十九世紀末にマラリアが蚊によって媒介されることが分かった。英国人ロナルド・ロスが、一八九八年八月二十日（四一歳）にインドで雌の蚊の腸管にマラリア原虫を発見したのだ。その後、ヒトマラリアの研究はうまく行かなかったので、トリマラリアで実験を行った。一八九八年六月には、イエカにマラリア原虫を保有するスズメを吸血させ、次にその蚊が健康なスズメを吸血するようにさせて原虫を伝播させた。瘴気でなく蚊で媒介されるという発見は画期的であり、ロスは一九〇一年の第一回ノーベル賞候補となった（実際は第二回受賞。二章3節七二頁参照）。ロンドン衛生熱帯医学校は八月二十日を「蚊の日」としている。

ヒトマラリアの伝播の証明は、イタリア人G・グラッシによる。一八九八年九月、蚊がマラリアをうつすことを人体実験で証明した（四四歳）。なお、ヒトマラリアを運ぶ蚊は、ハマダラカのみである。

ついでながら熱帯へ行く人は、ネッタイシマカとハマダラカの習性の違いを知っておくべきである。前者は人を好んで昼間に吸血するので、熱帯の大都市でジカ熱、デング熱が流行する。年による流行の変動があるので、出国前に検疫所のウェブサイト www.forth.go.jp で調べておき、流行期に人混みへ行く場合は注意する。

一方、ハマダラカがいるのは都市部でなく、家畜のいる郊外である。夜間の外出で刺されないように注意する。前もって熱帯熱マラリアの常在地を調べておく。そこで発症したらすぐに医者へ行って薬をもらい重症化を防ぐ。

コラム1-2　ツタンカーメン王のマラリア感染

二〇二三年七〜十一月、ツタンカーメン展（「体感型古代エジプト展　ツタンカーメン　ツタンカーメンの青春」）が埼玉県所沢市にある角川武蔵野ミュージアムで開かれた。ツタンカーメン（紀元前一三四一年頃〜一三二三年頃）は、エジプト第十八王朝の王であり、十九歳という若さで亡くなっている。展示品は、王墓に収められていた副葬品一三二点を精巧に再現した「超複製品（スーパーレプリカ）」で、世界に三セットしかないうちの一セットである。見事なもので、いつかまたじっくり観たいと思っている。（昔、ツタンカーメンの本物の「黄金のマスク」は日本でも展覧された。本物は二〇二四年春、カイロのエジプト考古学博物館から郊外ギザに新設された「大エジプト博物館」へ移され、門外不出となる。新博物館建設および文化財保存には、日本の国際協力機構（JICA）が協力援助を行っている）

エジプトの科学者ザヒ・ハワスらは、王族十一人のミイラの骨髄からDNAを取りだして遺伝子を解析し、ツタンカーメンの死因を推定した。彼の両親が兄妹同士であることをDNAで確認し、さらにツタンカーメンからは熱帯熱マラリア原虫の遺伝子も検出した。死因は、近親婚による遺伝病とマラリア感染とが重なったことと考えられた。ツタンカーメンの二人の子供は死産であり、子孫は残せなかった。王妃は異母姉であったので、死産も近親婚の結果と考えられた。[13]

ついでながら、近親婚でなぜ「劣性遺伝病」が起こりやすいかの説明をしておく。ヒト遺伝子は細胞核内の染色体上にある。染色体は母親卵子由来と父親精子由来のもののペアになっており、一つの遺伝形質は両親からの二つの遺伝子で決まる。たとえば、父からの遺伝子が正常（優性、または顕性）で、母からの遺伝子が機能しない（劣性、または潜性）場合には、優性遺伝子の機能が劣性遺伝子をカバーするので、個人に異常は起こらない。しかし両方の遺伝子が二つとも劣性遺伝子の場合には、個人に異常が起こる。もし両親が兄妹であれば、多数の遺伝形質で二個の劣性遺伝子がペアになる確率が増すので、種々の劣性遺伝病が重なって起こることになる。

3　中世ヨーロッパを襲った腺ペスト

「黒死病」とは、中世の一三四七年から十五世紀にかけてヨーロッパおよびアフリカ大陸の一部で流行した「腺ペスト」のことをいう。「腺」とはリンパ節（腺）を指す。ペスト菌を持つノミが人を刺すと、まず股の付け根や脇のリンパ節で菌が増殖し、それに反応してリンパ節が大きく腫《は》れる。菌は血液を介して全身に広がり、皮下出血で皮膚は黒ずんだ色になって死んだので、黒死病との名が付いた。症状が出たら、わずか二、三日で死亡するという恐ろしい病気であった。

流行した都市で人口の半分もが死亡するという流行病で、「The Plague 疫病《プレーグ》」と呼ばれた。

ペスト菌は、自然界では野ネズミとノミの間で、両者がお互いを殺しあわないようにして生きながらえている。十三世紀、モンゴル軍がアジアから中東、東欧まで遠征したとき、人間と一緒に棲息する家ネズミ（クマネズミ）に野ネズミのノミからペスト菌が移り、軍隊・ネズミ・ノミと一緒に菌も移動したといわれる。十四世紀までに菌は黒海沿岸に達していた。

黒海経由で運ばれたペスト菌

ペストがさらにエジプトとヨーロッパに広がるのに、黒海・地中海での海運が大きな役割を果たした。そこは大洋ではないので風が一定でなく、帆が使えないので、多数の奴隷が櫂《かい》を漕いで進むガレー船が使われていた。

黒海の北の平野（現ウクライナ）は、小麦栽培に適した肥沃な黒土（チェルノーゼム）で有名である。古代ギリシャ人は、紀元前にクリミア半島に植民市（現フェオドシヤ）を作り、ここを中継して小麦を自国に運んだ。中世にはイタリアはジェノバの商人が来て、ここをカッファと呼んだ。一三四七年、カッファ城内でペストが発生し、ここからペスト菌が船で地中海各地に運ばれた。

以下は文献9からの要約である。一三四七年の晩夏、黒海と地中海を結ぶボスポラス海峡に接するコンスタンチノープル（現イスタンブール）でペストが流行した。その年、エジプトのアレクサンドリアに向かった一隻の船には、三二人の商人と約三〇〇人の船員と奴隷が乗っていた。船内でペストが発生して、到着時に生きていたのは四五人であったが、すぐに全員が死んだ。

ペストはアレクサンドリアでも広がり、そこから東に進み、翌年春にはガザに達した。モロッコ生まれの有名な旅行家イブン・バツータ（四四歳）が、ダマスカスやカイロでペストの猖獗《しょうけつ》を目撃している。カイロでは一三四八年末にペスト死者がピークに達した。市内の人口は五〇〜六〇万であったが、うち二〇万人が死んだ。のちそこで一四三〇、一四六〇年にも流行があり、そのときの全人口に対する死者の割合はそれぞれ46、40％であった。一世紀の間にエジプトの人口は約半分になったのだ。

一三四七年八月、ペスト菌はシチリア島に上陸し、そこから北アフリカへ渡った。その年の後半にはイタリア本土にもペストが広がった。当時フィレンツェの人口は一〇〜十二万であったが、その約六割が死んだ。フランスには一三四七年マルセイユに上陸し、翌年北上した。英国には一三四八年五月（または六月）に上陸した。

こうして黒死病の流行は一三四七年に黒海沿岸から始まり、時計回りに進んで三年間でポーランドを除く全ヨーロッパを席巻した。ヨーロッパ全体での死者数は従来二五〇〇万といわれていたが、今は四〇〇〇万、あるいはそれ以上といわれている。

腺ペストの伝染経路

ペスト菌は、野ネズミ⇅ノミの間で維持されている。菌を保有したノミが家ネズミの集団に入

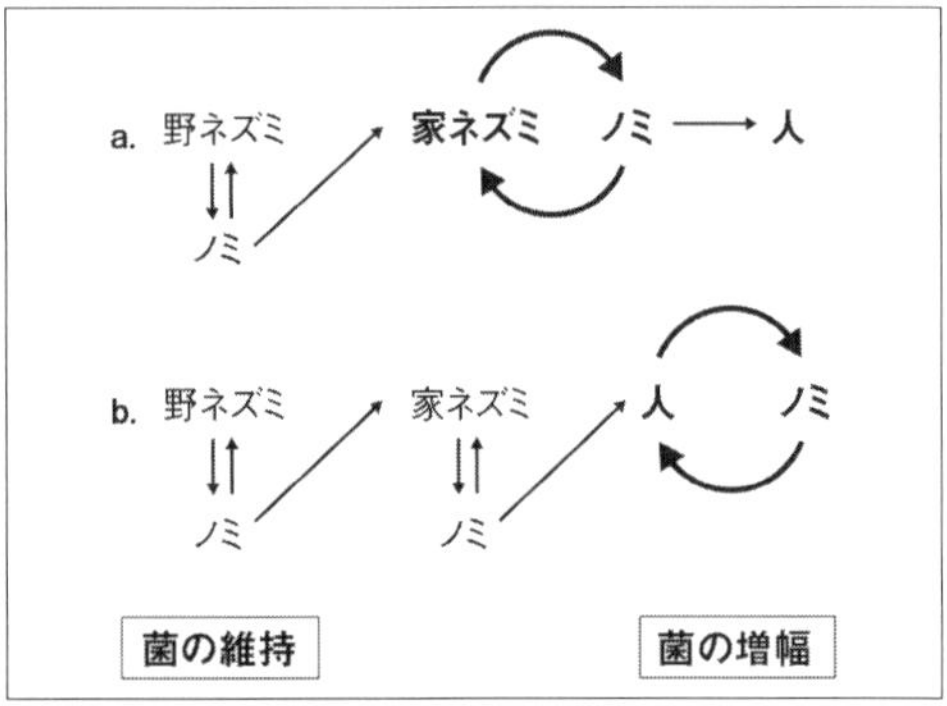

図 1-1　ペストの伝染様式

ペスト菌の人への伝播経路は通常a.であるが、中世の黒死病ではb.であったとの説がある。

a.ペスト菌は自然界で野ネズミ⇆ノミの間で維持されている。菌の増幅は家ネズミ⇆ノミ間で起こり、家ネズミのノミが人を吸血して発症させる。

b.菌は人⇆ノミ間で増幅する。患者のノミが他の人を吸血して病気をうつす。

ると、ノミ⇆家ネズミの間で菌の拡大再生産が起こり、そのノミが人に食いつきペスト菌をうつす（図1－a）、と考えられた。この説だと、家ネズミがペストで死んでしまえばペストは人には広がらなくなる。

　黒死病の流行は急速であったこと、家ネズミが大量に死んだという証拠がないことなどから、最近、黒死病流行では菌は人から人へとヒトのノミ（およびシラミ）[14]を介して広がったという説（図1－b）が唱えられている。[15]この仮説でいくつかの都市での流行曲線を描くと、実際の曲線によく合うという。動けない患者でなく、動くノミが菌を広げたと考えると納得がいく。

　なお、腺ペスト罹患者の一部は肺ペストになる（二次性肺ペスト）。この患者から菌が飛沫に排出され、それを吸った人がペストに罹患することがある（原発性肺ペスト）。この肺ペスト患者では、リンパ節は腫れずに重症ですぐに死亡するので、患者から他の人へとペスト菌が広がる効率は悪い。中世の黒死病流行では、患者は「腺」ペストが多かったわけで、ヒトのノミが腺ペストを広げた、と考える方が説得力ある。

「検疫」が始まったのもペストに関連している。ペストが東方から来た船から広がることに気付いたベネチア共和国は、一三七七年、船員をすぐに上陸させず船を港に四〇日間（初めは三〇日間）停泊させるという規則を作った。この期間が過ぎれば発症する人は居ないとの理由からである。この制度を「quarantine《カランティン》検疫」というが、quadr-（＝四）が語源である。

黒死病の流行後、ヨーロッパ世界に大変化が起こった。後述するように、科学革命、宗教改革を引き起こし、さらには産業革命に繋がった。

4　新大陸の文明を滅ぼした麻疹・天然痘

一四九二年にコロンブスが「新」大陸を「発見」して以降、スペイン人兵士が新大陸へ渡り、そこの文明都市をいとも簡単に征服した。その理由は、彼らが鉄（鉄剣、銃、大砲）を持ち、かつ麻疹および天然痘に対する免疫を持っていたからである。[2,5]

アステカ文明

十六世紀、アステカ王国の首都テノチティトラン（現メキシコシティの場所にあった）は、人口二〇〜三〇万の大都市であった。主食はトウモロコシ。家畜を持たず肉を食べられなかったので、この穀物に不足する必須アミノ酸（リジン、トリプトファン）はインゲン豆とカボチャで補っていた。トウモロコシ、インゲン、カボチャは「三姉妹作物」と呼ばれ、同じ畑で一緒に栽培されていた。肥料にはテスココ湖の泥が使われた。

彼らは、氷河期にユーラシア大陸からベーリング海峡（地峡）を通って北米大陸へ来た少数の人間から広がった後裔《こうえい》である。時間経過がまだ短いので、遺伝的多様性が小さく、たとえば血液型はO型がほとんどである。こういう集団は、特定の病原体に対する抵抗性の遺伝子も持っていない。危険な病原体が社会に侵入すると、人口の多い都市ほど一気に蔓延する。

テノチティトランは、テスココ湖の真ん中の島に造られた都市で、「メキシコのベネチア」となぞらえられた。一五一九年、三三歳のスペイン人コルテスは、部下の兵士数百人を連れてそこへ乗り込んだ。彼らは傍若無人に振る舞い、多数の貴族を殺したが、反撃を受け撤退した。その後、街ではスペイン人が持ち込んだ天然痘ウイルスが広がり、数千人が死ぬ。

コルテスは、アステカに反目していたメキシコ高原の他の都市国家を味方に付け戻ってくる。鉄のノコギリを使って二本マストの船を十三艘も造らせ、大砲を積んで湖からテノチティトランを攻撃した。小さなカヌーしかなかったアステカ人は食料供給を絶たれ、ついに一五二一年、テノチティトランは陥落した。その後、麻疹・天然痘がメキシコ全土の都市国家に広がり、メキシコ高原の文明は崩壊した。

インカ文明

南米のインカ帝国でも、スペイン人が征服者《コンキスタドール》となった。一五三二年、ピサロ（六〇歳超）は、わずか一六八人の兵士、大砲一門、馬二七頭とともにインカ帝国に乗り込んだ。最終的には一五七二年、インカ帝国は滅亡した。全人口は一六〇〇万あったのが、麻疹・天然痘が蔓延して数分の一になり、インカ文明も崩壊した。

ところで、インカ文明は高地にありトウモロコシは育たない。しかし穀物でないジャガイモがその文明を支えたのだ。[16] 以下、その理由を説明しよう。

ジャガイモに含まれる蛋白質の九種必須アミノ酸量のバランスは肉に近い（植物食材で必須アミノ酸組成が肉に近いものは、豆類のほか、ジャガイモ、カボチャ、栗である）。[17] ただしジャガイモの重量当たりの蛋白質量は肉より少ないので、多量に摂らねばならない（のち、ジャガイモはアイルランド人の主食になる）。

ジャガイモは長期保存できないのだが、インカではそれを粉にして保存した。すなわち、ジャガイモを夜、気温零下の屋外においてイモの中に氷を作らせる。昼にそれを融かしてからイモを踏みつけて水を排出させ粉にした（それを「チューニョ」と呼ぶ）。

つまり新大陸でも、長期保存可能の主食になる食材のある場所で、人が定住して文明が出来ていたのである。しかし「旧世界」のウイルス伝染病に対する免疫を持たなかったために、スペイン人に簡単に征服されてしまったのだ。また家畜にする動物がいなかったために、動物起源のヒトのウイルスも生まれなかった。

もう一つ、製鉄の技術を持たなかったことも弱点であった。鉄は銅やスズと異なる化学的性質を持っている。酸素と強く結合しているので、鉄を得るには、酸化鉄から酸素を奪う化学反応が必要である。鉄鉱石（酸化鉄）と木炭を混ぜて燃やし、さらに空気を吹き込んで加熱し、生じた一酸化炭素ガスで酸化鉄から酸素を奪う還元反応を行わせる技術は、約四〇〇〇年前にアナトリア（現トルコ）で発明されたといわれる。この技術は新世界には届いていなかった。

以上、歴史を動かしたいくつかの疫病について話したが、微生物がその病因であると分かるのは、近代になって自然科学が発展してからである。次章からその話をしよう。

第二章

産業革命期の伝染病
――コレラ

グーテンベルクが十五世紀に発明した活版印刷術は、文字の種類が少ない西欧の言語に有利であり、瞬《またた》く間に西欧中に普及し、多数の人が書物を介して情報を得られるようになった。マルチン・ルターによる宗教改革によって宗教の制約が減り、人々が自由に考えるようになったとき自然科学が発展した。考えるには熱帯より冷涼な気候の方が適している。

十七世紀に西欧で「科学革命」が興った。[1] 一六六〇年、英国に王立協会（Royal Society）が「自然に関する知識を向上させるために」設立された。物理学者ニュートンが王立協会の会長になったのは、一七〇三年（六〇歳）であった。後任は医者で博物学者《ナチュラリスト》でもあったハンス・スローン卿で、彼は五七歳（一七二七年）から八〇歳まで会長を務めた（彼の遺品を元に大英博物館（British Museum）が、のちそこから自然誌博物館[2] Natural History Museum も設立された）。フランスは英国に六年遅れて一六六六年、科学アカデミーが設立された。

この科学技術の発展を基礎に産業革命が興ったのだが、人間の生活様式も伝染病も大きく変わった。日常生活からノミ・シラミ・ネズミが居なくなってペストが消えたが、上水と下水とが混じりあう大都市ロンドンで、新しい流行様式の伝染病コレラが発生したのだ。

本章では、まず、細菌の実体が分かっていないとき、コレラがどのように伝播したかを疫学的に実証した開業医ジョン・スノウの業績に主点をおいて述べる。次に、十九世紀の江戸で流行したコレラについて述べる。江戸は産業革命前であり、石炭を使わない自然エネルギーに支えられた清潔な大都市であった。その街でなぜコレラが発生したかの理由をロンドンと比較して考えてみたい。最後に、十九世紀の終わりに西欧で誕生した病原細菌学を取り上げる。

1　ロンドンのコレラ

鉄、石炭、蒸気機関

英国は、十六、七世紀の大航海時代に大砲と帆船を造って世界中に進出した。帆船にはオーク（ブナ科の大木）、製鉄には大量の木炭が必要であり、森林が伐採された。

一七〇九年英国の製鉄業者アブラハム・ダービー（三二歳）一世が、木炭の代わりに石炭を蒸し焼きにしたコークスを使う製鉄法を開発した。炉を一二〇〇℃以上の高温にするために空気を吹き込まなくてはならなかったが、水車で動かす送風機を使った。一七一二年に技術者トマス・ニューコメン（四八歳）が蒸気機関（図2－1）を発明し、それが送風機を動かすようになった。石炭採掘で坑内に溜まった水を汲み上げるのにもこの蒸気機関が使われた。

コークスで鉄が、その鉄で揚水ポンプが作られ、石炭がさらに地下深くから採掘された。大量のコークスを使って生産された大量の鉄は、蒸気機関、水道管、力織機、汽船、汽車、レールの製造に使われ、大量の石炭がたくさんの蒸気機関を動かした。こうして産業革命が加速度的に進んだ。

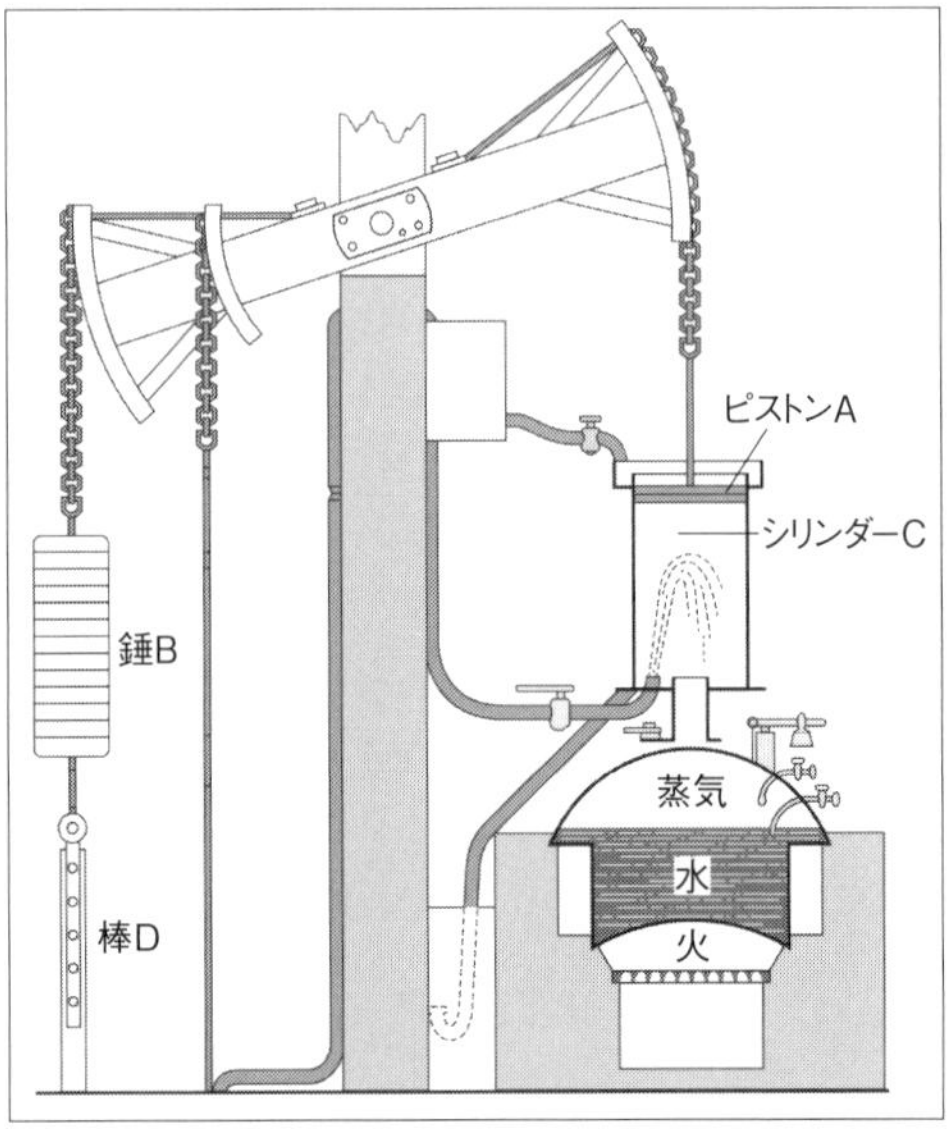

図 2-1　ニューコメンの蒸気機関　参考：ウィキペディア

ロンドンの上水道

ロンドンの人口は、一五〇〇年には五万であったのが一六〇〇年には二〇万（パリと同じ）になった。さらに一六七〇年五〇万、一七六〇年七四万、一八〇一年八六万、一八五〇年には二三〇万（パリは一三〇万）と世界最大の都市になった。その住民に必須な水は、どのように供給されたのか？　台所の燃料には何を使ったのか？　本節では、ロンドンの水道の歴史を書いた本（文献3）から引用しよう。

一六一三年に「New River《新川》水道会社」が発足した。ロンドンの東北を流れるリー川の上流から掘削した「新川」で水をロンドン北郊外の貯水池に流し、そこから地下に木のパイプを多数並べて埋めて、街に重力で水を供給した。パイプは、ニレの幹に最大径十七センチメートルの孔を穿《うが》ったものを繋げた。市内ではそのパイプから鉛（plumb）の管で戸別に給水された（今、鉛は使わないが、配管工は plumber という）。新川水道会社のほかに、ロンドン橋に大水車を設置し、テムズ川の水を汲み上げて給水する会社もあった。

一六六五、六六年、ロンドンで腺ペストが流行し、人口の四分の一の一〇万人が死んだといわれる。一六六六年にはロンドン大火があり、その後の建物は石造りとなる。中世のペストとは異なり、すぐに生活は正常に戻り、ロンドンの街は拡大した。ロンドン橋の水車は大火で破壊されたが、新川水道会社は無事であった。人口増に対応して他の水道会社も生まれた。

台所で使う薪《まき》の供給が逼迫《ひっぱく》し、ニューカッスルから船で運ばれた石炭を使った。換気の悪い室内は煤《すす》で汚れ、壁・床の洗浄が必要で、水の需要が増した。中下流階級に風呂はなく、洗うのは顔と足だけであった。

体臭を防ぐのにリネンを頻繁に洗濯する必要があった。蓄尿を腐敗させて出来るアンモニア（アルカリ性）水を洗濯に利用した。石鹸としては獣脂から作った「黒」石鹸を使った。オリーブ油から作った「白」石鹸はスペインから輸入された。家が石造りになり家ネズミが少なくなり、洗濯でノミ・シラミが減ったので、ペストの再流行は起こらなくなった。

都市巨大化で足りなくなった水は、テムズ川から補給するしかなかった。一七二六年、ヨークビルディング水道会社は水の汲み上げにニューコメンの蒸気機関（図2－1）を二基導入した。その後、たくさんの水道会社が導入し、一七七五年までに一〇基が稼働していた。

一七八四年、鋳鉄《ちゅうてつ》の水道管が実用化された。管の端のソケットを介して管を繋ぎ、そこからの水漏れを防ぐためには麻布を巻いた。街路に鉄管を埋めるための工事は夜に行われたが、この工事中に競合他社の管を壊すことも行われた。

ニューコメンの蒸気機関の特徴は、大気圧の力によって揚水を行うことだ。図2－1で説明すると、ピストンAと錘Bの重さは釣り合っており、蒸気が入ったシリンダーC内に水を入れて冷やすと、そこが陰圧になりピストンAが大気圧によって下へ移動し、棒Dが上に動いて坑内のポンプのピストンを引き上げて水を汲み上げる。この方法の欠点は、C内の温度が下がるため、再び蒸気を入れてピストンAを上に動かすのに燃料がたくさん要ることだった。

これに対してジェームズ・ワットは、一七七六年（四〇歳）、シリンダーとは別に凝縮器（復水器）を作り、そこに水を入れて陰圧にさせた。これによって燃料あたりの効率は五倍上昇した。ピストンの直径は一・三m、行程（ストローク）は七・五mもあった。その後、ワット機関の重要なマーケットはロンドンの水道会社になった。

蒸気機関の次なる改良は、リチャード・トレビシック（三三歳）が行った。高圧の蒸気を使ってピストンを動かし、その往復運動を回転運動に変えた。初期においては高圧のためにシリンダー破裂の危険性があり、ワットは反対したようだ。だが改良が行われ、これは鉄道、汽船に使われた。

これら技術の革新があって初めて、古代都市とは異なる巨大都市が誕生した。そしてテムズ川の汚染水を飲んで起こる腸管感染症の予防にお茶が貢献した。

紅茶の普及

英国では十七世紀から上流階級に緑茶を飲む習慣が始まった。[4] 有名な『ピープス氏の秘められた日記』(臼田昭　岩波新書　一九八二年)のピープス氏が初めてお茶を体験したのは、一六六〇年九月二五日であった。十七世紀後半から十八世紀初めにかけて、植民地から入ってくる砂糖で甘くすると、お茶はますます普及した。一七二〇年代に紅茶が主になる。中流階級にも普及し、茶の輸入量は一七二〇〜五〇年の間に四倍に増えた。

この頃、前述のようにテムズ川から蒸気機関で水を汲み上げるようになった。十九世紀初めまでには、茶は貧しい労働者階級にも普及した。チーズと乾燥したパンの粗末な食事を飲み込むのに熱くて砂糖がたっぷり入った紅茶が都合良かった。乞食も紅茶を飲んでいた、という話がある。

英国全土の人口は、一八〇一年の一〇五〇万人から一九一一年の四〇八〇万人と約四倍になった。この一一〇年間に公式な茶の輸入量は、一万七五〇〇トンから十三万四〇〇〇トンへと十二倍に増えている。[5] クリッパー船(三本マストの快速帆船)が、中国(清)から茶を運んだ。

この大量の茶消費は、腸管感染症の発生を抑制し、人口増加にも繋がった。茶を淹れる湯の煮沸殺菌と、茶が含有するポリフェノール(タンニン、カテキン)の殺菌作用とで、細菌で汚染された川の汚い水を飲んで起こる感染症をある程度防いだのだ。[6] 子育て中の母親が感染しなければ、乳児も感染しにくくなり乳児死亡率が低下して、人口が増加した。しかし紅茶だけではコレラを防ぎきれなかった。逆に、紅茶文化がなければコレラ流行はもっとひどいものになっただろう。

コレラ襲来

コレラは十九世紀の英国で四回流行した（一八三一〜二年、四八〜九年、五三〜四年、六六年）。患者は激しい水様《みずよう》の下痢を起こす。成人では一日一〇〜数十リットル（人体内にある水と飲んだ水との合計）の下痢であった。脱水症状で患者の半数ほどが死んだ。死ぬまで患者の意識は清明とのこと。いちばん激しかった流行は第三次のもので、英国全土で五万人以上が死んでいる。

コレラはインド亜大陸に土着の風土病であったが、インドからユーラシア大陸を伝わって産業革命下ロンドンに来たコレラの広がり方は、大陸とは異なっていた。その広がり方を調べた開業医スノウの疫学調査について、以下に説明しよう。文献7を参考にした。

コラム2-1　「コレラ」の意味

英国では、夏季に多い非流行性の乳児の下痢症をcholera《コレラ》と呼んでいた。下痢と吐物の色が黄褐色で、choler（黄色の胆汁）が語源である。ところが英国東インド会社の医者は、インドの激しい下痢症にもコレラと名付けた。両者を区別するために、前者は「英国コレラ」、後者は「悪性コレラ、アジア型コレラ」などとなったのだが、最終的には「コレラ」は後者を指すようになった。コレラ患者の便は、（語源の）黄色でなく白色で米のとぎ汁様《よう》である。

ついでながら「仮性小児コレラ」「乳児白色便下痢症」と呼ばれた病気がある。これはロタウイルスによる乳幼児の腸管感染症である。白色便になるので「仮性コレラ」の名が付いた。水分補給をすれば重症にはならない。予防のための弱毒生ウイルスワクチンがある。


コレラの原因が何かは分かっていなかったのだが、当時の英国医学界および政府衛生官僚は、腐敗臭のする空気（瘴気《しょうき》、miasma《ミアズマ》）が起こすと考えていた。二〇〇〇年以上前のギリシャの医者ヒポクラテスの考えである。

一方、梅毒では体内で増殖する病原体がすでに仮定されており、「接触伝染病（contagion コンタギオン）」と名付けられた（四章）。天然痘の場合は患者の衣類・寝具を介してうつることが分かっており、これは「間接接触伝染病」と分類された。インフルエンザでは直接接触なしで広がるが、患者の近くにいる人が呼吸器に病気を起こして広がるので、これにも病原体の存在が考えられた。

しかしコレラに関しては、瘴気論と病原体論との二つが対立していた。とくにコレラはロンドンのいろいろな場所で独立に突然に集団発生したので、人から人へと広がる接触伝染病とは考えにくく、瘴気論者が圧倒的多数であった。

公衆衛生の祖ともいわれるエドウィン・チャドウィック（一八〇〇～九〇年）は、熱心な瘴気論者であった。弁護士出身で、功利主義者ベンサムの秘書を務めた。当時の英国は、社会が急激に変貌している時代で、労働人口を確保するために救貧法を改正する必要があり、彼がその改正法案を起草した（一八三四年に施行）。

彼は、疾病《しっぺい》の原因として貧困と不衛生があると考えており、一八四二年、「労働人口の衛生条件に関する報告」を発表した。一八四八年の「公衆衛生法」施行に貢献し、衛生局長となった。一八四八～九年、首都下水道委員会の委員を務めた。新築家屋には水洗便所（water《ウオーター》 closet《クローゼット》 ＷＣ）設置を義務付けたので、人口増により排泄物の量が増えたロンドンで、新鮮な汚物がテムズ川に流し込まれた。臭いがなくなれば病気もなくなると、彼は信じきっていたのだ。

糞便が汚物溜《だめ》に長期間あれば、腐敗菌が殖えてコレラ菌は壊れるのだが、生きたコレラ菌を川に流し、下流でその水を汲み上げて水道水としていたので、コレラが市内で広域に流行することになった。これに関して開業医スノウは、コレラの発病メカニズムを徹底的に考えたうえで、腸管で増殖する未知の病原体が糞便を介して広がるとの仮説を立てた。

異才の開業医、ジョン・スノウ

ジョン・スノウ（一八一三～五八年）は、地方都市ヨークの労働者の家庭に生まれた。外科医兼薬剤師のもとでの見習いを経て、ロンドンのハンター医学校で教育を受けたのち一般開業医になった（二五歳）。研究心が人一倍強かった。産科の修業で新生児の仮死を経験したことで、呼吸の生理学に興味を持った。数百例の分娩《ぶんべん》に立ち会っている。アパートで小動物を使って呼吸生理学の実験を行う。

一八四七年に米国でエーテル吸入麻酔法、翌年に英国エジンバラでクロロホルム麻酔法が発明されると、スノウはすぐさま麻酔ガスを一定量投与できる携帯用の吸入装置を開発した（三五歳）。吸入装置を一定温度の湯に浸して麻酔ガス濃度を調整し、一定量の麻酔ガスを投与できるようにしたのだ。他の医者は麻酔薬を浸みこませたハンカチや海綿を使っていたので、効果が一定でなく事故も起こっていた。

彼は、歯科医による抜歯、外科医による手術にこの装置を持参して出張麻酔を行った。その総回数は、一八四八年から死去する五八年半ばまでに五〇〇〇回以上にも及んだ。ということで、彼は英国一、世界一の経験を積んだ麻酔医になった。上流階級とも接するようになり、収入は相当なものになっただろう。その金で自宅を実験室に改造し、新しい麻酔薬を探す実験も行い、時には自らを被験者にした。

ところで、大英帝国のビクトリア女王（一八一九〜一九〇一年）は十八歳で即位し、八一歳で崩御した。その六四年間のビクトリア朝は帝国の最盛期であり、地球上の陸地の五分の一を支配していた。女王は一八七六年にはインド女帝（女王より格の高い名称）にもなった。その帝国のパワーは産業革命から来ていた。

女王は十六年間に子供を九人も産んでいる。一五〇㎝に満たない小柄な女性でありながら「元気で大きな赤ちゃん」を産んだとのこと。陣痛がひどかった可能性がある。王室は、スノウの麻酔医としての能力を評価していた。彼は一八五三年三月、四〇歳のときバッキンガム宮殿に呼ばれ、女王の第八子（女王三三歳）の無痛分娩にクロロホルムを使った。第九子（女王三七歳）の出産のときにも、スノウはふたたび呼ばれた。

スノウは有能な臨床医であり、かつ実験医学研究者でもあった。肺の生理学を研究した彼はコレラ患者を観察して、瘴気が原因ならば肺に病変があるべきなのに腸管にあることから、腸管で増殖する、肉眼で見えない微生物を想定したのだ。

英国内のコレラ流行事例を集めて、推定伝染経路を次の三つに分類した。家庭内レベル（A）では、手を介して患者から介護人へうつる。近隣レベル（B）では、患者便で汚染された井戸水を多数の人が飲むことで、一時的な集団発生が起こる。市内広域レベル（C）では、水道水を飲んで感染した人からさらにレベルA、Bの発生が起こる。この結論に至ったのは一八四九年（三六歳）である。論文を発表をしたが、誰からも相手にされなかった。そこで三一頁の小冊子『コレラの伝染様式について On the mode of communication of cholera』を自費出版したが、これにも反応がなかった。

ちなみに彼は、病原体が個体間を移動することを「伝達、伝染 communication」と定義した。communication《コミュニケーション》の原義は、「情報などの（双方向の）交換（communis＝共有）」であるが、一方向の

「伝染」として定義したようだ。今は一般に「感染症 infectious disease」が使われているが、英国圏ではスノウを尊重してか「communicable disease」も使われている。

疫学調査

第三次コレラ流行が一八五四〜五年に起こった。このときスノウは、ついにコレラ水媒介説を「疫学的に」証明した。

コレラ死者の発生は、戸籍本署のウィリアム・ファー編集発行の「ロンドン死亡週報」(次コラム)に報告されていた。そのデータを見て、死者発生の現地を歩き回ってほぼ一人で調査をした。一八五四年の調査場所は二ヵ所、(1)テムズ川南部でのコレラ流行と、(2)テムズ川北部ゴールデンスクエアのブロード街周辺のコレラ集団発生である。

コラム2-2　人口動態統計

ウィリアム・ファー(一八〇七〜八三年)は、戸籍本署の医学統計部門の責任者であり、人口動態統計(vital statistics)の体系を一八三九年(三二歳)までに構築していた。この統計は、国内の一年間のすべての出生・死亡の数を集計するものである。この数値と五年に一度行われる国勢調査(これは人口静態統計とも呼ばれる)の男女別年齢別人口の数値とから、年度ごとの出生率、死因別死亡率、合計特殊出生率、平均余命を計算でき、その年度推移を知ることができる。これは大がかりな調査である。たとえば一八五〇年のイングランドで死者は五七万人であった（人口は約一七〇〇万人）。この死亡（および出生）全数の個別票を集めて集計する。近代国家だけが実施できる調査であった。統計（statistics《スタティスティクス》）とは、国家（state《ステート》）が行うものであった。

ところで、コレラのような高死亡率の急性伝染病の死者数を記録するには、年でなく週単位の集計が必要である。ファーは一八四〇年から「ロンドン死亡週報」を発行した。

ちなみに日本で人口動態統計が始まったのは一八九九年で、欧米以外では最初である。第二次大戦に関連する混乱で、一九四四〜四六年の三年間だけ統計が欠落している。現在、人口動態統計は厚生労働省の所管で、国勢調査は総務省が行っている。

（1）南ロンドン——コホート研究

スノウは「ロンドン死亡週報」一八五三年十一月二十六日号を読んで、南ロンドンでは同じ地区に水道会社二社（X、Y）が給水をしていることを知った。X社は一八五二年にテムズ川からの取水口を上流に移していたのに対し、Y社は下流からの取水のままであった。

翌一八五四年七月にコレラが再流行したとき、彼は死者が発生した家を訪問して住民がどちらの会社の水を使っているかを調査した。ここではレベルCのコレラ流行である。スノウは次のように書いた。[7]

二社が給水する地区では、二社は細かく錯綜している。二社の水道管はすべての街路から袋小路や裏通りにも敷設されていた。各戸がどちらの会社の水を使っているかは、二社が激しく競っていた時代（一八三〇年代）に、家主あるいは借家人が決めたことである。ある家とその隣の家で別の会社の水を使っていることが普通にあった。二社はともに金持ちにも貧乏人にも、大家屋にも小家屋にも給水していた。水道を使う住民の事情や職業に二社で差はなかった。……二社の水を受け取る家屋・住民にもその周りの環境にも差はないので、コレラの流行への水供給の効果を検証するのに今回の機会ほどの（自然の）実験は望みえない。……またこの実験は壮大なものである。……これを活用するために必要なことは、コレラ死亡が起きた各家庭へ給水する会社を調べることである。（……は中略を示す）

両隣の家がX社の水で、真ん中の家がY社の水であれば、瘴気論者であっても有毒ガスが近隣の家に行くのに一軒おきに飛び越えると主張することはできない。スノウが助手と一緒に合計八六〇人の死者の家の水道会社を調べた結果は、死亡率（人口当たりの死者数）の比でX対Y社が

1対5であった。つまり、上流からの水を飲む人のリスクは下流からの水を飲む人に比べて五分の一であり、コレラ水媒介説を確率論的に証明したのであった。

コラム2-3　分析疫学

疫学（流行病学 epidemiology《エピデミオロジー》）とは、もともと疫病（流行病 epidemic《エピデミック》）に由来する語である。現在の定義は「社会集団における特定の疾病、事故、健康状態の分布・成因を統計学的に明らかにする学問分野」である。関係する「人、時、場所」を記述するのが「記述疫学」で、成因となる可能性がある曝露《ばくろ》因子の貢献度を確率論的に評価するのが「分析疫学」で、これには「コホート研究」と「介入研究」がある。（他に「症例対照研究」もある）。

コホート研究とは、「自然の人体実験」を利用するものである。「コホート」とは一つの属性を共有する人の集団のことで、X社の水を飲む集団、Y社の水を飲む集団それぞれがコホートで、この二つのコホート間で飲料水以外は同じ条件（生活様式、環境、収入、年齢などの平均値が同じ）である集団を調査対象とする。コホート研究の創始者がスノウである。ちなみにcohortの語源は［co 共に＋hortus 庭］で、「古代ローマで、数百人の歩兵が一緒に居る軍団」を指した。

一方、介入研究では、二群のうち一群に意図的にあるものを曝露し、その影響を調べる。これは「意図的な人体実験」であり、曝露できるのは人体に有益と考えられるものだけである。

高木兼寛《たかきかねひろ》は、十九世紀末（三三〜三五歳のとき）、脚気《かっけ》（ビタミンB1欠乏症）の原因を調べるのに、洋食を食べさせる介入研究を行った。すなわち、海軍練習艦二隻（乗組員三〇〇人以上、約三〇〇日間の航海）のうち一隻は白米食、他を洋食として、脚気発生率を比較した。彼は一八七五年（二六歳）から五年間、ロンドンの聖トマス病院に留学しているので、そのときスノウの疫学研究を知ったのだろう。

ついでながら、彼は「クリミアの天使」といわれたナイチンゲールにも会っていた筈だ。彼女は、クリミア戦争（一八五三〜五六年）時の英陸軍野戦病院で院内環境改善に活躍し、帰国後の一八六〇年、聖トマス病院内に世界初の看護学校を創る。同じ病院にいた高木は、その学校を見学していた。帰国後の一八八一年に成医会講習所（東京慈恵医科大学の前身）を、一八八五年には日本初の看護学校を創設した。

（2）ブロード街の井戸——疾病地図

南ロンドンでの戸別調査に関しては、八月二六日以降の調査はファーの部署に依頼したので、スノウは八月下旬で一段落であった。ところが八月三一日からテムズ川北のゴールデンスクエア地区で、コレラの集団発生が起こった。スノウの住居の近くである。彼は九月三日に現地へ行った。全体の死者数は最終的に六〇〇人近いものになる集団発生で、病気の発生があまりにも突然だったので大混乱が起こっていた。

その地区の住民は井戸を使っていた。レベルBのコレラ集団発生の知識を持っていたスノウには、コレラを起こした水がどの井戸のものかが関心事であり、すぐにブロード街四十番地の井戸に焦点を当てた。九月七日、井戸を管轄する聖ジェームズ教区の救貧法地区委員会にポンプの使用を禁止するよう申し入れ、翌日ポンプの柄が外された。地区委員会は晒《さら》し粉（次亜塩素酸カルシウム）を街路に散布した（晒し粉は、瘴気を消すために一八三一年のコレラ流行時にも使われている。ウィーンのゼンメルワイス・イグナーツ医師が産褥《さんじょく》熱の流行していた産科病棟で手洗いに使ったのは一八四七年）。

スノウは住民の聞き込みを行い、その井戸水を飲んで死んだ人の数と飲まなかった人での死者数を比較した。井戸近くのビール醸造所では死者は出なかったのだが、調査をすると従業員は水の代わりにビールを飲んでいた。離れた場所に住む小学生がコレラに罹ったが、登下校の途中で四十番地井戸の水を飲んでいたことが分かった。さらにのちに、四十番地住民の赤ん坊の下痢便が汚水溜に流れ込み、それが井戸に流れていたことが分かる。

スノウは一八五五年一月、一三七頁の『コレラの伝染様式について　第二版』を出版し、南ロンドンのコレラ流行とゴールデンスクエアの集団発生の調査結果とを併せて載せた（水上茂樹氏による日本語訳がインターネットで閲覧できる）[8]。ゴールデンスクエア調査の部分では、全死者の住所に、一人の死者当たり一本の棒線を記入した地図を載せている。地図には他の井戸の位置も入っている。この図はのちのち広く引用されているのだが、左記のボロノイ線は入っていない。

スノウは、聖ジェームズ教区が立ち上げたコレラ調査委員会の委員でもあった。同年七月に出版された報告書にも右記のコレラ死者スポット地図を載せたのだが、その地図には隣り合う井戸へ歩いて等距離にある中間点を結んだ線（ボロノイ線）[9]を加えた。死者の数は、四十番地井戸を囲むボロノイ線の内側に三八〇、その外側に一九四が分布することを示した（この地図は文献7の三八七頁にある）。

ゴールデンスクエアの死者数の多さから政府も動いた。衛生局長であったが医学関係者に不評であったチャドウィックは七月三一日に任期切れで、後任はベンジャミン・ホール卿であった（ちなみに国会議事堂の時計塔「ビッグ・ベン」は彼の名から来ている）。ホールは九月五日に現地を視察した。「科学調査委員会」を立ち上げ、三人の調査官をコレラ発生地区へ送りこんだ。しかしチャドウィックを追い払っても、ホールたちはなお瘴気説にとらわれていた。聖ジェームズ教区の報告書の数週後に政府の分厚い報告書が出たが、初めから瘴気説ありきの報告書であった。

ポンプの神話

ポンプの柄を外したことでコレラ患者発生が止まったという話は、あまりにも有名である。現地（現ブロードウィック街）でポンプを復元した場所の記念碑にも、その話が書いてある。多くの公衆生衛生の教科書に載っており、また米疾病対策センター（CDC）もこの話を取り上げて、病原体未知の場合でも流行を制御できる事例としている。

しかし、じつはこのポンプの話は「神話」なのである。[7]スノウの数少ない友人の一人で麻酔医のリチャードソンが、スノウの死後に彼の遺稿『クロロホルムと他の麻酔薬』を出版したときに（一八五八年）、「スノウの生涯」として載せた文章にこの話が入っている。しかしゴールデンスクエアでコレラ死者が最も多かった日は九月一日で、ポンプの柄が外された九月八日にはすでに死者の発生数は少なくなっていた。ということで、柄を外したことと死者減少とは疫学的に無関係なのだ。

早すぎた死

スノウは、一八五八年六月十六日、四五歳の若さで亡くなる。死因は右脳内出血。生涯独身で、短い人生を全力で駆け抜けた男であった。男性の四〇代初めは、体調の変化が起こる時期（日本では「厄年《やくどし》」という）である。彼は三五～四五歳のとき、夜に自宅で麻酔の基礎研究を行い、昼は出張麻酔でロンドンの街を精力的に動き回った。なかでも四一歳（本厄）のときは、出張の数を減らして、コレラが流行したテムズ川南部と北部とでの現地調査に大忙しであった。亡くなった年の一八五八年には、五月まで出張麻酔を一日平均四件も実施していた。過労死だったのかもしれない。

その年の六、七月に異常な猛暑がロンドンを襲い、テムズ川に悪臭が発生し（「大悪臭Great Stink事件」）、議会は休会になった。スノウが亡くなって二日後の十八日付『タイムズ』紙の社説は、次のように皮肉った。「実に喜ばしいことである。……われらが国会議員たちはこれまで公衆衛生を軽視していた代償を、心身ともに健やかな状態で感じることを余儀なくされた。……数人の議員たちはこの課題を詳細に調べようと、意を決して図書室に入ったものの、各々ハンカチーフを鼻にあててすぐさま部屋から退散した。」ファーは大悪臭時にコレラ死者が増加しなかったことを確認した。この事件後、瘴気説は消滅した。

スノウの死後、徐々にスノウのコレラ水媒介理論が理解され、論理的な対策がとられるようになる。土木技師バザルジェットが起用され、テムズ川の南北両側に川に並行して東へ走る幹線下水道が造られた。下水はテムズ川の下流で満潮時に放流され、汚物は引き潮に乗って海へ運ばれた。

一八六六年、東ロンドンでコレラ流行が起こり四〇〇〇人以上の死者が出た。スノウ方式の疫学調査が行われ、東ロンドンの水道会社の上水道に下水から来たコレラ病原体が入っていたことが推定される。当時、テムズ川北側の最も高度の低い幹線下水道だけが未完成であって、東ロンドンでコレラ菌の広域循環が起こったのだ。これがロンドン最後のコレラ流行であった。上水と下水が混じらないようにする重要性が確認された。瘴気論は捨てられ、病原体が分かっていない時代でも論理的に構築されたスノウ理論が評価されるようになった。

コラム2-4　死後一五五年目の死亡記事

医学週刊誌『ランセット』の創始者トマス・ワクリーは、スノウを小馬鹿にしていた。「スノウは、自分の道楽にのめり込んだあげく、下水のマンホールに落ちてそこから出られないでいる」（一八五五年六月二三日号の論説）と書いた。五八年六月二六日号に載せたスノウの短い死亡記事では、コレラ伝播に関するスノウ仮説には一切触れなかった。

スノウを評価した長い死亡記事が載ったのは、スノウ生誕二〇〇年後の二〇一三年四月十三日号であった。スノウに関する本[10]を書いたサンドラ・ヘンペルの署名がある。

2　江戸のコレラ

江戸がコレラに最初に襲われたのは安政《あんせい》五（一八五八）年であった。インドを原発地とするコレラは何回もパンデミック（世界流行）を起こしているが、第三次コレラパンデミック（一八四〇〜六〇年）の中のことであった。

江戸は産業革命前の時代にあり、蒸気機関はなかった。そこでのコレラ流行の条件はロンドンとは異なるはずである。しかも江戸は清潔な都市であった。市民はきれいな上水《じょうすい》を飲み、屎尿《しにょう》は近郊の畑に運ばれていた。その街でなぜコレラが流行したかの理由を考えておく必要がある。あえて本節でそれを試みたい。

清潔な江戸の街

初代駐日総領事の英国人ラザフォード・オールコックは、江戸コレラ流行の翌年六月二六日に品川に入り、七月十一日に江戸城へ登った。彼の日本滞在記には次のようにある（『大君の都　幕末日本滞在記』）[11]。

よく手入れされた街路は、あちこちに乞食がいることを除けばきわめて清潔であった、汚物が積み重ねられて通行を妨げるというようなことは無い。……　これは私がかつて訪れたアジア各地やヨーロッパの多くの都市と、不思議ではあるが気持ちよい対照をなしている。

明治になって来日し大森貝塚を発見したエドワード・S・モースは、次のように書いている（『日本その日その日』）[12]。

東京の死亡率がボストンより低いことを知って驚いた私は、この国の衛生状態について研究した。……米国で悪い排水や不完全な便所その他で起こる病気は、日本にはないか、あっても非常に稀である。これは、すべての排泄物が都市から運び出されて肥料として利用されることによるのかもしれない。米国では、この下水が入江や湾に流れるままで、水は不潔になって水中の生物を殺す。そしてその臭気が公衆の鼻を襲い、人々をむごい目に遭わす。

近世のロンドン、パリの住民は、排泄物を夜に街路に棄てていた。それはnight soil《ナイト ソイル》と呼ばれ、清掃人（nightman）がそれを運んで市内の川に棄てた。

遠山富太郎著『杉のきた道』（中公新書　一九七六年）によれば、日本では杉の材木が大量に得られたために、屎尿を運搬する肥桶・肥船を作ることができた（桶用木材の少ないヨーロッパでは桶が作れずに、屎尿は川に流すほかなかった）。また飲料水は、江戸市内では地中に埋めた木樋《もくひ》（石樋《せきひ》、竹樋《たけひ》）で分配された。玉川上水・神田上水の地下部分の総延長は一〇〇キロメートルにもなったといわれる。腐食しにくい松や檜《ひのき》を使ったのだが、それら材木の供給も日本では潤沢《じゅんたく》であった。木樋の内径は三寸（約九センチメートル）四方のサイズが一般的であった。[13] 角材を凹字形に刳《く》りぬき、上面を板でふさいだ。水が漏れないように檜皮《ひわだ》を挟んで船釘《ふなくぎ》で固定した。大量の水が流れる部分では内径一尺（約三〇センチメートル）四方以上のものもあった。これは八センチメートルの厚さの板二枚を繋いだもの四つで管にした。江戸は関東ローム層の火山灰地にあって岩石がないので、樋《とい》を地中に埋める労力は少なくて済んだ。

つまり江戸では、きれいな上水の水が飲め、川も海も屎尿で汚染されず、江戸前の魚は生で食べられた。下痢患者から排泄された菌が飲料水に入って他の人へと循環する条件はなかったはずだ。

このように江戸の庶民は清潔な生活をしていた。同時代のロンドン市民は、屎尿の処理が不十分な家屋で、石炭燃焼の煤を吸い、風呂にも入らず、汚れた水を飲んでいたのだ。

安政五年のコレラ流行

嘉永《かえい》六（一八五三）年、英仏露国がクリミア戦争で忙しかった隙に、米国はペリー率いる黒船を江戸湾に派遣し、日本を泰平の眠りから覚ました。ここから「幕末」が始まる。

ペリーが再度来航した翌年の暮れ、安政《あんせい》東海地震と安政南海地震（プレート境界型大地震、両方ともマグニチュード8.4）が一日のずれで連続して起こる。社会の安定を願って元号を「安政」と変えたのだが、江戸は、安政二（一八五五）年十一月十一日、安政江戸地震（直下型地震）で大きく揺れた。

そして安政五（一八五八）年、長崎に入港した米国船ミシシッピ号から始まったコレラ流行は東に進み、ついに箱根の峠を越えて江戸に到達した。夏、コレラは赤坂辺りに始まり、霊岸島《れいがんじま》、築地《つきじ》などの埋め立て地や鉄砲洲《ず》や佃島《つくだ》に広がり、その後江戸中を蹂躙《じゅうりん》する。死者数は三万から数万といわれる。[14] 混乱の最中に十三代将軍徳川家定《いえさだ》が、コレラか脚気《かっけ》かで三五歳で死亡した。

多数の死者が出た江戸の火葬場は大忙しであった。江戸の落語家・船遊亭扇橋《せんゆうていせんきょう》が収集した張交《はりまぜ》帖《ちょう》「安政流行物反古張《ほごちょう》」のなかに「忙しいねえ、暇だねえ番付表」がある。[14]「忙しさ番付」の一番は火葬場、二番が早桶屋の職人、三番目が死体を清める湯灌《ゆかん》場で古着を安値で買いたたく古着屋だった。

「暇番付」の一番は「水道の水汲《みずくみ》」、二番「夕河岸《かし》の鰯《いわし》売」、三番「下《クダ》シ薬の看板」である。「一番」は、玉川上水の余水は船で佃島や隅田川左岸の深川、本所《ほんじょ》に運ばれて売られていたが、需要が減って商売が暇になったという意味。「二番」は、江戸前で獲った鰯を当日の夕に売る人が暇になったこと。当時の人々は玉川上水の余水を飲むこと、生の鰯を食べることは危険と考えたのだろう。

なぜ江戸でコレラが流行したのか?

では一体なぜ、きれいなはずの江戸でコレラが大流行したのか? 筆者はそのヒントを求めて、東京都水道歴史館と江戸東京博物館を訪れた。

玉川上水は一六五三年、多摩川上流の羽村から四谷《よつや》大木戸までの四三㎞に建設された。江戸市内では、水は前述のように地中の樋で分配された。長屋に住む庶民は「上水井戸」を共同使用していた。

この井戸の構造は次の通り。底板を外した桶を上下逆にして四個を積み重ね、最下段の桶の底には板を貼る。最上段の桶が地上に出て、残りは地中に埋められる。下から二段目の桶の板に開けた孔に竹樋を介して水が入ってくる。住民は釣瓶《つるべ》で水を汲み上げて使った。井戸の周りは洗い場になっていた（図2－2）。溜まった水を使いきると、水がまた溜まるのを待つ間、住民は「井戸端会議」をした。洗いに使った水は、長屋内の通路の真ん中を通る溝（両側面は板、上面は板の蓋で、底板なし）に流れ、その溝は街路の側溝につながっていた。[15] この下水が上水井戸に浸み込んだかどうかは、著者には分からない。

もし長屋の誰かがどこかでコレラに感染すれば、吐物と下痢便で衣類・布団が汚染される。それを井戸の洗い場で洗った。すると井戸水を汲みにきた他の住民の手にもコレラ菌が着いて、長屋でコレラの集団発生が起こったのかもしれない。

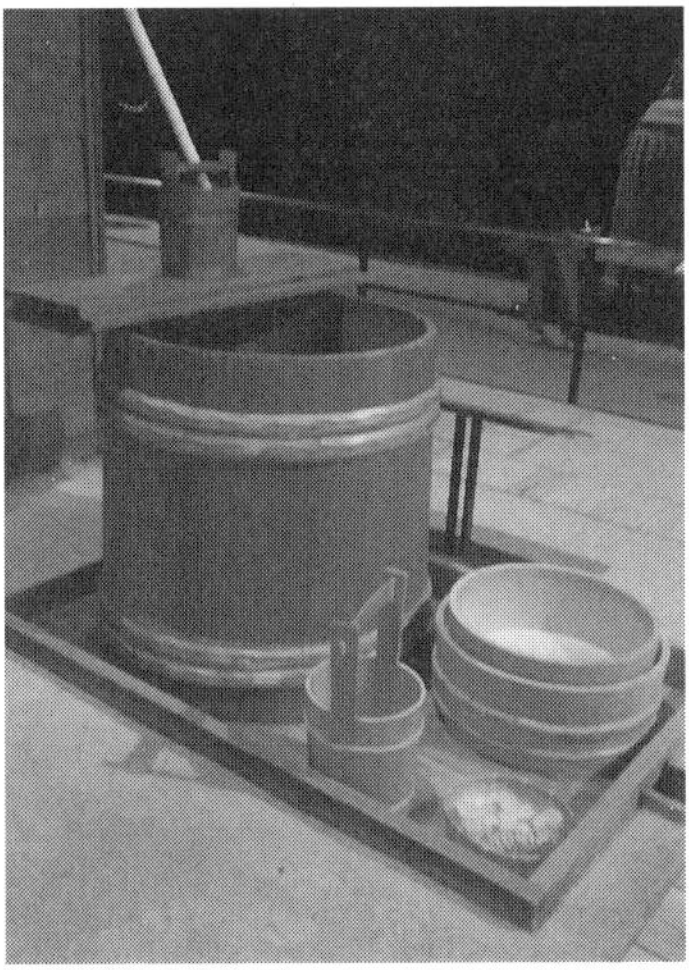

図 2-2　江戸長屋の上水井戸
井戸の側で井戸端会議を行い、洗濯もした。江戸東京博物館で筆者撮影。

規模の大きいレベルA（スノウの分類、四六頁参照）の流行と考えることができる。江戸の清潔システムもコレラには敵わなかったのだろう。

安政江戸地震は、コレラ流行の二年半前に起こっている。その地震の影響もあるかもしれない。この地震の被害を調べた内閣府中央防災会議の詳細な調査報告書によると、[16] 地震のエネルギーはマグニチュード7であったが、直下地震なので震度は大きく、埋め立て地

（築地など）では震度6弱もあった。上水の木樋・竹樋の継ぎ手が外れ、桝《ます》（これを介して木樋、竹樋が分かれる）が破損した。

地震後の樋の修復工事は四谷から始めて末端部へ移っていったが、安政六年末でも完全な修復にはなっていなかった。すると安政五年のコレラ発生時、とくに埋め立て地では上水にコレラ菌を含む下水が混じることがあり、コレラ流行が急拡大した可能性があるだろう。江戸は産業革命前であったが大都市であり、レベルCのコレラ流行が起こったと考えられる。

3　病原細菌学の誕生

十九世紀の最後の三〇年間は、病原細菌発見の時代であった。科学の進展で病原体である細菌の実体がついに分かったのだ。それ以前のアントニー・フォン・レーウェンフック（一六三二〜一七二三年）の顕微鏡の発明が大きく貢献している。彼は専門教育を受けていなかったのだが、肉眼では見えない生物の構造を描いてロンドンの王立協会へ送った。一六八〇年（四八歳）に王立協会の会員として迎えられた。[17]

以下には病原細菌学分野で活躍した三人、パスツール、コッホ、北里柴三郎を取り上げる。この三人それぞれの名前を冠した研究所が生まれた。

ルイ・パスツール

ルイ・パスツール（一八二二〜九五年）は、化学者としての教育を受けた。一八六一年（三八歳）のとき「白鳥の首フラスコ」を使って、煮沸した肉汁に空気中の塵（浮遊微生物）を入れなければ腐敗しないという実験を行う。これは微生物の自然発生を否定する研究である。食品の腐敗と発酵について生化学的な研究を行い、一八六六年、煮沸（一〇〇℃）より低温の約六〇℃数十分の処理で殺菌する「低温殺菌法」を発明。パスツールを記念してこれをpasteurization《パスツリゼーション》と呼ぶ。食品産業に大いに役立っただけでなく、牛乳を介する細菌感染も防いだ。

当時、パリ、ベルリン、ロンドンなどの大都市で、狂犬病が問題であった。[18] 狂犬病ウイルスに感染した狂犬が他の犬を噛んで病原体を広げ、さらに狂犬が人をも咬んで狂犬病を起こす。いったん罹ったら一〇〇パーセントの死亡率である。ただし罹った人は、他の人を咬まないので病気は広げない。なお当時「ウイルス」という概念はなかったことを知ってほしい。

ウイルスは細菌培地では増殖しないし、光学顕微鏡で見ても粒子は見えない。パスツールは、実体がわからない病原体を増やすのにウサギの脳脊髄を培養基として使い、それから「治療用の」ワクチンまでも作ったのだ。彼の天才的な発想による。

狂犬病で死んだ人の脳をすりつぶして、ウサギの脳に注射。さらにそのウサギから取った脊髄をすりつぶして次のウサギに接種して未知の病原体を継代した。その脊髄を乾燥空気が流れるようにしたガラス瓶（二ヵ所に綿栓、底に苛性カリを置いた）の中で十四日間つるして病原体を不活化し、それをすりつぶしてワクチンとして使ったのだ。

一八八五年、そのワクチンを狂犬に咬まれた少年の皮下に接種した。一日目は十四日間乾燥した脊髄、二日目は十三日乾燥品、……十四日目は一日乾燥品と、毎日接種することで狂犬病ウイルスに対する免疫が生じ、少年は助かった。このときから一八八六年十月までの十五ヵ月の間に二四九〇人以上が注射を受けた。[19]

このワクチンはきわめて例外的なものだ。まず、脊髄の乾燥だけではウイルスは完全に不活化されてはいないようだ。つまり、第六章で述べる不活化ワクチンにも弱毒生ワクチンにも該当しない。「減毒ワクチン」ともいわれている。

次に、普通のワクチンは人が感染する前に免疫をつけておき病気を予防するものなのに、狂犬病ワクチンは咬まれてウイルスが体内に入ったあとに注射する。狂犬病ウイルスは、末梢神経に入ってから時間をかけて神経を伝わって、最後に脳に達し、そこで病気を起こす。脚を咬まれた場合には、手を咬まれた場合より脳炎が起こるまでの時間が長い。そのあいだにワクチンで免疫をつけようとするわけで、狂犬病の病原体が分かっていない時代、そのワクチンを作って治療に成功したとは、今考えても驚嘆に値する方法である。

コラム2-5　狂犬病

パスツールは、狂犬の唾液にいる狂犬病病原体を「街上毒 street virus（英語訳）」と、ウサギで継代した病原体を「固定毒 fixed virus」と名付けた。当時 virus は病毒を意味していた。狂犬病ウイルスは、自然界ではコウモリが保有していると考えられる。そのウイルスに感染した犬が、「犬口」（および人口）の多い都市の街路（street）で他の犬を噛んで犬↓犬と広がった。

狂犬病は昔からあった病気である。紀元前四世紀、アリストテレスは「狂躁状態の犬に咬まれたすべての動物が同じ病気になる」と書いている。ヨーロッパで広がったのは十九世紀になってであり、フランス、ドイツ、英国の都市で多発した。日本での人の狂犬病は享保《きょうほう》十七（一七三二）年に長崎で発生し、その四年後に江戸に達している。[20]

現在の日本は、人にも犬にも狂犬病が存在しない、稀有な国である。犬に対して狂犬病予防注射を世界最初に行った国であり、それが人での狂犬病をも有効に防いでいる。

後述のコッホは、細菌を寒天培地の上で純培養する画期的な技術を開発したのであるが、ウイルスは細菌培地では増殖しない。パスツールは、顕微鏡で見えない病毒をウサギの脳で増殖させた。コッホには思いつかないことだった。

ところで米国人ポール・ド＝クライフは、一九二六年に『微生物の狩人《かりうど》』[17]を著わした。微生物学のパイオニアたちを活写した本で、古典として今も読まれている。全十三人の学者を取り上げている。章は十二あるが、パスツールに二章を充てていて、パスツールの業績を評価しているのが分かる。ド＝クライフは、若いころニューヨークのロックフェラー医学研究所で細菌学の研究をしていて、この本が科学作家《サイエンスライター》としての第一作である。

米国人C・ガイジュセクは、一九七六年に「クールー病の発見」でノーベル賞を受賞している（四章3節）。彼は一九三三年、一〇歳のときパスツールとキュリーの伝記、および『微生物の狩人』を読み、実家の屋根裏部屋の彼の「実験室」へ上る階段の踏み板の上に、自分が選んだ学者の名前を刷り込んだ。[21]

その階段を実際に見たE・ノルビーによれば、[22]『微生物の狩人』に取り上げられた十三人のうちルー（ジフテリア毒素を発見）、スミス（牛のテキサス熱はダニ媒介細菌によるという発見）、ロス（マラリア原虫は蚊媒介）、グラッシ（同上）の四人を除いて、代わりに次の三人（傍線）の名前が入っていた。下の段からスパランツァーニ（微生物の自然発生を否定）、メチニコフ（細胞性免疫の発見）、エールリヒ（抗梅毒薬の開発）、レーウェンフック、ベーリング（ジフテリア血清療法）、野口英世（一九二八年に黄熱に罹り五一歳で死亡）、ブルース（マルタ熱の病原体ブルセラ属菌を発見）、ジェンナー（種痘）、リード（黄熱は蚊で媒介するとの発見）、リスター（無菌手術法の開発）、コッホ、パスツールの順であった。パスツールの名が最上段にある。一〇歳のガイジュセクは、パスツールを最も高く評価していたのだ。

一八八八年十一月十四日、パスツール研究所（Institut Pasteur）開設記念式典があった。パスツール（六六歳）の演説の日本語訳は文献23にある。パスツール研究所は、開設以来ずっと非営利民間の研究機関である。かつてドゴール大統領は次のように言った。「フランスにおいて絶対に手を付けてはならないことが三つある。コレージュ・ド・フランス、パスツール研究所、エッフェル塔、この三つだ。」[24] フランス共和国大統領は、パスツール研究所所長の任命になんら権限を持っていないとのこと。

現在、狂犬病ワクチンは培養細胞で増殖したウイルスをホルマリンで不活化したものが用いられ、途上国へ行って長期間滞在する人の感染予防に使われている。もし狂犬に咬まれた場合には、すぐに追加接種をする。途上国に行ったら手で犬に触ってはならない。ワクチンの効果は、手より脚を咬まれる方が大きいのだ。

ところで、パスツールの弟子のルーおよびエルサンは、ジフテリア菌が分泌する毒素が病気を起こすことを見つけ『パスツール研究所紀要』一八八八年十二月号に発表した。この菌は、コッホ研究室のレフラーとクレープスが一八八四年に分離していた。菌がいなくても毒素があれば病気が起こるという発見は、きわめて重要である。のちの抗毒素血清によるジフテリアの治療、さらには不活化毒素（トキソイド）ワクチン（コラム2－6）につながることになる。

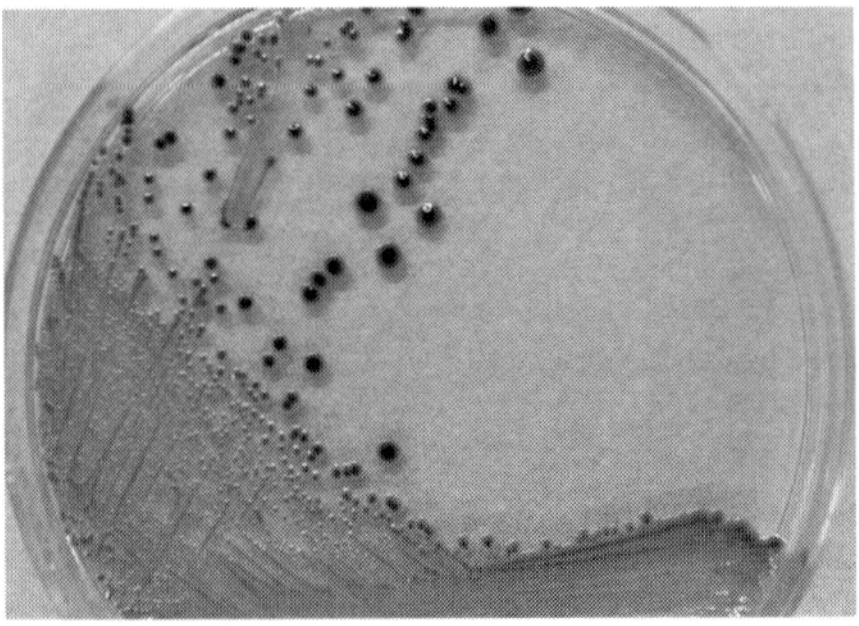

図 2-3　寒天ゲル上の細菌コロニー
培養液を含む寒天ゲルをペトリ皿内に作り、そこに大腸菌を塗って培養したもの。1個の細菌から1個のコロニー（集落）が生じる（細菌の純培養ができる）。
写真提供：古川一郎・神奈川県衛生研究所微生物部細菌グループ長

ロベルト・コッホ

ロベルト・コッホ（一八四三〜一九一〇年）は、パスツールとともに「近代細菌学の開祖」といわれる。彼の功績は、細菌を純培養かつ定量する技術を開発したことである。一八七六年（三三歳）、炭疽《たんそ》菌の純培養に成功した。ジャガイモの切片に菌を含む液を薄めて塗り付け、一個の菌から生じるコロニー（集落）を作らせた。元の材料に共存する他の菌と分けて特定の菌だけを回収できる。のちペトリ皿に作ったゼラチンのゲル上でコロニーを作らせた。しかし温度を三七℃（体温）に上げるとゼラチンゲルは溶解する。そこでジャワ島産の寒天を使って、溶けないゲルを使うようになった。寒天培地で作らせたコロニー（図2−3）の数と、そこに接種した液の希釈度とから、元の材料中の菌数を計算できる。

コッホは一八八二年に結核菌を、翌年にインドでコレラ菌を発見する。スノウが知りたかった菌の実体がやっと分かったのだ。コレラ菌に*Vibrio*《ビブリオ》 *comma*《コンマ》という学名を付けた（学名はラテン語の二語、属名+種小名で表され、イタリック体で書かれる）。鞭毛《べんもう》で振動 vibrate する菌なので属名を*Vibro*とし、形はコンマ［,］に見えたので種小名を*comma*とした。イタリア人医師フィリッポ・パチーニが一八五四年に顕微鏡でコレラ菌を確認しているので（培養はしなかったが）、最終的に学名は*Vibrio cholerae*《コレラ》となった。

さらにコッホは塩素Cl_2の殺菌作用を確認した。のち水道水の塩素消毒は、公衆衛生に大いに貢献する（三章）。

一八九一年に王立プロシャ感染症（Infektionskrankheiten）研究所が設立され、初代所長はコッホ（四八歳）であった。彼の死後の一九一二年、研究所の名称に「ロベルト・コッホ」の名が入る。研究所は一九五二年に連邦健康局の傘下に入ったが、一九九四年からは独立した政府機関になった。

北里柴三郎

北里柴三郎《きたざとしばさぶろう》（一八五三～一九三一年）は、一八八三年、東京帝国大学医学部を卒業し、長與専斎《ながよせんさい》（後述）が局長であった内務省衛生局に就職する。一八八六年にドイツへ行き、ベルリン大学のコッホの弟子として研究に従事し、一九九二年に帰国。ドイツでの彼の大きな業績は、破傷風《はしょうふう》菌を純（粋）培養したことだ。この細菌は酸素がないところで増殖する（嫌気《けんき》性細菌という）。寒天培地の気相を水素ガスで飽和させて培養した。画期的な研究である。現在ならば窒素ガスを使うのであるが、当時は爆発の危険がある水素ガスを使った。水素は「キップの装置」で発生させた。

この菌は培養液中に毒素を分泌し、それが病気を起こす原因となることを見つけて発表する（『衛生学雑誌』*Zeitschrift für Hygiene* 7:225,1889）（前述のように、前年にパスツール研究所のルーとエルサンがジフテリアの菌体外毒素を見つけていた）。さらに北里は、破傷風毒素をウサギに微量ずつ注射すると、血清中に毒素の活性を中和する物質（抗毒素抗体）が作られることを発見し、その詳細を*Z Hyg* 10:267,1891に発表した（三八歳）。これが彼の最大の業績である（この発表は一八九一年で、左記の論文発表のあとになったのは残念なことだ）。

一八八九年七月にコッホ研究室に来たエミル・フォン・ベーリングは、ジフテリア菌の研究を命じられ、北里と一緒にジフテリア抗毒素血清を作製した。その結果をベーリング・北里の連名で『ドイツ医事週報』一八九〇年十二月四日号に発表した。題名は「実験動物でのジフテリアおよび破傷風免疫の成立」である。その一週後、同じ雑誌にベーリング（三六歳）が単名で「ジフテリア抗血清による治療」を発表。この二つの論文が評価されてベーリングに第一回ノーベル生理学・医学賞が授与された。

ところで一八九四年六月、香港でペストの流行があった。ヨーロッパではペストはなくなっていたので、菌を分離するとしたら現場に近いところにいる細菌学者である。日本に帰国していた北里は、香港に急行しペスト菌を分離し『ランセット』で発表した（一八九四年八月十一日号）。同じ時期ベトナムにいたパスツール研究所のエルサンも香港へ来て菌を分離し、『パスツール研究所紀要』同年九月号に発表する。

ペスト菌は、デンマークの学者ハンス・グラムが発明したグラム染色法で紫色に染まらない（「グラム陰性」）のだが、北里はグラム陽性菌であると間違った主張をし、一八九九年までそれを改めなかった。北里は分離菌をコッホに送っており、それはグラム陰性菌であった。こんなことがあり、ペスト菌の学名は一九六七年、エルサンYersinの名前を入れた*Yersinia*《エルシニア》 *pestis*《ペスティス》となった。ただし一九七六年、米国の細菌学者二人が北里の分離した菌が本物のペスト菌かどうか、文献を精査して、北里もペスト菌の発見者であると認めた。[25] ちなみに赤痢菌は、北里の弟子・志賀《しが》潔《きよし》が発見し（二六歳）、その属名は彼の名前Shigaが入った*Shigella*《シゲラ》となっている。

ペスト菌がノミの体内で増殖するのを証明したのは、東京帝国大学医学部衛生学教授・緒《お》方正規《がたまさのり》（一八五三〜一九一九年）である。彼は北里と同年齢で、生まれ故郷熊本も同じである。一八九六年にペストが流行した台湾へ行き、ノミの体内で菌が増殖することを証明、翌年ドイツ語で発表した。この研究もペストが消えたヨーロッパではできないことであった。

さて北里は一八九二年、ドイツから帰国したとき、福澤諭吉が設立した私立大日本衛生会（副会頭は長與専齋）の伝染病研究所の所長に迎えられた（三九歳）。一八九九年、研究所は内務省管轄になる。一九一四年、伝染病研究所を文部省所管として東大の下部組織にする案が突然発表された。北里はそれに反発して、私費を投じて「私立北里研究所 Kitasato Institute」を設立する（六一歳）。現在は「北里大学大村智《おおむらさとし》記念研究所」に改称されている。

なお伝染病研究所は戦後の一九四七年に分割され、半分は厚生省所管の国立予防衛生研究所（現・感染症研究所）になった。伝染病研究所は一九六七年に「（東大）医科学研究所」と改称。北里研究所設立の経緯などは、小高健の著書『伝染病研究所――近代医学開拓の道のり』[26]に詳しい。

ところで、一九〇一年の第一回ノーベル生理学・医学賞は、治療用ジフテリア抗血清を開発したベーリングに授与された。当時ジフテリア（← diphthera ラテン語で「硬い革」）でたくさんの子供が死んでおり、この病気は子供への「死の天使」といわれた。ジフテリア菌が分泌する毒素蛋白によって喉頭に硬い偽膜《ぎまく》が生じ、呼吸ができなくなって窒息死する。肺に空気を入れるためには気管切開をする、というたいへん恐ろしい病気であった。抗生物質のなかった時代、菌の増殖を抑えることはできないが、毒素に対する抗体を投与して毒素活性を抑えて治療可能となったのだ。

ハンガリーのブダペスト大学薬理学教授デ＝ボカイは、ノーベル賞選考委員会にベーリングと北里をこの順で推薦し、「この議論の余地のない功績は医学史に永遠に記載されるべきものである」と讃えた。

しかし選考委員会は最終的に、一八九八年にマラリア原虫を発見したロナルド・ロスと、尋常性狼瘡《ろうそう》の光線療法を一八九五年に開発したN・フィンセンを教授会に提案した。選考委員会がベーリングを候補にしなかった理由は、ノーベル賞選考対象の規定に「前年の業績を候補対象にする」とあり、選考委員会がそれを生真面目に受け取ったのだろうと考えられている。[22]

最終決定を行う教授会は、選考委員会の提案をしりぞけてベーリングへ授賞としたのであった。教授会は、ロスとフィンセンの研究よりベーリングの研究が「人類へ最大の貢献をした発見」であると考えたのだ。

教授会での議論の結論は次のようであった。「抗血清の治療効果はベーリングと北里が一緒に最初に発表したが、ジフテリアの治療研究を行ったのはベーリングであるのは明白である。コッホも北里もベーリングのアイデアに貢献していないとの認識である。」[27] なおロスは一九〇二年に、フィンセンは一九〇三年に、コッホは結核の研究で一九〇五年に、ノーベル賞を受賞した。

第一回ノーベル賞の選考基準は、始まったばかりのもので完全なものではなかっただろう。共同授賞という規定もなかったようだ。ジフテリア抗毒素血清は、破傷風抗毒素血清の作製原理で作ったものである。ジェンナーの種痘（一七九六年）→パスツールの狂犬病ワクチン（一八八五年）→北里の破傷風抗血清作製とベーリングのジフテリア血清療法（一八九〇年）→エールリヒの抗体産生理論→免疫学の成立、という系譜の中で北里の業績の意義は大きい。[28] 現在ならば北里・ベーリング二人の共同授賞になっていたのではないだろうか。

ついでながら、ノーベル賞授賞式ではスウェーデン王が賞状を手渡すが、授賞者の決定に王室および政府は一切関知しない。昔、フランスのドゴール大統領がスウェーデンの首相に「ノーベル賞がフランス人にあまり与えられていない」と小言を言ったとき、その選考には首相でも口を挟めないとの答えは、大統領をひどく驚かせたそうだ。[29]

コラム2-6　トキソイドワクチン

感染症への対策としては治療より予防が勝る。そこで健康な人に前もってジフテリアや破傷風の毒素に対する抗体を作らせておいて、病気を予防するワクチンが主流になった。人に毒素を注射するわけにいかないので、毒素蛋白（トキシン）の毒素活性をホルムアルデヒド（ホルマリン）で不活化したもの（トキソイドという）を代わりに使う。注射回数を減らして高力価の抗体を作らせるためには、免疫増強剤（アジュバント）が必須である。一九二〇年代、水酸化アルミニウムゲルが有効であることが分かった。現在は、ジフテリアDiphtheria、百日咳Pertussis《パタシス》、破傷風Tetanus《テタヌス》のトキソイドにアルミニウムアジュバントを加えた三種混合不活化DPTワクチンが使われている。

なお、百日咳毒素を最初に精製・調製したのは国立予防衛生研究所の佐藤勇治《さとうゆうじ》で、一九七〇年代の前半のことだった。この精製不活化毒素をワクチンに使ったのは日本が世界最初で、一九八一年である。

第三章

清潔化社会の伝染病

——ポリオ

スノウ死後の十九世紀末、ロンドン市は水道水を川の上流から取り、下水を海に流して市内でのコレラ菌の人↓水↓人循環を止めたのだったが、内陸に多数の都市が生まれてくると上流の都市の下水が下流の都市の飲料水に入ることになり、広域に腸チフスという水系細菌伝染病が流行した。

それに対し米国では、二十世紀初頭から病原体循環を断ち切るための都市水道の塩素消毒が普及した。一九二七年には「衛生協会」が誕生し、「国家をあげての清潔運動の正式な開始」[1]となった。石鹸、マウスウォッシュ、歯磨き、消臭剤が普及した。一九五〇年代、米国は一世帯当たりの使用水量、バスルーム数が世界一の国になった。

そして奇妙なことに、世界で最も清潔な生活をするようになった米国で、「ポリオ」という子供に麻痺を起こす恐ろしいウイルス病が流行し始めた。この病気の研究に、細菌学の技術は応用できなかった。ウイルスは寒天培地で増殖しないので、ウイルス分離にサルを使ったのだが、制約が大きかった。そこに培養細胞でウイルスを増殖させる画期的な技術が生まれ、その成果としてポリオワクチンが作られ、ポリオは制圧された。

本章では、ポリオ流行の理由とそのワクチン開発の歴史、および、一九六一年の日本でのポリオ制圧——奇跡的な速さでの遂行——に主点をおいて述べる。

1　米国で興った「塩素革命」

米国人マイケル・マクガイア著『塩素革命』（文献2）は、水道水への塩素添加が水媒介伝染病を制圧した「革命」であったと言う。本節では、この革命が米国人の健康にどのような影響を与えたかを見よう。

塩素消毒の原理

水中の病原体を不活化するのには、晒《さら》し粉《こ》（次亜塩素酸カルシウム$Ca(COH)_2$の粉末）または塩素ガスCl_2が使われる。晒し粉は、一七九九年に英国人のチャールズ・テナントが塩素ガスを消石灰$Ca(OH)_2$に吸収させて作ったもので、塩素（塩素イオンCl^-ではない）を安定して保存できるものだ。英国で「chloride of lime 石灰塩化物」と、日本では「クロル石灰またはクロルカルキ（↑ドイツ語 Chlorkalk）、略してカルキ」と呼ばれた。水に晒し粉または塩素を入れると、次亜塩素酸イオンClO^-が生じ、それが有機物を酸化して細菌やウイルスが死ぬ（不活化される）。塩素を大量に飲料水に入れると人体に危険なので、低濃度の〇・一ｐｐｍ程度が使われる。この低濃度のものを人が飲んでも、唾液中の有機物が次亜塩素酸イオンの「毒」を消すので、危険性はない。

病原体の消毒効果は〔塩素濃度×時間〕に比例する。塩素濃度が低くても時間が長くなれば病原体は壊される。ノロウイルスは比較的塩素に強いのだが、浄水場で塩素を投入された水が家庭の蛇口まで来る時間は長いので、その間にウイルスは不活化される。

腸チフスが消えた

腸チフスは、チフス菌によって起こされる急性全身性感染症で、症状が重い。菌は感染した人の糞便や尿から排泄され、それが他の人の口に入り感染が広がる。体内で菌は消化管から血液に入って全身に運ばれ（菌血症という）、リンパ節、脾臓《ひぞう》、骨髄、小腸のリンパ組織と胆嚢《たんのう》にとどまる。腹痛や下痢などの胃腸症状のほかに、悪寒《おかん》・発熱、ときには昏睡《こんすい》、譫妄《せんもう》状態になる。皮膚には発疹が出ることがある。病気は三週間以上も続く。一～二割の患者が死ぬが、小腸壁の潰瘍からの出血による。なお発疹チフスは別の病気で、シラミによって媒介されるリケッチアが起こす感染症である。

この病気が水で伝播することを疫学的に確かめたのは、一八五六年、英国ブリストルのウィリアム・バッドであった。コレラの水系伝染を発見したジョン・スノウと同時期である。一八八四年、コッホの弟子ゲオルク・ガフキーが腸チフス菌の純培養に成功した。のちに健康者の便からも菌が分離され、その保菌者の胆嚢で菌が増殖していることが分かった。

十九世紀の米国。都市に住む人口が急激に増えた。全人口に対する割合は一八〇〇年に6.1％であったのが、一九〇〇年には40％になっていた。その都市では腸チフスによる死亡率が高く、一九〇〇年のペンシルベニア州ピッツバーグで人口一〇万当たり一四四人、ニューヨーク州トロイでは一五五人に達した。

腸チフス予防のために都市水道水に一時的な塩素投入が行われたのは、一八九七年の英国ケント州メードストン、一九〇五年の英国リンカシャー州リンカンであったが、水道水の連続的塩素消毒を大規模に行ったのは、一九〇八年の米国ジャージーシティが最初である。[2] この街は、ニューヨーク州マンハッタンの西側にハドソン川を挟んで位置し、一九〇〇年の人口は二〇・六万人であった。一日当たり一五〇〇立方メートル（市民一人当たり七五〇リットル）という大量の水を、きわめて薄い塩素濃度（一ppmの数分の一）に保つという画期的な事業であった。塩素という「毒」を飲み水に少量入れて、住民の健康に貢献したのだ。

これを企画したのはジョン・リアル（四〇歳）で、彼は開業医から公衆衛生医となっていた。事業を成功させるには連続的に塩素を注入し、その濃度を一定に保つ装置が必要である。化学者で技術者のジョージ・フラー（三九歳）に装置の開発を依頼した。

ここから米国中に、塩素消毒法があっという間に広がった。一九一四年には公共水道を使う四〇〇〇万人の国民のうちの半数が塩素処理水を飲むようになり、米国全体の腸チフス死亡数は低下した（図3－1）。塩素消毒は、腸チフス菌だけでなく水系腸管感染症の病原体全体を減らしたので、乳児死亡率も減少した。さらに数十年後の胃癌発生も減らしたと考えられる。

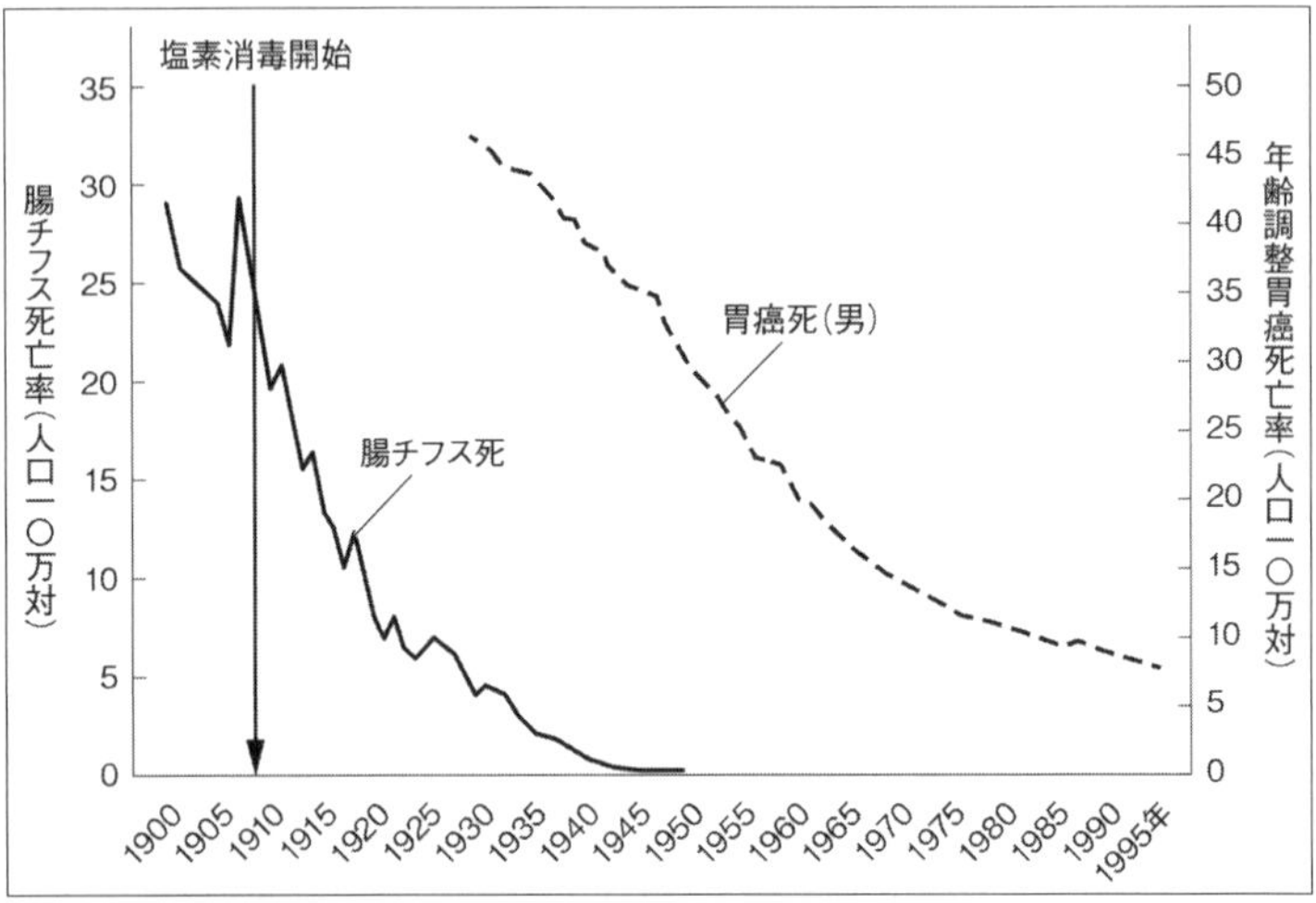

図 3-1　米国の腸チフス死亡率推移

人口 10 万対腸チフス死亡率は、水道水の塩素消毒が普及して低下した（文献 2）。男性の年齢調整胃癌死亡率（人口 10 万対）も示す。　出典：米国立癌研究所

ピロリ菌が消えて胃癌も減った

胃の中は胃酸（塩酸）で強い酸性になっているので、そこに棲む細菌は居ないと考えられていた。ところが一九八二年、オーストラリアのバリー・マーシャル（三一歳）とロビン・ウォレン（四五歳）が、ピロリ菌を発見した。幼児期にこの菌が口から胃に入り持続感染が起こると、数十年後に胃癌が起こることが分かり、この二人は二〇〇五年のノーベル賞を受賞した。

米国では、胃癌の発生は一九五〇年頃から減った。日本で胃癌発生が減り始めたのは一九九〇年代からである（後述、図3－5）。昔、米国の家庭で電気冷蔵庫が普及して塩蔵食品摂取量が減り、また新鮮野菜摂取量は増えたことで胃癌が減ったとの説があったが、

今は、塩素消毒によって飲料水中のピロリ菌が殺されたことが主要因と考えられている。

2 米国のポリオ流行

ポリオ（または小児麻痺ともいった）という病気が社会で流行病として目立つようになったのは、二十世紀に入った米国である。呼吸筋や脚の筋肉を動かす神経細胞がウイルス感染によって破壊されて、呼吸不全で死ぬか、または脚の麻痺（図3－2）が一生続くという、たいへん恐ろしい病気であった。本節では、この病気が清潔になった米国社会で起こった理由と、それがワクチンで解決された経緯を話そう。デイビッド・M・オシンスキー著『ポリオ　アメリカ物語』（二〇〇六年ピュリッツァー賞米国歴史部門受賞作）（文献3）を参考にした。

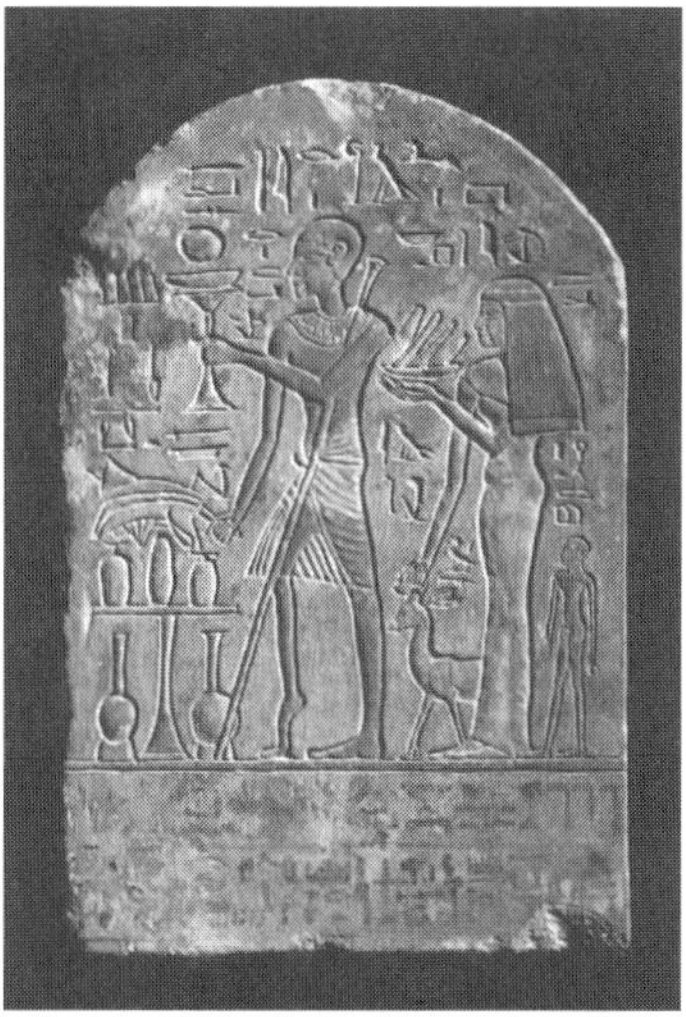

図3-2　ポリオ麻痺患者を描いたとされる石碑
古代エジプトの石碑（第18王朝（BC1570～1293）。杖を持つ男性の右脚の筋肉が麻痺で萎縮している。　出典：ウィキペディア

米国でのポリオの最初の流行は一八九四年で、バーモント州ラトランド地区で一三二人の患者が発生した。一九一六年には全米で二万九〇〇〇人の患者と呼吸筋麻痺による六〇〇〇

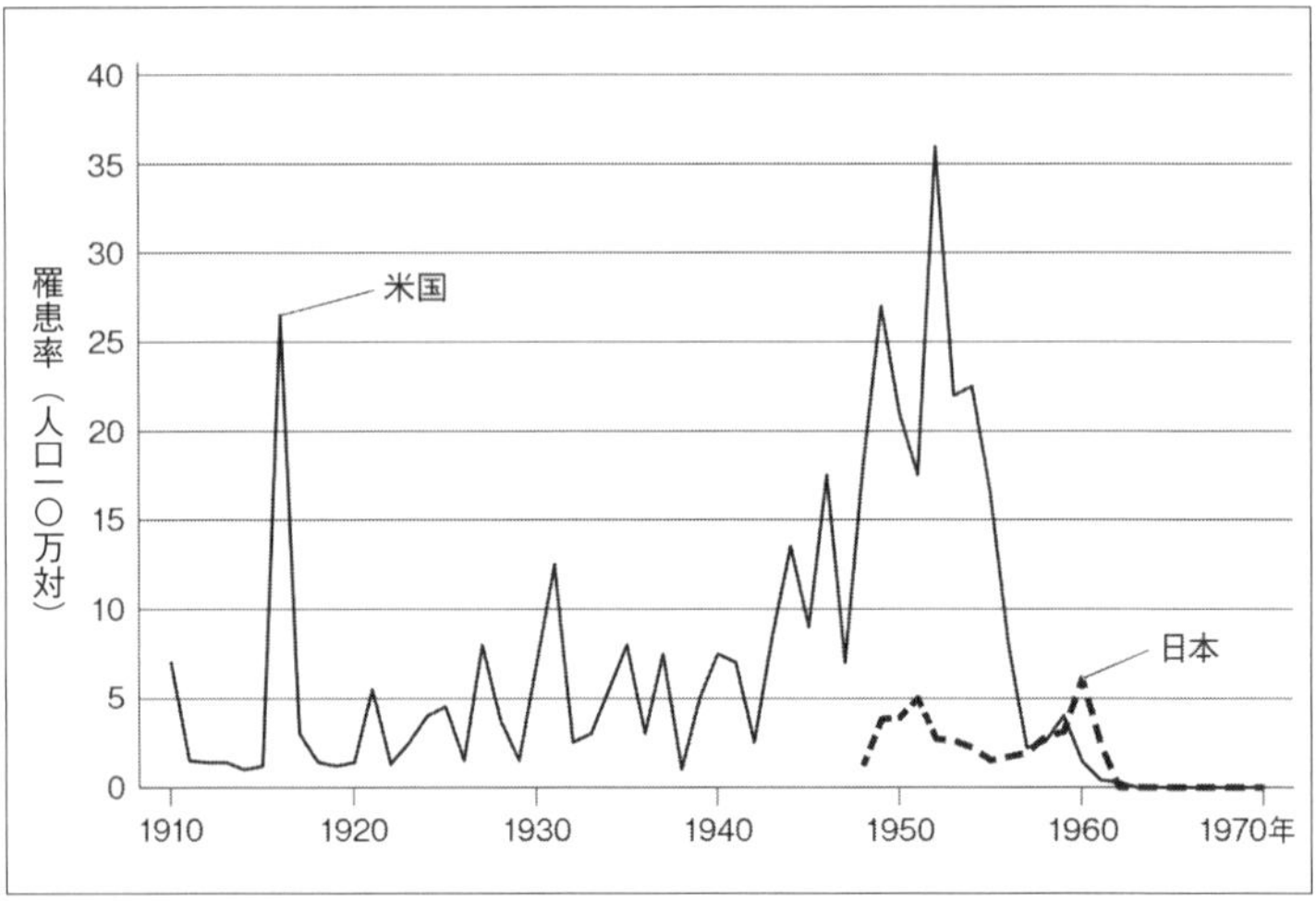

図 3-3　ポリオ罹患率の年次推移、米国&日本
人口10万対ポリオ患者発生数を示す。 出典：米国疫病対策センターおよび日本厚生省伝染病統計

人の死者が出た。一九五二年の流行は最悪で、五万七六二八人の患者が発生し（罹患率を図3－3に示す）、三〇〇〇人が死亡し、二万一〇〇〇人に麻痺が終生残った。

患者の年齢を見ると、最初の流行では五歳までの子供が多かったのだが、一九五〇年頃には一〇歳以上が多数を占めるようになり、[4]「小児」麻痺とはいえなくなった。罹患年齢が高くなるほど、麻痺症状は重くなった。

コラム3－1　「ポリオ」の意味

脊髄《せきずい》を輪切りにして肉眼で見ると、中心部は神経細胞が多くて灰白色をしている。一方、周辺部は脳からの神経線維が上下に走っている場所で、細胞は少なくて脂質が多いので白色である。中心部前方（脊髄前角）にある運動神経細胞にウイルスが感染して炎症が起こり、その神経が支配する下肢の筋肉に麻痺が起こるのが「ポリオ」である。

この病気を英語でpoliomyelitis（polio 灰白色＋myelitis 脊髄炎）という。正確な訳は「灰白脊髄炎」だが、「灰白髄炎」が一般に使われた。

ポリオウイルスの分離

ある病気が感染症である証拠は、その病原体を分離培養してはじめて得られる。そこから病原体そのものと、その病原体に対する人の免疫（とくにウイルスに対する）の研究が始まる。前述のようにウイルスは生きた細胞の中でしか増殖しないので、ウイルスを増殖させる実験動物を見つけることが、病気への対策の第一歩であった。

コラム3-2 「ウイルス」という日本語

十九世紀末から二十世紀初めにかけて発見された微生物で、①植物・動物に病気を起こし、②細菌培地では増殖しないで、③細菌を沪過できないセラミックス製のシャンベラン・フィルター（パスツールの弟子、シャンベランが一八八四年に開発）をも通過するものがあり、これに「濾過性病毒 filterable virus」との名が付けられた。ラテン語 virus の原義は「毒」である。virus に対する日本語として、一九五三年五月に「日本ウイルス学会」が発足したとき、「ウイルス」（「ウィルス」ではない）が学会の固有名詞として採択された。その後、新聞などでは「ビールス」や「ウィールス」が使われており、一般人には混乱が起こっていた。一九六五年九月ウイルス学会は、日本新聞協会宛てに「ウイルス」に統一するよう要望書を出している。

当時二十代であった筆者は、virus と同系の語「viremia《バイレミア》 ウイルス血症」、「virion《ビリオン》 ウイルス粒子」、「virulence《ビルレンス》 毒力」などとの発音の整合性がないことに違和感を持ち、ウイルス学会機関誌に「ウイルスというコトバに対する疑問」という文を投書した（『ウイルス』一九六七年十七巻三号一五五頁）。若気の至りで書いたのであったが、掲載してくれた。

しかしウイルスに関する新情報はウイルス学者が提供するわけで、そのうちに「ウイルス」が普通名詞になった。

ポリオウイルスを最初に分離したのは、オーストラリアはウィーンのカール・ラントシュタイナー（一九〇八年、四〇歳）で、患者の脊髄をすり潰したものをアカゲザルの腹腔に接種して麻痺

を起こさせ、そのサルの脊髄にポリオ患者と同じ病変を観察した（なおラントシュタイナーは、ABO血液型の発見でノーベル賞を一九三〇年に受賞）。

ニューヨークのロックフェラー研究所のサイモン・フレクスナー（一八六三～一九四六年）は、一九一〇年にアカゲザルの鼻粘膜にこすりつけて感染させ、さらにウイルスを継代することに成功した。その後ずっとポリオは鼻から嗅《きゅう》神経を介して中枢神経系に達するという誤った考えが広がった。一九三七年には、子供の鼻に硫酸亜鉛液を噴霧して粘膜を変性させてポリオを予防しようとしたが、効果なく嗅覚障害を残すだけだった。

サルは実験に使うには高価であり、使える研究室は限られていた。ロックフェラー研究所は、石油財閥のジョン・ロックフェラーが一九〇二年に設立した医学研究所で、フレクスナーが初代所長であった（野口英世《のぐちひでよ》も研究員）。一九〇五年にニューヨークで髄膜炎菌の流行が起こって四〇〇〇人の患者が発生し、その四分の三が死亡した。馬で作った髄膜炎菌に対する抗血清が使われたが、あまり効果はなかった。フレクスナーは抗血清を患者の脊髄に直接注射することで治療効果を上げた。

その後、彼はポリオに専念する。潤沢な研究費で多数のサルを使うことができた。五〇年間、ロックフェラー研究所を含めてポリオ研究に使われたサルは全一〇万匹以上という。

一九二八年、オーストラリアのメルボルンでポリオの流行があり、フランク・M・バーネット（二九歳）は、患者検体をサルの脳に接種してウイルスを分離した。患者からの血清を投与したサルに分離ウイルスを接種すると感染は抑えられたが、フレクスナーから分与されたウイルスを接種したサルに血清は効果がなかった。ここでポリオウイルスには複数の「血清型」（血清中の中和抗体で区別される型）があることが分かった。[5] ただし、この発見をしたのは欧米から離れた大陸で無名の研究者だったので、重視されなかった。

一九三七〜八年にメルボルンで大規模なポリオ流行があった。インドからのアカゲザルの輸入が滞ったので、代わりにシンガポールからマレーのカニクイザルを輸入した。このサルではアカゲザルよりウイルスが殖えやすかった。バーネットは二匹のサルを麻酔手術して、腸管に直接ウイルスを注入したところ、ウイルスがそこで殖えることを発見した。なお、バーネットはのちに免疫学研究で有名になり、一九六〇年「後天性免疫寛容の発見」でP・メダワーとともにノーベル賞を共同受賞した。

徐々に、ポリオウイルスは嗅神経でなく、腸管から血液を介して脊髄に入ることがハッキリしてきた。一九四一年、アルバート・セービン（後述）はポリオ死者を解剖し、体のさまざまな組織からウイルスを分離して、腸管がウイルス増殖の主要な部位であり、嗅神経でないことを明らかにした。

イェール大学のウイルス学者、ドロシー・ホーストマンはチンパンジーに口からウイルスを投与すると、ウイルスはまず腸管で増殖し、血液中にウイルスが短期間だけ出現することを確かめた。そこで、前もって人にワクチンで抗体を作らせておけば、血中のポリオウイルスは抗体で中和されて脊髄で殖えなくなり、病気を防げることが分かった。
ではワクチンのためのウイルスはどうやって殖やすのか？　ポリオウイルスをサルの脳で殖やして大量のワクチンを作ることは無理である。

コラム3-3　ウイルスを発育鶏卵で増殖させる

ウイルスを殖やすのに初めて発育鶏卵法を使ったのは、米国の病理学者、アーネスト・W・グッドパスチャー（一九三一年、四五歳）である。彼はワクチニアウイルス（痘苗《とうびょう》）と単純ヘルペスウイルスを増殖させた。[6]

受精卵を三八℃の孵卵《ふらん》器に入れると胚が成長し、三週目に雛《ひな》が卵の殻を破って外界へ出る（孵化という）。孵化前を発育鶏卵という。この卵の殻に孔を開けて注射器でウイルスを注入し、成長中の胚の細胞内でウイルスを増殖させる。安価、かつ動く動物でないので、扱いが簡単な画期的な技術である。

一九三二年、インフルエンザウイルスはフェレット（イタチの一種）の喉でも殖えることが分かったが、のち、このウイルスを大量に殖やすのに発育鶏卵が使われた。殖やしたウイルスを集め、それを精製してホルマリンで不活化させたものが、インフルエンザワクチンとして使われた。

コラム3-4　黄熱生ウイルスワクチン

黄熱とは熱帯の蚊ネッタイシマカが媒介するウイルス病で、アフリカのガーナへ行った野口英世が罹患して亡くなっている。南アフリカ出身の研究者マックス・タイラー（三八歳）が、ロックフェラー研究所で発育鶏卵を使ってウイルスを一〇〇代以上継代して弱毒化した。培養細胞でポリオウイルス生ワクチンが作られる以前に出来た、最初の弱毒生《なま》ワクチンである。タイラーは一九五一年にノーベル賞を受賞した。

彼は、ポリオウイルスをマウスの脳内接種で継代すると、サルの脳に接種しても麻痺を起こさくなることも見つけている。

培養細胞でのウイルス増殖

ついに一九四八年、ポリオウイルスをサルの脳を使わないで培養細胞で増殖させることが可能になった。ボストン小児病院にいた研究者、J・エンダース（五一歳）、T・ウェラー（三三歳）、F・ロビンス（三二歳）の三人の業績である。

流産になったヒト胎児からさまざまな組織を無菌的に取り出して細かく小片にし、それをガラス試験管の中に培養液とともに入れて三七℃孵卵器内に置くと、組織小片から分裂して殖えた細胞がガラス面に延びて単層のシートを作る。ここにポリオウイルスを接種すると、ウイルスが細胞内で増殖してその細胞が破壊される。これを普通の顕微鏡で観察してウイルスの存在を確認できる。

つまり、サルの個体を使わないでウイルスを殖やせるだけでなく、ウイルスの定量も可能になり、さらにウイルスを中和する抗体量も測定できるようになったのだ。それまでポリオウイルスはサルの神経組織でしか殖やせないと思われていたのだが、ヒト胎児だけでなく、さらにサルの腎臓などからの培養細胞（非神経細胞）でも増殖することが分かった。つまり、細胞を培養してウイルスを培養できるようになった。まったく新しい発見で、ここからワクチン製造への道が拓けたのだ。

一九五四年のノーベル生理学・医学賞は、「ポリオウイルスが培養された組織で増殖するという発見」で、右記の三人に授与された。同一グループでの共同研究の場合は、新しいアイデアを出した指導者一人のみに授賞するのがノーベル賞であるが、この年度は三人である。三人が一緒になってポリオウイルスを扱ったこと、ポリオの重要性があまりにも大きいこと、エンダースが共同受賞を強く望んだといわれており、三人への授賞になったのかもしれない。

組織培養という言葉が出てきたので説明しておくと、組織とは器官の一部で、組織は細胞から

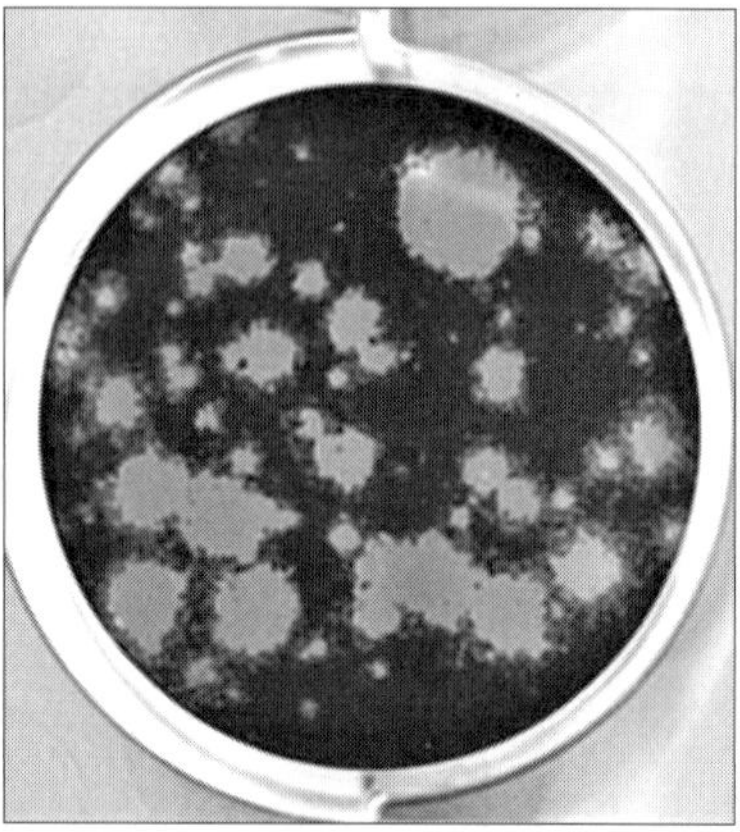

図 3-4　培養細胞シートに出来たポリオウイルスのプラーク

現在は、ペトリ皿の代わりにプラスチックで出来たマイクロプレートウェルが使われる。ウェル上の単層培養細胞シートに薄めたウイルス液を接種してから、培養液を含むメチルセルロースゲルを載せる（ウイルスの拡散を抑えるため）。1個のウイルスが感染した細胞から多数のウイルスが放出され、隣の細胞を感染してウイルスが徐々に広がる。ゲルを取り除き細胞を染色すると、ウイルスで破壊された細胞部分は染まらない。これをプラーク（刻板）という。これを数えることで生きたウイルスを定量できる。

写真提供：有田峰太郎・国立感染症研究所ウイルス第Ⅱ部室長

出来ている。のち細切した組織を蛋白質分解酵素トリプシンでバラバラの細胞にしてから、ガラス面に撒いて単層培養にするようになって、組織培養は細胞培養ともいわれるようになった。

組織培養は、昔から細菌の汚染に悩まされてきた。仮に細菌一個が混入しても、その増殖速度は動物細胞に比較してはるかに大きいので、培養液は腐敗した。これに対し、培養液に抗生物質を加えて細菌の増殖を抑えるようになって、細胞培養が容易に行えるようになった。ペトリ皿に生やした単層の細胞に薄めたウイルス液を接種してから、培養液を含む寒天を載せて固めると、ウイルス一個が一つのプラークを作って肉眼で数えられるので（図3－4）、ウイルスの定量もより正確に行えるようになった。細胞培養の導入からウイルスの分子生物学的研究も進み、近代ウイルス学が発展した。

ポリオワクチン

ポリオワクチン開発には、米国の「小児麻痺国民財団National Foundation for Infantile Paralysis」が大きな役を果たした（この財団の名前にNationalが入っているが、「国立」ではない）。財団は国民から莫大な額の寄付を集め、それをポリオ研究者に配布した。

ワクチン製造のためには、ポリオウイルスにいくつの血清型があるかを知ることが重要である。全米の個々の研究室で分離されているポリオウイルス株を集めて型を分類する研究が財団の援助で行われて、一九五一年までに型は三つあることが分かった。

J・ソーク（後述）が、この型別に協力している。ここから細胞培養を使ってのワクチン製造の試みが始まった。不活化ワクチンと弱毒生ワクチンとの二つの道があり、いくつかのグループが競争し合ったが、最終的にはソーク不活化ワクチンとセービン弱毒生ワクチンとになった。

(1) ソーク不活化ワクチン

ジョナス・ソーク（一九一四〜一九九五年）は、ピッツバーグ大学で初めはインフルエンザワクチンの研究をしていたのだが、細胞培養で増殖させたポリオウイルスを使うワクチンの研究を始めた。ポリオウイルスの不活化にはインフルエンザで使っていたホルムアルデヒド（ホルマリン）を応用した。ワクチンの有効性は、自分の子や施設の子供への注射で確かめた。

国民財団はこのワクチンの有効性を確かめるために、人を使う大規模な試験を一九五四年に実行した。一九五三年、カナダのトロント大学コンノート医学研究所がウイルス材料（三〇〇〇リットルのウイルス培養液）を供給し、米国の製薬会社二社がソークの指示に従って不活化ワクチンを製造した。この年、財団がポリオ研究に支出した金は二〇〇万ドル（当時一ドル三六〇円として計算すると七億二〇〇〇万円）で、米国立衛生研究所（ＮＩＨ）のポリオ研究費の二七倍であったとのこと。

一九五四年四月二六日、このワクチンを使う「（当時）公衆衛生史上最大の実験」が開始される。メディアが大々的に報道し、ソーク（十月に四〇歳）は「英雄」になった。国民財団は全米の小学校低学年の子供の親の協力を求め、その子供たちを「ポリオ・パイオニア」と呼んだ。

実際の試験では、四〇万人を無作為に二群に分けて各群にワクチンまたは偽薬《プラセボ》（培養液のみ）を注射。さらに別の観察群を設け、二二万人にワクチン注射、七三万人は無注射として、この年のポリオ患者発生を観察した。各人のデータは、ミシガン大学フランシス教授の「ワクチン評価センター」に集められた。パソコンのなかった当時、集計には時間がかかった。

一九五五年四月十二日午前、全米の注目を集めていた評価結果が発表される。ワクチンは有効であった。人々は歓声を上げ、道路で車の警笛ならぬ慶笛が鳴り、教会で鐘が鳴った。即日、ポリオワクチンの製造販売が認可された。すでに製薬会社六社はワクチンを製造していた。

四月二四日、カッター社製ワクチンの注射を受けた一人の子供が、麻痺を発症した。その後に判明したことは、カッター社ワクチンの接種を受けた者のなかに七九人の麻痺患者が発生した。さらに接種を受けた者に接触した人のなかで一二五人に麻痺が起こり、全患者のうち十一人が死亡した。五月七日、公衆衛生局長官は、全社のワクチンの接種を停止させた。

一方、カナダではコンノート製ワクチンが継続して投与されており、接種を受けた者のなかにポリオ患者発生はなかった。カッター社ワクチンではホルマリン不活化が不完全であることが分かり、七月に米国五社のワクチンの接種が再開された。

その後、米国内でポリオ患者発生は年々減り、一九六〇年にはほぼなくなった（図3－3、八二頁）。つまり一九五〇年代は米国でソークワクチンの時代だった。しかし一九六〇年代は、世界でセービンワクチンの時代になる。

（2）セービン弱毒生ワクチン

アルバート・セービンは、一九〇六年にロシアの（一九一八年にはポーランドに復帰した）ビャウィストクでユダヤ人の両親の元に生まれ、十五歳のとき一家が米国へ移住する。お金で苦労してニューヨーク大学医学部を一九三一年に卒業する。その年ニューヨーク市でポリオの大きな流行があり、大学の関連病院でポリオ死者の解剖をした。

一九三三年、ポリオ研究者（名前はBrebner）が、実験中にサルに咬まれて脳炎になって死亡し、セービン（二七歳）が解剖に立ち会う。死因はポリオやヘルペスウイルスかと思われたが、セービンは新しいサルのウイルスを同定し、それに死者の名を取って「Bウイルス」と名付けた。

一九三四年には奨学金を得て、英国のリスター研究所で一年間、ウイルスの研究をする。帰国してロックフェラー研究所に入り、サルを使うポリオの研究をした。そこにはマックス・タイラー（コラム3－4、八八頁）が居たので、ウイルスの弱毒化に興味を持った。

一九三九年、シンシナティ大学小児科の助教授になり（三三歳）、ポリオウイルスの研究を続ける。第二次大戦中は、陸軍医学部隊の中佐として地中海方面に行く。一九四五年、敗戦直後の日本に来て日本脳炎ウイルスの研究も行った（三九歳）。英米の二十～三十代の兵士がポリオに罹患するのに、現地の人は罹患しないことに興味を持った。現地人は乳児期から感染して終生免疫になるのに対し、英米人は大人になって初めて感染して麻痺を起こすのだろうと考えた。

彼はシンシナティに戻って教授になり、一九五一年（四五歳）、培養細胞でポリオウイルスを増殖させて経口投与の生ワクチンを作る研究を始める。

生ワクチンの利点は次である。①口からの投与なので注射が不要。②腸管でウイルスが殖えるので免疫の出来方は自然のもので、たぶん一回の投与で終生の免疫が得られる（不活化ウイルス注射では二、三回の注射が必要で、免疫が出来るまでの時間もかかる）。③生ワクチンウイルスは糞便に排出されて周辺に居る人の口に入るので、ワクチンを飲んでいない人にも免疫を付ける（後述するように、この過程で強毒復帰株が出現する可能性があるので、現在は、途上国では強毒復帰しにくくした新・生ワクチンが使われる）。

このようなワクチンを使えば、野生ウイルスの完全な排除が可能である。ただし、ワクチンウイルスで麻痺が起こることは絶対にあってはならないことだ。

彼は、ポリオウイルスをサル腎臓の培養細胞で継代培養した（タイラーが黄熱ウイルスを弱毒化したと同じやり方）。一九五四年、チンパンジーの脊髄に直接注射しても、神経病原性を示さないウイルス株を得た。その株を刑務所の囚人でポリオ抗体を持たない三〇人に飲ませて、抗体が出来ることを確かめた。次のステップとして施設の子供を使う実験を希望したが、それは許可されなかった。

彼のワクチンが実用化へ進んだのは、一九五六年一月に（旧）ソ連邦のウイルス学者ミハイル・チュマコフ（ソ連邦ポリオ&ウイルス脳炎研究所所長）に会ったことから始まった。ソ連でもポリオが流行し始めており、前年にこの研究所が出来たのだった。ソークワクチンを導入したが、患者は増え続けていた。

チュマコフが米国へ来た理由は、ソークにロシアに来てもらってワクチン製造工程の視察をしてもらうことだったが、ソークは訪ソに気が進まなかった。チュマコフはセービンにも会った。セービンはこのロシア人に彼の生ワクチンを宣伝し、ソ連を訪問したいとの希望を伝えた。招待状が届き、米国務省の許可を得て六月にセービンはロシアへ行き、一ヵ月滞在の間ロシア科学者と討論を交わした。スターリンは一九五三年に亡くなっており、米ソ冷戦はやや緩んでいた。米国務省は、セービンがワクチン株をソ連へ送ることを認めた。

チュマコフはセービンのウイルス株を殖やし、最初エストニアとリトアニアの子供に接種し、[7]のちロシアで一九五九年に一五二〇万人に接種。一九六〇年には二〇歳以下の全員七七五〇万人に接種した。ハンガリーとチェコスロバキア（現チェコ共和国、スロバキア共和国）でも二三〇〇万人がソ連製ワクチンの接種を受けた。[8]

このような大規模投与が可能であったのは、セービンとチュマコフが密に協力したことがある。[9]また、ソ連共産党政治局委員のミコヤンが、米国でのソークワクチン普及に対抗して、チュマコフによるセービンワクチン普及を促進させた、という話がある。[9]

のちセービンワクチンは世界中で使われ、人類に多大の貢献をした。彼は何度もノーベル賞候補として推薦されたが、授賞されなかった。

ノーベル生理学・医学賞授賞の基準は「人類に貢献した発見」である。セービンワクチンは、培養細胞でポリオウイルスを植え継いで弱毒化したものである。培養細胞を使うのはエンダースらの発見であり、ポリオウイルスを植え継いで弱毒化させたのはヒラリー・コプロウスキーが最初（一九五〇年）なので、セービンは「人類に貢献」したのであるが、「発見」をしたと見なされず授賞にならなかったのだろう。

なお、ソークもセービンも、ワクチンの特許を申請しなかった。

なぜ清潔な国でポリオが流行したのか？

ポリオウイルスが感染する細胞は、咽頭と腸管のものであることが分かった。ウイルスは感染者の唾液と糞便に存在し、手または水を介して他の人に伝播する。飲料水が塩素消毒されれば、ポリオに罹る確率は低下する筈である。それなのに、清潔になった米国でポリオが流行したのは、不思議なことだ。その理由を考えてみたい。

まず次の事実を念頭におく。①ポリオウイルスは抗体によって中和されて感染性が消失する。②抗体は母親から胎児・乳児へと移行する。すなわち、母親の血液中に存在しているIgG抗体は胎盤を通って胎児の血液に移る。その抗体は児が自ら作るものでないので、生後は徐々に減っていき、半年から一年以内に消失する。また母乳に局所分泌のIgA抗体が出てきて、乳児の腸管を潤す。③ポリオウイルスは高音・湿潤な環境中で安定なウイルスである。

ここで「塩素革命」の効果を認めたうえで、次の三つの社会でポリオウイルス感染がどうなるかを考えてみる。

塩素消毒を行わない都市　ここでは細菌性の下痢による乳児の死亡が多いのだが、乳児がポリオウイルスで汚染された水を飲んでも、母親から受動的にもらった抗体があるためにポリオ感染は起こらない。児の成長とともに抗体が徐々に減ってくると、児に不顕性感染が起こる。つまり、離乳が始まり腸管中のIgA抗体量も減って腸管上皮細胞へのウイルス感染が起こるが、もし血中にIgG抗体が残っていれば、神経細胞への感染は起こらなくて麻痺も起こらない。

この（不顕性）感染で児は能動的に抗体を作り、ポリオに対し免疫になる。不顕性感染者からウイルスが排出されるので、飲料水のウイルス汚染は維持され、それは既感染者にはブースター（「押し上げ」）免疫を付ける。社会のほとんどの人が免疫になっているので、ポリオの流行はなく、麻痺患者が発生しても稀である。

塩素消毒が始まり、（仮に）二〇年経過した都市　消毒された水を飲むようになった社会では、小児はポリオ感染を受けない。未成年者集団はポリオに無免疫であり、そこにウイルスが入ってきたとき、手を介する接触でウイルスが広がり、感染者の一部（数百人に一人程度）に麻痺患者が発生する。二十世紀半ばの米国の社会がそうであっただろう。しかし子供全員にワクチンを接種することでポリオを克服できた。

塩素消毒が普及し数十年経過した国　成人を含む国民の大半が無免疫になり、そこに外国からポリオウイルス不顕性感染者が入って来たとき、手を介してウイルスが広がり、成人に重症の麻痺患者が発生して、より危険な状態になる。つまり地球上からポリオウイルスが根絶されない限り、国内にポリオがなくなった後も、ずっとワクチン接種を続けねばならないのである。

右記の議論でのポイントは、ウイルス感染は長期間持続する抗体を作り、その抗体はウイルスを中和することである。そしてウイルスの予防ワクチンはきわめて有効である。細菌ではそのようなことがない。このことを第六章でくわしく論じる。

3　戦後日本のポリオ流行

日本でポリオの流行が目立つようになったのは、第二次大戦後である。そして高度経済成長期の最中の一九六一年、ポリオ弱毒生ワクチンの全国一斉投与が行われて流行は消えた。米国でのポリオ流行は約半世紀間続いたのに対し、日本ではわずか十四年である（図3－3、八二頁）。以下、その理由を考えてみたい。また、ポリオ流行を契機に日本で始まった「感染症サーベイランス」についても述べよう。

進駐軍命令

東京都水道局の元局長・岩崎螢吉は、『水道協会雑誌』二五〇号（一九五五年八月号）の巻頭に次の回顧文を載せている。[11]

（敗戦の一九四五年）九月十一日である。当時本郷の元町小学校に疎開していた都水道局の私の部屋に、三名の米軍将校が訪ねてきた。いずれも水道技術者であるが、そのうちの一人は、六〇歳近い、肥満な体格の持ち主であった。温厚な人柄といい、質問の内容といい、これは相当な水道人であると直感した。後でわかったのであるが、米国水道協会の会長であったアイオワ大学のヒンマン教授であった。……戦後の四年の間、日本の水道がヒンマン中佐によって主として指導されたことは、私は幸福であったと考えている。

戦前の日本の水道と大きく変わった点が二つあるようである。一つは何と言っても塩素消毒の重視である。次は水道技術者の徴用である。……戦前の我が国では、緩速濾過（砂の中をゆっくりと水を流す）の浄水場では塩素殺菌をしないことがむしろ常態であった。米第八軍の指令として、濾過水に対する液体塩素の注入量二ｐｐｍ、管末端の残留塩素〇・四ｐｐｍ以上の注文は、その急速な実施が実は容易でなかった。しかし、この強行が敗戦都市の流行病を減少させた功績は何と言っても大きい。

神奈川県横浜市の場合は、「米第八軍が横浜に設置されると、直ちに司令部関係官による西谷《にしや》浄水場の検閲があって、塩素注入強化の指令があり、そのため（一九四五年）九月十五日までに塩素注入機一〇台を購入設置し対応した。」[12]

右のような記録を読むと、進駐軍が駐屯した府県の都市水道では、塩素消毒がすぐに始まったと考えられる。敗戦の年の一九四五年十二月四日現在、進駐軍全兵力は四三万であった。兵力が一万以上であった都道府県は、北海道二・〇万、青森一・四万、埼玉一・八万、東京三・四万、神奈川八・五万、愛知三・二万、岐阜一・一万、大阪一・二万、兵庫一・六万、広島一・九万、愛媛一・二万、福岡一・〇万、長崎五・四万であった。[13] 神奈川県が一位である。

府県別の乳児死亡率を比較したデータ[14]を見ると、戦前の一九一三年、死亡率の上位五府県は大阪、東京、茨城、秋田、北海道の順であった。大阪、東京は人口が多かったので、水道水の細菌汚染も酷かったと考えられる。ところが戦後の一九五〇年、死亡率の府県順序は変わっており、下位五府県は低い方から神奈川、京都、東京、兵庫、大阪の順になった。高度経済成長期前、

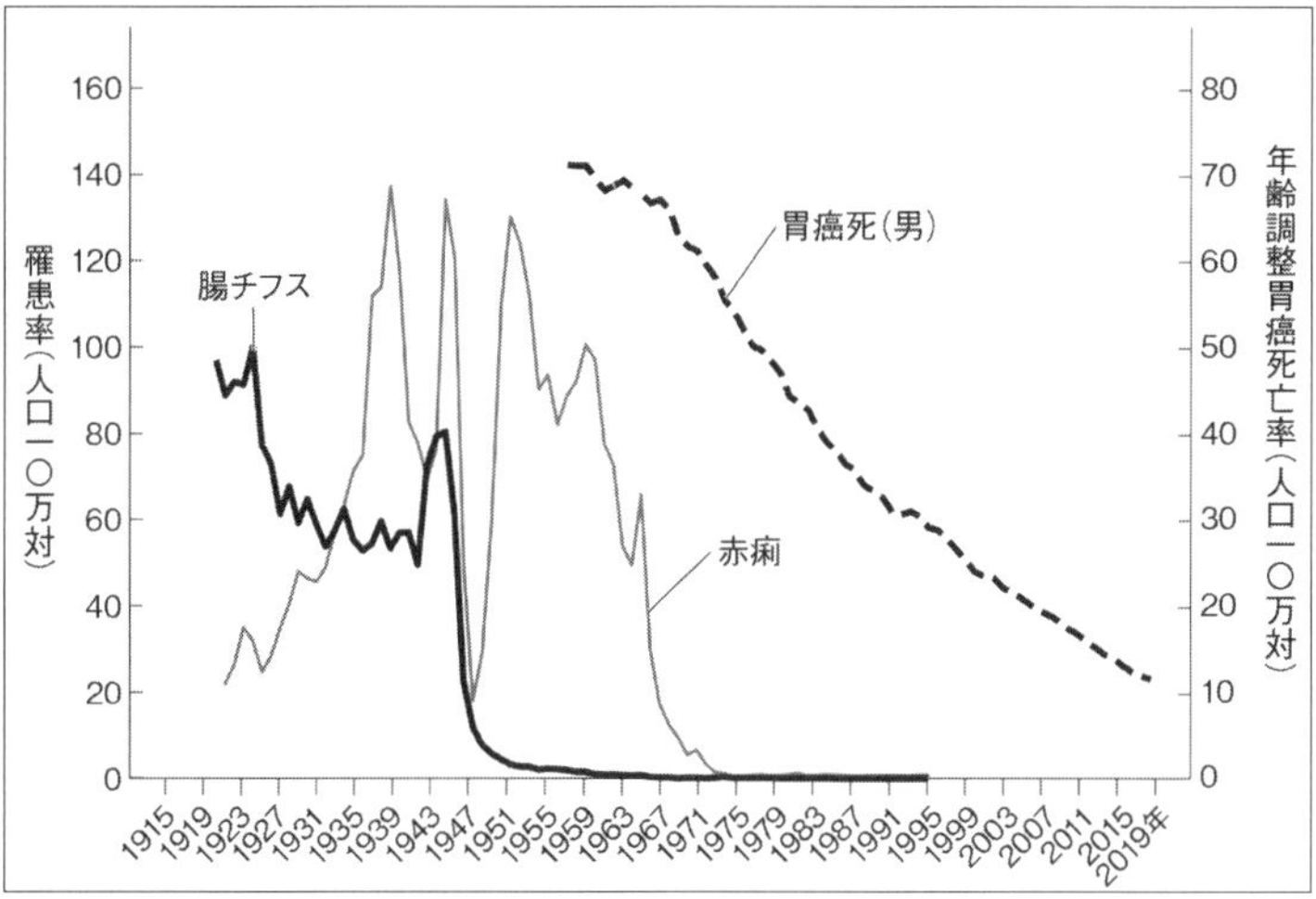

図 3-5　腸チフス罹患率の推移、日本　腸チフスおよび赤痢の人口 10 万対罹患率を示す。腸チフス発生数は戦後すぐに低下した。赤痢は 1960 年代まで続いた。男性の年齢調整胃癌死亡率（人口 10 万対）も示す。日本の胃癌死減少は米国に約 40 年遅くに始まっている。
出典：厚生省伝染病統計、国立がん情報センター統計から作図

に、これら府県にある大都市で（米軍命令下での）塩素消毒が普及したことで、乳児死亡率が低下したのであろう。神奈川県が死亡率最低であるが、この県への進駐軍兵力が最大であったことと関係あるかもしれない。

なお戦前でも、一部の都市水道では塩素消毒が行われていた。東京市で一九二一（大正十）年、後藤新平市長が塩素消毒を日本で初めて導入している（竹村《たけむら》公《こう》太《た》郎《ろう》による）[15]。横浜市、大阪市がそれに続いた。ただし塩素注入は恒常的なものでなく、腸管伝染病流行時だけに実施された。

進駐軍が来なかった地域では、塩素消毒は高度成長時代になってから行われた。日本の上水道給水人口の割合は、高度成長期から上昇している。[16]

腸チフス流行の消滅

図3－5のグラフは、腸チフスと赤痢の罹患率の年度推移を示す。戦後すぐに腸チフス発生が止まった。これは大都市での水道水塩素消毒の普及によると考えられる。一方、赤痢発生は一九六〇年代まで続いた。

なお、この図には胃癌死亡率の推移も示してある。日本での胃癌死の減少は米国（図3－1、八〇頁）に比較して約四〇年遅れて始まっている。日本で水道水塩素消毒の開始が遅かったことと関係しているだろう。

高度経済成長期のポリオ流行

日本でのポリオ流行は、戦後になってからである。集団発生が起こって公衆衛生上の問題になり、一九四七年九月に届出《とどけで》伝染病となった。患者が増える傾向にあった一九五九年六月、法定伝染病並みの「指定伝染病」に変更された。図3－3に、一九四七年以降のポリオ罹患率の年度推移を米国と比較して示してある。日本での発生のピーク値は、米国の五分の一以下である。

一九六〇年が最大の発生年で、罹患者数は全国で五六〇六人であり大騒動になった。この患者年齢別内訳を見ると（厚生省伝染病統計）、一歳が二二一五人で40％を占めた。次は二歳、〇歳、三歳、四歳の順に少なくなっている。〇～四歳の合計で85％を占めた。塩素消毒が全国で一斉に普及して、ポリオに免疫を持たない小児が急に増えて、彼らがポリオに罹患したのだろう。

　北海道夕張市の流行は有名であった。そこは三菱鉱業の炭坑町で、人口二万弱のうちの九割が炭坑関係者。当時は経済成長真っ盛りの時期で、石炭増産のために炭坑夫が高給で全国から集められており、彼らの生活水準は高かったとのこと。その地区は環境衛生優良地区として何回も表彰されており、畑に人糞を撒かない。ハエもほとんどいなかった。飲料水は塩素消毒され、水洗便所はまだなかったが、屎尿《しにょう》はバキュームカー[17]で汲み取られていた。つまり、そこではポリオウイルスが糞便→水→口の経路で広がることはなかった筈だ。やはり米国と同様に、清潔になってポリオが流行したようだ。

　翌年の流行は九州の熊本県が最大であったが、ポリオ患者は日本中で報告された。環境が日本中で清潔になってポリオ無免疫の幼児が増えたのだが、ポリオウイルスはまだ地域社会に残っていて、それが無免疫の子供に感染を起こしたのだろう。

　さらに、当時は高度経済成長時代で人の動きが活発になったときであった。（財）鉄道協力会「国有鉄道　鉄道統計累年表」によれば、国鉄乗客数（人）×乗車距離（キロ）の年次推移を見ると、一九五五年には九一二億人・キロであったのが一九六五年には一七四〇億人・キロになり、一〇年間で91％の増加である。

　ポリオウイルスは小型ウイルスで、乾燥には弱いが高湿・高温に丈夫である（後述）。夏季に無症状でウイルスを排泄している人が動き回って、唾液・糞便→手→口の経路でウイルスを広げた可能性がある。

戦前の日本にポリオがなかったことから、ポリオの研究者も僅かしかいなかった。厚生省はソークワクチンの国内生産を推進させたが、ワクチン生産は緒に就いたばかりだった。セービンワクチンに関しては、北海道の一九六〇年の大流行を契機として、同年十二月に厚生省の研究費で「弱毒生ポリオウイルスワクチン研究協議会」が発足して、生ワクチン投与の可能性を検討し始めた。

生ワクチンの全国一斉投与

本項では、一九六一年の生ワクチン接種関連の出来事を時系列で述べよう。以下は、上田哲・元NHK記者の著作『根絶』（文献18）からの要約である。

この年も前年に続いてポリオ発生が予想されていた。同年、国産の不活化ワクチンは、性能を検査する国立予防衛生研究所（予研）の「検定」で不合格になった。輸入のソークワクチンも僅かであった。

そこで上田（三三歳）は、セービン生ワクチンをソ連から緊急輸入してポリオを防ぐ。全国の子供にそれを一斉投与してポリオを制圧、さらには根絶させる可能性を考えた。接種対象は一三〇〇万人の子供である。この実現のためにNHKの機能と影響力をフルに利用した。

まずポリオ患者発生を即日集計し、夕方のテレビで全国に毎日放送するようにした。通常、国への届け出は、医師→保健所→県衛生部→厚生省と郵送での報告なので一ヵ月以上かかる。それに対し、各NHK支局が県衛生部へ毎日発生数を電話で問い合わせ、その数値をNHK本部に知らせる方式にした。

前述のように、ポリオは夏に流行する。四月十五日からテレビで「ポリオ日報」を放送すると同時に、生ワクチンの利点を国民に知らせた。患者発生は前年と同じような立ち上がりになったので、国内は生ワクチン接種を要請する喧々囂々《けんけんごうごう》たる声で満ちた。

六月十九日、乳幼児を連れた母親たち三〇〇人が厚生省に押しかけた。騒然とした雰囲気のなかの六月二十一日、古井喜実《よしみ》大臣が「(超法規的に)大臣自身の責任で」生ワクチンを緊急輸入するとの談話を出す。

厚生省は四億九〇〇〇万円の予算を獲得。六月二四日にカナダのコンノート医学研に三〇〇万人分(シロップ状)を、七月一日にソ連へ一〇〇〇万人分(ボンボン状、これはチュマコフの発案)を発注。ソ連からは、商社の日商とイスクラ産業(コラム3-5)が輸入した。七月十二日、スカンジナビア航空二機の貸し切りで、零下一〇℃に保ったワクチンを載せて東京に届けられた。

ワクチンは、全国一〇〇〇ヵ所の接種会場に搬送分配されて、七月二十一日(金)から子供への全国一斉投与が開始。この一日だけでも、五五万七〇〇〇人に投与されたのだった。最終的には、接種対象者の91%が接種を受けた。一斉投与は、ワクチンウイルスの子供間での伝播が起こらないようにして強毒復帰株の出現を防ぐためである。

ワクチンの効果は見事なものだった。七月下旬から患者発生数は減少し始め、一九六一年の総患者数は二四三七人で止まり、その翌年からは患者発生はほぼなくなった（図3―3、八二頁）。

一九六二年、厚生省は子供の接種年齢を上げるために一七〇〇万人分の生ワクチンを必要とした。国際入札が行われ、コンノート、ソ連、ヨーロッパの三社が応募し、コンノートが選ばれた。一九六三年は、イスクラ産業が一三〇〇万人分をソ連から輸入。一九六四年以降は、国産のセービン生ワクチンが使われるようになった。

振り返ってみると、一九六一年の日本での一三〇〇万人の子供への大規模一斉投与は、奇跡的な出来事だったようにも思う。セービン、チュマコフ、上田哲の存在、ソ連・カナダでのワクチン製造、国際情勢、日本国民の知識と意識、中央から末端までの日本の行政の仕組み、商社マンの熱意、これらすべてが揃った一九六一年、日本でのポリオ制圧という大事業が可能になったのだ。もしこの事業がなかったならば、高度経済成長期、ポリオ無免疫の子供が年々増え、経済成長に伴う「人流」は年ごとに増加していたので、日本のポリオ患者は、米国の一九五〇年代でのように多発したであろう。

なおカナダ製ワクチンについては、コンノート医学研がセービンから生ワクチンウイルス株の提供を受けたのは一九五九年七月で、そのワクチンがカナダで製造認可されたのは一九六二年三月である。[19] つまり、日本は一九六一年、認可前のワクチンを特別に購入したのだった。

コラム3-5　あるワクチン研究奨励賞

上田哲『根絶』[18]には、一九六一年にイスクラ産業社長・石川士郎（三五歳）がソ連製ポリオワクチンのサンプルを日本に持ち帰るときの挿話が載っている。イスクラがワクチンを輸入したのは、一九六一年と一九六三年のみであり、その後はワクチンを商売としていない。

しかし石川社長は、ポリオワクチンの威力を評価したのであろう。一九七六年（五〇歳）に「多ケ谷勇《たがやいさむ》記念ワクチン研究イスクラ奨励賞」を創設した（多ケ谷勇は、元国立予研腸内ウィルス部長でポリオワクチン検定の責任者であった）。ポリオ流行終息のあとワクチン研究は日陰の分野となっていたが、そこでコツコツ仕事をしている地味な研究者を励ますものであった。二〇二三年には四八回目の授賞となった。

4　ポリオ後の感染症

一九六〇年代は高度経済成長の時代であった。日本中で上・下水道が普及し、社会全体の清潔化が行き渡って、腸チフスが消えた後に残っていた赤痢も消えた（図3-5、一〇一頁）。本節では、この時期に始まった感染症サーベイランスと、日本脳炎患者の減少について述べる。

感染症サーベイランスの歴史

一九六一～六二年、あまりにもポリオが早く消えたので、ポリオ以外の腸内ウイルスやワクチンウイルスはどうなったのか、住民のポリオに対する血清中の抗体保有状況はどうなったのかを監視（サーベイランスsurveillanceという）する必要性が認識された（血清とは血液から赤血球を除いた部分で、凍結して保存できる）。一九六二年八月に生ワクチン協議会のなかに「監視部会」が発足し、厚生省公衆衛生局防疫課は「伝染病（現在の名称は「感染症」）流行予測調査事業」を立ち上げた。これが日本の感染症サーベイランスの始まりである。

この事業を継続し対象疾患を広げて実施するために、地方自治体に属する衛生研究所（地衛研）のウイルス検査機能の充実が図られた。一九六三年十月、検査技術の標準化や全国の検査データ集計のために、予研（現・国立感染症研究所）に「ウイルス中央検査部（甲野禮作部長）」が設置された（筆者は一九六九年、そこに就職した）。

ポリオ以外にも、ワクチン予防可能疾患であるジフテリア、日本脳炎、風疹、百日咳、麻疹の順で血清疫学調査が始まり、現在も継続して行われている。国レベルで血清疫学調査を継続実施したのは、日本が世界で最初であり、日本の感染症サーベイランスで血清疫学調査は重要な役割を果たしてきた。

右記の流行予測サーベイランスは、糞便・下水中のウイルスや、住民血清中のウイルス抗体の検出に関するものであって、感染症患者の動向を知ろうとするものではなかった。

一九八一年、厚生省公衆衛生局保健情報課（防疫課の後継部署）は、「感染症サーベイランス事業」を開始した。この事業では、高頻度だが軽症の、主として小児の感染症の毎週の発生状況を一部の「定点」診療所から報告してもらい、そのデータが厚生省へ郵送されて全国集計がなされた。ただし、低頻度だが医学的に重要な疾患は集計されなかった。それらの発生は減少傾向であったので、重点が置かれなかったのだ。

「感染症サーベイランス」とは、感染症全体の動向を監視することで、「組織的に感染症データを継続的に収集・分析して、その情報を必要とする人に遅滞なく伝えること」と定義されている。患者発生を監視しながら、同時に病原体を調べ、一般住民の免疫状況の調査を行い、さらには突発的な疾病の集団発生時に迅速に現地に赴いて、「実地疫学」調査を行うものである。なお、感染症サーベイランスの創始者は、十九世紀ロンドンで「死亡週報」を発行したW・ファー（二章参照）といわれる。

高度経済成長期のなかで水系伝染病の赤痢が消えると、行政における伝染病の重要性は低下し、厚生省の「公衆衛生局」はのち「健康局」と名称変更された。日本では危険な感染症はなくなり、国民の感染症への関心もなくなっていた。

一九九〇年代、ソ連崩壊後に経済のグローバル化が始まり、「新興感染症」への関心が世界で高まった（七章1節）。一九九六年、堺市で腸管出血性大腸菌O157による前例のない大規模集団発生が突発した。これは、日本人の食習慣が変わり、食品産業が大規模化したことが関係している。

この事件を契機に日本の感染症対策の見直しがされ、旧「伝染病予防法」が廃止され、新感染症法が一九九九年に施行になった。予研は組織改編され、名称が「感染症研究所」となり、その中に「感染症情報（現・疫学）センター」が創られた。低頻度重症疾患は全診療所から保健所への届出義務となり、保健所と感染研はオンラインで結ばれて全国の発生状況が迅速に分かるようになった。実地疫学専門家の養成コースも開始された。

現在、患者発生状況は「感染症発生動向週報」として、病原体データは「病原微生物検出情報月報」として、抗体保有状況は「感染症流行予測調査年報」として感染研からネットで公表されている。[20]

日本脳炎患者の激減

ポリオが消えたあと、恐ろしいウイルス感染症として残ったのは日本脳炎であった。ところが一九六六年に二〇〇〇人の脳炎患者発生があったピークを最後として急激に減少し、七〇年代以降は年数十例、九〇年代以降は年一〇例程度と激減した。以下、日本脳炎が減った理由を述べよう。

日本脳炎ウイルスは、水田周辺に棲む蚊であるコガタアカイエカが媒介する。ウイルスを保有した蚊が豚を吸血すると、豚はこのウイルスに感受性が高く、血液に大量のウイルスが出てくる（ウイルス血症という）。しかし豚が死ぬことはない。この豚をさらに多数の蚊が吸血してウイルスが広がる。そこで豚を（ウイルスの）「増幅動物」という。その蚊の一部が人を刺し、刺された人たちのまた一部が脳炎に罹る。そして、自然界の日本脳炎ウイルスは蚊の卵のなかで越冬し、夏になって蚊↕豚の間で増幅されると考えられている。

夏季に日本脳炎ウイルスを保有する蚊の出現を細かく監視すれば、地域ごとに人間の日本脳炎感染のリスクが高まる時期が分かり、警報を出せる。そこで前述の「流行予測調査事業」の一部として、各地衛研は夏季、屠場に集まる豚の血液を採取して日本脳炎ウイルスに対する抗体を調べている。

この全国集計は予研（感染研）で行われ、そのウェブサイトで「夏期におけるブタの日本脳炎抗体保有状況」[21]として公表される。毎年、抗体陽性豚の出現が始まるのはまず沖縄で、順にそれが北上するのが地図で示される。本来は蚊を捕獲してウイルスを検出することであるが、これを全国規模で行うことは無理なので、豚での抗体の出現でウイルスの動態を間接的に捉えるサーベイランスとなっている。なお、豚は成長が速く六〜一〇ヵ月で出荷されるので、前年の感染で抗体を保有した豚は存在しない。

ではなぜ、日本脳炎患者発生は激減したのか？　まず、日本脳炎ワクチンは一九五四年から製造され任意接種であったのが、一九六七〜七五年に「日本脳炎特別対策」として小児および成人に積極的にワクチン接種が奨励され、七六年からは小児への定期接種になった。さらに①水田面積の減少、稲作方法の変化でコガタアカイエカが減少した、②高度経済成長で国民の収入が増えて豚肉需要が高まり、大規模な畜舎が水田から離れたところに建てられ、蚊、豚、人の間の接触が減った、③網戸とクーラーが家庭に普及し、人は夏に家を閉め切って蚊に刺されなくなった、ためと考えられている。

コラム3-6　日本脳炎不活化ウイルスワクチン

日本脳炎ウイルスは、一九三五年、脳炎で死んだ患者の脳の乳剤をマウス脳内に注射して分離された。ワクチンは、ウイルスをマウス脳内で増殖させ、そのウイルスを精製しホルマリンで不活化させて作られた。このワクチンの製造と日本脳炎ウイルスのサーベイランスシステムの構築には、予研ウイルス・リケチア部の大谷明室長（のち予研所長）が大きな貢献をしている。二〇〇九年からは、培養細胞で増殖させたウイルスから作ったワクチンが使われている。

5　世界ポリオ根絶計画

一九八八年、世界保健機関（ＷＨＯ）はポリオを地球から根絶することを決議した。セービンワクチンを世界中の子供に飲ませるという戦略である。当時、世界中で年間三五万例のポリオ患者発生が推定されていたのが、二〇二三年七月現在、この事業によって1型ポリオ野生株ウイルスが残っているのはアフガニスタンとパキスタンのみになった。[22] 2型、3型野生株はそれぞれ二〇一五年、二〇一九年に根絶されている。（なお、天然痘根絶は一九六六年にWHO決議され、一四年後の一九八〇年に根絶宣言がなされている。）

ポリオ根絶計画で天然痘（六章1節）と異なる点は、ポリオでは①不顕性感染者が多いこと、②生ワクチンを受けた人で強毒復帰株が生じ、それが他の人へ広がることである。そこでポリオ根絶のための戦略は、生ワクチンを「広域に一斉に」投与することである。途上国ではこの政策を実施するのが困難なために、ポリオ根絶には年数がかかっているのだ。

途上国では飲料水の塩素消毒が行われていなくて、かつワクチン接種率も高くない。ワクチン接種を受けた子供からウイルスは便に排出され、他の無免疫の子供がそのウイルスで汚染された水を飲むので、子供から子供へのウイルスの伝播回数が増える。とくに2型ポリオ・セービン株ウイルスはこの過程で強毒復帰する確率が高い。前述のように二〇一五年、野生2型ウイルスの根絶が宣言され、翌年からは2型ワクチン投与が中止された。するとそのスキを突いて、2型ワクチン由来強毒復帰株が多数の国で広がった。二〇二〇年には新型コロナ流行による混乱でワクチン接種率が低下し、五〇ヵ国以上でこのウイルスが広がった。[23] しかし、強毒復帰変異が起こらないように遺伝子を改変した新2型生ワクチンが開発されており、二〇二一年三月以降、三一ヵ国でその新・生ワクチンが七億人に接種されて、強毒復帰株は消滅した。[12]

先進国では、セービンウイルス由来の強毒復帰株発生を防ぐために不活化ソークワクチンの注射が行われている（日本では二〇一二年から）。このワクチンは製造に費用がかかり、注射投与のために途上国では普及させにくい。このワクチンは神経麻痺発生を防ぐが、腸管細胞でのウイルス増殖を防げない。

現在、ポリオ根絶に向けて途上国および先進国で行われていることは、ポリオの病原体サーベイランスである。①ポリオと症状が似ている急性弛緩《しかん》性麻痺患者の便からウイルスを分離し、それがポリオウイルスかどうかを監視すること、②下水中にポリオウイルスが存在するかどうかを調べることである。これを行うにはウイルス実験室が必要なので、先進国が途上国と協働して行っている。

ポリオウイルス根絶のときが近づいている。ポリオウイルスが世界に三年間存在しないことが確かめられたら、ポリオ根絶宣言が発せられる。その後一〇年間、先進国では不活化ポリオワクチン接種を続けることになっている。さらにその後「ワクチンなし、免疫なし」になった社会で、研究室に保管されていたウイルスが漏れ出して流行したら大事になる。それにどう備えるかの議論が始まっている。

第四章

梅毒とエイズ

——重症になる性感染症

セックスでうつる病気を性感染症という。その病原体の伝播様式は、他の感染症とは根本的に異なる。人間は服を着るので、日常の生活では性感染症はうつらない。つまり、他の感染症では自分の意思で感染から免れるのが難しいのに対し、人間のセックスは私的《プライベート》な行為であり、性感染症はセックスをしない限りうつらない。

しかし、人間も生物の一員としてセックスは不可欠な行為であり、病原体はそれを利用して自分を殖やすわけだ。ということで、性感染症を予防するためには、その正確な知識が必要になる。性感染症の病原体はさまざまで三〇種類以上もあるが、他の病原体とは異なる性質を持つ。性感染症に共通しているのは、治癒するまでの期間が相対的に長く、その間に病原体を他の人にうつすことである。うつすときは症状がないか、軽いときである（症状が重ければセックスはできない）。

病原体からすれば、セックスでは同時に多数の人に広げられないので、病原体は感染した人の体内で長期間居座らねば種《しゅ》を残せなくなるわけだ。そして、治ってもその病原体に対する免疫は持続せずに、再度の感染が起こりうる。また病原体は、体外に出たらすぐに壊れて感染力を失うものが多い。つまり、体の直接接触だけでしか病原体をうつせない。

右記のように性感染症は本来、命に関わる伝染病とは異なるのだが、梅毒とエイズは例外である。すなわち、病原体は性器局所から血液を介して全身に広がって、重症の病気を起こす。本章では、まず梅毒とエイズについて歴史を含めて説明してから、他の性感染症についても述べよう。

1 梅毒の歴史

梅毒の出現

C・ケテル著『梅毒の歴史』（文献1）を参考にして述べる。一四九四年、フランス王シャルル八世は、イタリア半島を掌握しようと外国人傭兵《ようへい》からなる大軍を率いてイタリアに入った（第一次イタリア戦争）。軍隊は翌年二月後半にナポリに入った。フランス王が堂々とその街に凱旋したのは五月のことだったが、王は一週後に慌ててナポリを去った。傭兵たちが二ヵ月半の間に乱脈、略奪、放蕩の限りを尽くしていて、住民の敵意が高まっていたのだ。

兵士たちは新しい病気を持ち帰った。この病気は一〇年と経たないうちにヨーロッパ全体に広がり、イタリア、ドイツ、イギリス人はその病気を「フランス病」と呼んだ（フランス人は「ナポリ病」、オランダ人は「スペイン病」と呼んだ）。ヨーロッパ以外では、トルコ人は「キリスト教徒病」と、中国人は「ポルトガル病」と、日本人は「唐瘡《とうがさ》」と呼んだ。いずれも外国由来を示す名称である。

その病気は梅毒であった。性交によって伝播する細菌が起こす病気で、性器局所だけでなく全身の臓器で慢性持続感染を起こす。皮膚には大きな痘疹（pox）が出て、それは天然痘（smallpox）

より大きかったのでgreat poxとも呼ばれた。罹患数年後から全身の臓器に傷害が起こる恐ろしい病気であった。当時、病気の原因は分からなかったが、「人間の情欲を抑制しようとした神の怒り」と解釈された。

梅毒が「接触伝染病contagion《コンタギオン》（←contact《接触》）」であるという概念を明確に提唱したのは、ジローラモ・フラカストロである。彼は一四八三年にベローナで生まれた。パドヴァ大学で哲学と医学を同時に学んだとき、コペルニクスが学友であった。一五三〇年にラテン語の長編詩『Syphilis《シフィリス》、またはフランス病』を出版する（イタリア人なので「フランス病」を使っている）。羊飼いシフィリスの物語で、当時ベストセラーになったとのこと。シフィリスが太陽神を攻撃して、罰として性病に罹らされる話である。彼の名前から梅毒は「シフィリス」と呼ばれるようになる（この病名が一般的になるのは十八世紀末）。この時点では、フラカストロは、梅毒の原因を天体の不吉な巡り合わせに帰していた。

しかし一五四六年に出版した『接触伝染病』で、彼は「目に見えない小さな生き物」が体内で増殖して病気を起こす、という画期的な考えを述べる。梅毒は性接触でしかうつらないので、口から出る飛沫でうつるインフルエンザや、糞便で汚染された水でうつるコレラなどに比べて容易に伝染経路をたどれる。そして病気が人から人へと繋がることは、病原体が人体内で増殖していると考えるのが論理的であった。

コラム4-1　ビーナス病

一五二七年、フランスの医師ジャック・ド・ベタンクールは、「フランス病」と呼ばれた梅毒に「ビーナス病 Morbus Venereus または maladie vénérienne［↑ venus 性愛］（英語では venereal disease VD）と名付けた。[2] 母国の名が付く不名誉な病名を止めさせようと考えたのだ。このとき、病気がセックスに関連して起こることが明確に認識されたわけだ。ただし微生物が体内で増殖するとまでは考えなかった。また、梅毒と淋病とが異なる疾患であるとの認識もなかった。

しかし「ビーナス病」は、病気の原因が女性にあるような不正確な名前なので、のち「STD／STI sexually transmitted disease/infection 性感染症」と呼ばれるようになった。

この業病をなんとか治療したいとの要求はきわめて強く、体に有害である昇汞《しょうこう》（塩化第二水銀 $HgCl_2$）を全身の皮膚に塗るという荒療治が行われた。口内はただれ、歯茎は腫れ上がり、歯はグラグラになり、たえず涎《よだれ》が出た。[2] 一七五四年、オランダ人ファン・スイーテンは〇・一％昇汞水を内用する療法を提唱し、これが普及した。

日本への到来

ヨーロッパ人の最初のインドへの航海は、ポルトガル人ヴァスコ・ダ・ガマたちが一四九七年七月にリスボンを出発し、翌年五月にインドのカリカットに到着したことである。梅毒菌はこの時以降にインドに運ばれた。一五一〇年、インドから貿易ルートを通って中国・広州に到達し、その二年後の室町時代に日本に入ってきた。イタリアで広がった一四九五年からわずか十七年後である。中国から来たので、日本では「唐瘡《とうがさ》、広東瘡《かんとんそう》」と呼ばれた。皮膚の瘡が楊梅《ようばい》（ヤマモモ）に似ていたので「楊梅瘡、楊梅毒瘡」の名もあり、ここから「梅毒」の名が生まれたとのこと。

スイーテン水療法を日本人に教えたのは、長崎出島オランダ商館の医者であったスウェーデン人カール・ツュンベリー（一七四三〜一八二八年）である。[3] 彼は「出島の三学者」の一人である。他の二人はエンゲルベルト・ケンペル（一六九〇年十月に三八歳で来日）とフィリップ・フォン・シーボルト（一八二三年八月に二七歳で来日）。ツュンベリーは一七七五年八月、三一歳で来日し、一年三ヵ月滞在した。阿蘭陀《おらんだ》大通詞（通訳）かつ蘭方医であった吉雄耕牛《よしおこうぎゅう》（一七二四〜一八〇〇年）に処方を教えた。耕牛は、日本中から蘭方医学を知ろうと長崎に集まった多くの医者にスイーテン水の使い方を教えた。この療法が梅毒治療にどのように有効であったかを筆者は知らないが、猛毒の水銀を使ってでも梅毒を治そうとするほど梅毒が恐ろしい病気であったのだ。

ちなみに耕牛は、オランダ商館長が江戸へ毎年一回参府するときに同行することが多く、江戸では「長崎屋」に宿泊した。杉田玄白《すぎたげんぱく》（一七三三〜一八一七年）はそこを訪れ耕牛から蘭方医学の情報を得ていた。耕牛は、一七七四年刊の『解体新書』に玄白から頼まれて序文を寄せている。

コラム4-2　膣vs腟

杉田玄白の弟子であった大槻玄沢《おおつきげんたく》（一七五七〜一八二七年）は、長崎で前述の吉雄耕牛の教えを受けて、オランダ語も達者であった。彼は天明三（一七八三）年に『蘭学階梯《らんがくかいてい》』を書き、それを一七八八年（三二歳）に刊行している。彼は、玄白から『解体新書』の改訂を頼まれ、一七九〇年から始め一八〇四年に完了した。その『重訂解体新書』（一八二六年刊）のなかで「腟」の字を考案している。

のちに「膣」も使われるようになったが、オリジナルは「腟」であるので、産婦人科医はこちらを使う。[4]

梅毒は、産業革命以降の近代文明国の大都市でさらに広がった。シヴィリゼーション《civilisation》（都市化）が進むほどシフィリゼーション《syphilisation》（梅毒化）も進んだ。「プライベートの病気」は、個人の行動が監視されにくい場所で広がりやすいのだ。

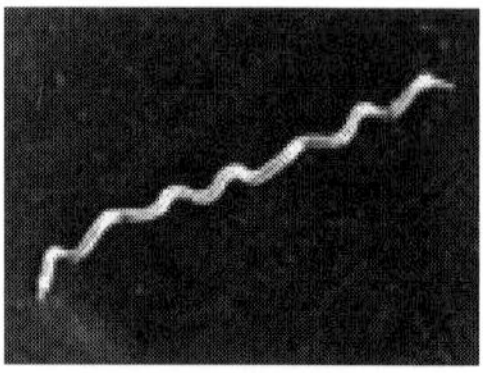

図4-1　梅毒トレポネーマの電子顕微鏡像（ネガティブ染色）
直径0.1～0.2μm、長さ6～20μmのラセン状細菌。
出典：国立感染症研究所ウェブサイトから転載

資本主義が興隆し都市化・文明化が最も進んだのは、プロテスタントの国であった。梅毒の流行を止めるためには、環境改善でなく行動の変容しかなかった。禁欲、婚外性交渉の抑制、純潔教育が推奨された。歴史家マクニールは、性行動を抑制する清教徒（Puritan《ピューリタン》＝謹厳潔癖な人）が生まれたのは、梅毒の蔓延から逃れる意味もあったと言っている。[5]

病原体と症状

病原体は、ラセン状細菌トレポネーマ（図４－１）である。これを発見したのは、ドイツ人の原生動物学者フリッツ・シャウディンで一九〇五年（三三歳）のことであった。学名を *Spirochaeta pallida*《スピロヘータ　パリダ》（spiro ラセン、pallida 青い）と命名したが、スピロヘータ科トレポネーマ属なので、学名は *Treponema pallidum*《トレポネーマ　パリヅム》（trepo 回転）と改名された。培地での純培養は、現在なお可能になっていない。梅毒菌のＤＮＡゲノムサイズは一〇八万塩基対で、[6]大腸菌（四六四万塩基対）の四分の一と小さい。今は配列が分かっているので、菌をポリメラーゼ連鎖反応（ＰＣＲ）で検出可能である。

梅毒菌の特徴は、細胞壁外側にリポ多糖がなく感染宿主に炎症反応を起こしにくい。ゲノムサイズが小さいために、菌が増殖するための代謝の一部を宿主細胞に頼ることになり、増殖速度は遅い。慢性感染を起こす理由であろう。

梅毒の症状は、早期顕症梅毒（I期およびII期）と晩期顕症梅毒とで大きく異なる。まず、菌の侵入箇所に三週間後から三ミリメートル〜三センチメートルの硬結が生じ、中央部分がつぶれて潰瘍《かいよう》になる。この滲出《しんしゅつ》液に菌がいる。痛みはない。その後に硬結は消える（ここまでがI期）。その後数週から数ヵ月経過して、菌が血液を介して全身に広がり、全身の皮膚や粘膜にさまざまな形態の発疹が出る。赤い発疹はバラ疹ともいう。この発疹は数週〜数ヵ月後に消える（この間がII期）。無治療だとその後数年〜数十年に全身の諸臓器の傷害が起こり、多彩な症状が出現する（これが晩期顕症梅毒）。鼻に「ゴム腫」が出来ると、鼻が欠ける。大動脈に動脈瘤《りゅう》が生じて破裂する。脳で「進行麻痺」が起こる。昔、精神病院の患者の半数はこの病気であった。「脊髄癆《ろう》」では脊髄後索が侵されて運動失調、麻痺が起こる。

現在の疫学

現在、診断のついた梅毒患者の全数は保健所に届出報告され、国立感染症研究所の感染症疫学センターで全国の集計が行われる。図4-2は、二〇一四〜二一年の梅毒I期+II期患者報告数の推移を示す（両者はほぼ同数）。二〇一八→二〇年には減少したのが、[7]二〇二一年から増加し二〇二二年には一万を超え一万三二五八となった。晩期顕症梅毒は早期顕症梅毒の約三%である。

しかし昔は、治療薬がなかったので晩期梅毒患者の数が多かった。

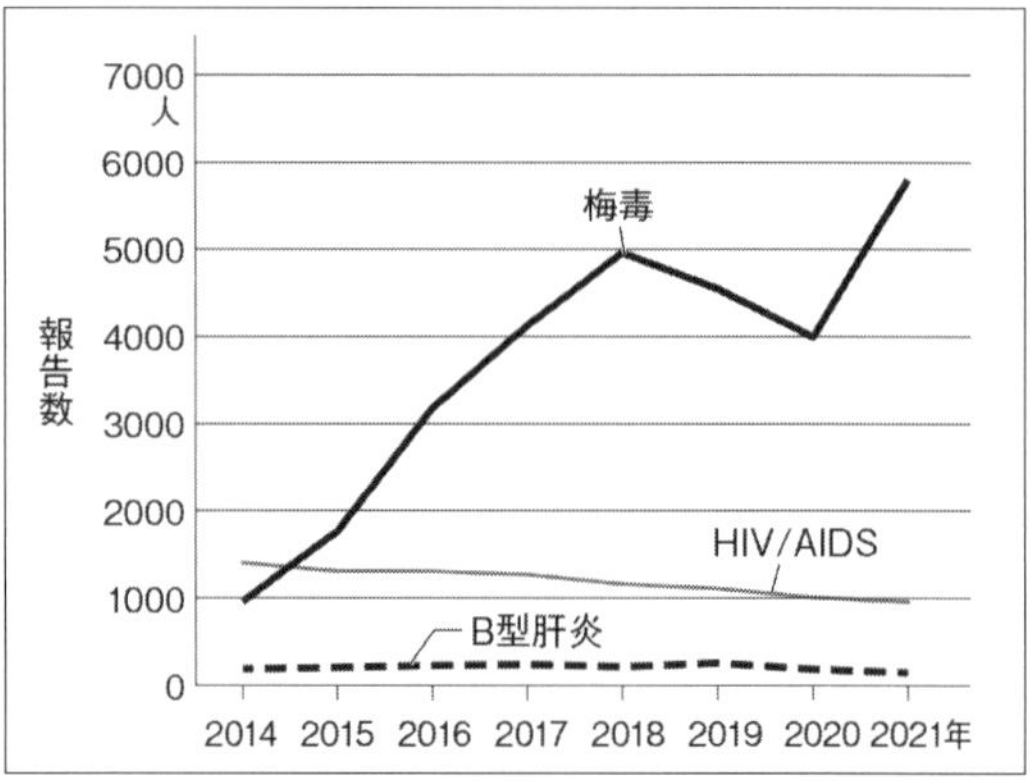

図 4-2　全数報告性感染症の推移

出典：厚労省感染症発生動向調査事業年報(https://www.niid.go.jp/niid/ja/idwr.html)から作図

二〇二一年報告の男女比は1.9対1で、男が女の約二倍である。年齢分布は、男性二〇～五四歳で総数の83％と幅広く分布し、女性では二〇～二四歳で58％と二十代に多かった。二〇二〇年から増加した理由として、コロナ流行で人の交流が減り、個人がネットのSNSやマッチングアプリを利用して不特定の人と実接《リアル》触する例が増えたためだろうといわれる。

伝染（感染）経路別では、男性で異性間接触65％、同性間接触14％、女性で異性間接触81％であった。直近六ヵ月以内の性風俗産業の利用歴・従事歴では、男性の40％に利用歴があり、女性の40％に従事歴があった。地域別に見ると、人口一〇万当たりの患者数は、東京、大阪、広島の順で多かった。先天梅毒に関しては、全国で一年当たり二〇例程度が報告されている。

梅毒の起源

梅毒の起源に関して、コロンブスたちが一四九三年に新世界からヨーロッパに持ち込んだという説と、もともと旧世界にあった病気であるとの説が対立していた。病原微生物学が誕生すると梅毒菌も発見されたのだが、この菌は純培養することができず、梅毒菌の性状を解析することが難しかった。右の二仮説を検証する技術がなく、どちらかと言えば、新大陸起源説が一般的であった。

近年、菌DNAをPCR法で増幅し、塩基配列を決定して起源をたどる手法が使われる。ヨーロッパで埋葬されていたコロンブス時代以前の人骨を掘り出し、骨の病変部から抽出したDNAを調べると、梅毒菌は複数種あったことが分かった。[8] つまりコロンブス前に梅毒菌はヨーロッパにあり、イタリアでその複数種の菌の感染を受けた一人の兵士あるいは売春婦の体内で、増殖が速く、かつ病原性が高い組み換え菌が生じ、それがヨーロッパ中に広がったという可能性がある。

治療薬の探求

病原細菌学の誕生後、細菌感染を抑える薬の開発が始まった。アフリカで睡眠病を起こす病原体は細菌でなく原虫トリパノソーマであるが、一九〇二年パスツール研究所のラヴランらはこれをマウスで分離した。コッホの弟子パウル・エールリヒは、この原虫の増殖を抑える有機化合物を探した。マウスに無害で、原虫だけを殺す化合物を志賀潔の助けを借りてスクリーニングし、一九〇四年、トリパンロートと名付けた赤い色素を見つけた（五〇歳）。

一九〇五年に梅毒トレポネーマが発見されるとすぐに、エールリヒはトレポネーマだけを殺す

「魔法の弾丸」を探し始めた。トレポネーマは細菌であるがラセン状であり、原虫のトリパノソーマもラセン状であることから、合成の色素が梅毒の治療に有効かもしれないと考えたのだ（山内一也による）。

そこで梅毒トレポネーマをウサギの陰嚢《いんのう》で増殖させる実験系を利用して、多数の化合物を注射して治療効果を調べることにした。この動物実験を担当したのが秦《はた》佐八郎で、一九〇九年八月三一日、物質六〇六号が有効であることを確かめた。これはサルバルサン Salvarsan（salvare 救う＋arsenicum 砒素《ひそ》）と名付けられ、梅毒患者の salvator《サルバトール》（救世主）となった。ただし砒素を含む物質なので副作用が強かった。

人体に無害でトレポネーマだけを殺す薬は、二十世紀半ばに発見されたペニシリンである（五章）。のち、いろいろな細菌がペニシリン耐性になったのだが、梅毒にはまだペニシリンが有効であるのはありがたいことだ。

エールリヒは抗体の研究も行い、パスツール研究所のロシア人イリヤ・メチニコフとともに一九〇八年に「免疫に関する研究」でノーベル賞を受賞した。エールリヒは液性免疫（抗体）、メチニコフは細胞性免疫での業績での受賞である。

2 増え続けるHIV保有者

持続感染するレトロウイルス

エイズ（後天性免疫不全症候群 ＡＩＤＳ）は、一九八〇年代にアフリカから世界に広がった最初の「新興感染症」（七章1節）である。病原体は、ヒト免疫不全ウイルス（Human Immunodeficiency Virus ＨＩＶ）というレトロウイルス（次コラム）である。アフリカのチンパンジーが持つウイルスが、今から一世紀以上も前にヒトにうつったものだ。[9]

このウイルスは、免疫機能の中枢であるヘルパーＴ細胞（リンパ球）で増殖する。感染者は最初、無症状であるが、抗ＨＩＶ薬を使わないと、感染後数年から十数年してリンパ球減少が起こり、免疫力低下によってそれまで体内でジッとしていた真菌（カビ）、細菌、ウイルスが増殖を始め（これを日和見《ひよりみ》感染という）、重篤な脳炎、肺炎、腸炎が起こる（この有症状感染者をエイズ患者という）。抗ＨＩＶ薬がなかった時代には「死に至る病」であったが、今は長く生きられるようになった。

コラム４-３　レトロウイルス

レトロウイルス（retrovirus［retro 逆］）とは、ウイルス粒子内に逆転写酵素（reverse transcriptase）を持つＲＮＡウイルスである。ＤＮＡからＲＮＡが作られることを転写というが、

RNAからDNAが出来ることを逆転写という。ウイルスが取り込まれた感染細胞内でこの酵素によってRNAからDNAが作られ、それが宿主細胞DNAのなかに組み込まれて、持続感染が起こる。

逆転写酵素は一九七〇年、デビッド・バルチモア（三二歳）とハワード・テミン（三四歳）とが独立に発見し、一九七五年にレナート・ダルベッコ（腫瘍ウイルスの研究）とともにノーベル賞を受賞した。

HIVを培養細胞で分離したのは、一九八三年、フランス・パスツール研究所のリュック・モンタニエ（五一歳）とフランソワーズ・バレ＝シヌシ（三六歳）であった。この両人は二〇〇八年のノーベル賞をハラルト・ツアハウゼン（パピローマウイルスの発見者、後述）と分かち合った（モンタニエとバレ＝シヌシの賞金配分は、それぞれ四分の一）。

抗HIV薬を最初に見つけたのは一九八五年、三五歳の満屋《みつや》裕明と共同研究者である。[10] 彼らは、一九六四年にG・エリオン（五章1節）が抗癌剤として合成していた核酸アナログ（類似体）であるアジドチミジンが、HIVの増殖を抑えることを発見した。その後、作用原理の異なる多種類の抗HIV薬が開発され、多剤併用によって薬剤耐性ウイルス株の出現を抑える療法が行われるようになった。今は一日一回の服用で済むようになっている。ただし細胞DNAに組み込まれたウイルス遺伝子を排除する薬剤はまだない。

ＨＩＶでは遺伝子変異が起こりやすく、粒子蛋白質の抗原性もどんどん変わるので、予防ワクチンは未だに製造されていない。

現在の疫学

感染症法でエイズは全数報告の疾患である。しかし無症状期では血液検査を受けない限り感染は分からないので、正確なＨＩＶ陽性者の数はわからない。そこで報告の集計は、①発症していないが毎年新規に見つかるＨＩＶ感染者（抗体陽性者）と②新規に発症したエイズ患者とに分けて行っている。①の数は②の約二倍である。①＋②の数の推移を図４－２（一二四頁）に示した。報告数は、梅毒と異なり減少傾向にある。二〇二〇年の報告数（合計一〇九四）の男女比は19対1で、同性間接触感染が圧倒的に多く、その年齢は幅広い。

ところで、米国二〇一九年の新規全ＨＩＶ感染推定数は三万四八〇〇である。日本のＨＩＶ報告数一〇九四には未検査のＨＩＶ陽性者は含まれておらず、その推定数は公表されていないのだが、とにかく米国の感染者数は日本よりはるかに多い。しかも米国では薬物回し打ち注射針を介する感染が二五〇〇例（総感染数の7.2％）もある。[11] 日本で薬物静注によるＨＩＶ感染が無いことは、世界でも珍しいことである（コラム４－５）。

有効な抗ＨＩＶ薬が開発されてＨＩＶ保有者《キャリアー》は長生きできるようになったが、毎年の新規感染者はゼロではないので、総ＨＩＶ保有者数は増えて行くことになり、その医療費も毎年増えていく。このことは次項で説明する。

ＨＩＶ感染症の生涯医療費

日本の性感染症の状況を他国と比較しておくことも意義があろう。米国では性感染症の医療費が莫大なものになって、疾病対策センター（ＣＤＣ）がその予防キャンペーンを行っている。米国では性感染症の「推定生涯医療費」が毎年計算されている。二〇一八年の総額は一六〇億ドルという巨額である。[12] この総額の86％（当時のレートで日本円にして一兆五〇〇〇億円）をＨＩＶ感染症が占めている。この金額は毎年の実際の医療費ではなく、ＨＩＶ感染者の生涯に必要な医療費の推定総額である。米国では毎年新規にＨＩＶ感染者が三万人以上（日本では約一〇〇〇人）増えていくので、この推定医療費も毎年増えていく。ちなみに、米国で毎年の梅毒患者発生数はＨＩＶの四・五倍であるが、ペニシリンで治癒できるのでその生涯医療費はＨＩＶに比べて少ない。

とにかく日本のＨＩＶ感染者は米国に比較して少なく、その医療費も少ない。若い人たちには、その少ない理由は何かを徹底的に考えて議論してもらいたい。当然のことだが、コンドーム使用率が高く、また性交の回数が少なければ、性感染症発生は少なくなるわけだ。

さてエイズ以外のことだが、なぜ日本では薬物使用者も少ないのか？　また夜、街を安全に歩けるのか？　日本人は集団行動をして、社会の同調圧力が強い。お互いに見張るという「世間の目」があるので、よそ者は入りにくい。そのような文化では、自由な性行動にも薬物使用にも抑制がかかるだろう。七章5節で私見を述べるが、日本列島という特殊な風土の中で、お互いが集団で協力し合う行動様式が形成されてきたのだろう。

同調圧力には良い面と悪い面がある。とにかくエイズも麻薬中毒者も少ないことは良いことだ。しかし「長いものには巻かれろ」「出る杭は打たれる」だけなら困る。このグローバル化時代、自国と外国の文化を比較しておくことが重要である。とくに若い人には、欧米信仰に取り憑かれるのでなく、世界のなかにおける日本の歴史・文化の特徴を複眼的な視点でクールに考えてもらいたい。そして日本の良い伝統には誇りを持つ一方で、変えるべきものは変える努力を払ってほしいものだ。

コラム4-4　エイズで亡くなったアーティスト

米国で一九八一年、一つの新しい病気が認められた（エイズという病名が付いたのは八二年）。八三年、病原ウイルスが分離された（ウイルス名HIVが付いたのは八六年）。八五年、抗ウイルス薬が発見されたが（前述）、HIV遺伝子は変異を起こしやすく、すぐに薬剤耐性のウイルス株が生じた。そして多剤併用療法が開発される九〇年代半ばまでは、エイズは「死の病」

であった。患者には男性同性愛者が多かった。

さて、ニューヨーク市のキース・ヘリング（一九五八〜九〇年）は、街中に絵を描くアーティストとして二十代を華々しく生きた。彼は、病院や施設にも絵を描いた。若者の薬物使用に反対し、一九八六年、戸外の壁に大きくCrack《コカイン》 is《は》 Wack.《ダサい》と書いた。子供好きでもあり、八七年、東京都多摩市に招聘されて壁画を描くとき、子供と一緒に制作することを希望し、四四〇人が参加した。

八八年の秋にエイズ罹患が分かり、九〇年に三一歳で亡くなった。彼は生前、世間がエイズに関心を持つようにと活動した。八九年十二月一日、第二回世界エイズデーに次のようなポスターを描いた。「See no evil, hear no evil, speak no evil.（見ざる、聞かざる、言わざる）」の三人がいて、各人には×印が付いている。ポスター上部には「IGNORANCE（無知）＝FEAR（恐怖）」と、下部には「SILENCE（沈黙）=DEATH（死）」とある（https://time.com/4579321/world-aids-day-posters/ の十番目のスライド）。

二〇〇七年「中村キース・ヘリング美術館」が、山梨県西北部の八ヶ岳中腹の小淵沢《こぶちざわ》に建てられた。中村和男館長は以前からヘリングに関心を持っており、作品を蒐集していた。小淵沢を選んだ理由を次のように言う。ヘリングは、闇と混沌の中にあっても希望を持っていた。彼の作品を保管するには美しい自然のある場所が良い。建物は、森の中にお寺をイメージして地形に合わせて造られた（https://www.nakamura-haring.com/collection/）。

二〇二三年十二月から約三ヵ月間、東京で「キース・ヘリング展」（朝日新聞社、フジテレビ、東映共催）が開かれた。主題は「アートをストリートへ」である。その後、展覧会は神戸、福岡、名古屋、静岡、水戸市へと巡る。作品は森から街へと移動することになる。

コンドーム使用率の国間比較

コンドームは避妊と性感染症予防の両方に有効である。コンドームが日本で普及した経緯を見てみよう。

第二次大戦直前の一九四一年二月、政府は「人口政策確立要綱」を決定し、「産めよ殖せよ」政策を採用する。当時人口が七四〇〇万弱であったが、一億人を目指した。結婚平均年齢を一〇年間で三年早めて、男二五歳、女二一歳までにして、平均五児以上を産むことを目標にした。

ところが一九四五年の敗戦後、出生数が急増し、一九四七〜四九年の合計特殊出生率（一人の女性が一生に産む子供の数）は4を超えた。狭い日本に人口が多すぎては大変だと、一転して「産児制限」が国民の合言葉となった。一九五二年には厚生省が「受胎調節普及実施要項」を発表、一九五四年には「日本家族計画連盟」が発足した。

避妊のためのコンドームが普及し、また人工妊娠中絶が増え、あっという間に出生率が低下し、一九五六年にはほぼ2となった。一九四九年の出生数は過去最高で二七〇万であったのが、八年後の一九五七年には一五七万と四割もの減少であった（なお二〇二二年の出生数は七七万、合計特殊出生率1・26とさらなる少子化が進んでいる）。あまりにも急激に出生数が減少したために、一九四七〜九年生まれの人口が突出して目立ち、「団塊の世代」（堺屋太一氏の命名）と呼ばれるようになった。この産児制限運動のなかで、コンドームは避妊にきわめて有用であり、国民の多数がそれを使うという日本独特の文化が生まれた、といえよう。

一方、欧米では避妊のためにホルモン剤（「ピル」）が普及した。日本で低用量ピルの治験が開始されたのは一九八六年と遅かった。一九九二年、厚生省中央委薬事審議会はピル解禁を見送った。その理由は、一九八〇年代の米国でのエイズ流行を見て、避妊にコンドームが広く使われる方がエイズ対策になると判断したからだ。しかし、ピルを使いたい人の自由を奪うことになり、解禁中止に対しての反論が強まった。

ピル会社は外資系で、日本文化に配慮する義理はなく、利益を最大にするためのピル販売戦略を考えるのは、資本主義社会において当然のことである。日本でのピル普及のためには、日本人のコンドーム使用を減らさねばならない。そして「避妊にコンドームは遅れたものであり、ピルが進んだもの。欧米先進国の真似をしよう」との宣伝を、マスメディアで大々的に行った。日本のピル賛美派は「避妊にはピルが正しく、コンドームは性病予防であり、この二者は別」と声高に唱えた。しかし、これは日本でコンドームが避妊に使われてきた歴史と文化を無視したものだった。

一九九四年に第十回世界エイズ会議が横浜であり、日本性感染症学会はその年の学術集会をエイズ会議に合わせて行うことにした。その年の会長は国立予防衛生研究所（予研、現・感染研）の山崎修道《やまざきしゅうどう》所長であった。所長は以前、予研ウイルス中央検査部長であり、所長就任後に筆者（私）がその後任部長を務めていた。集会開催の庶務を部として引き受けることになり、会計は室長のH氏に依頼した。

そのH氏に某大学教授を介して「ピル会社が学会時の懇親会費用をいくらでも負担する」との話があった。H氏と私は議論を重ね「金はもらわない」ことにして、所長の了承も得た。もしもらったら、あとでピルに関し自由な意見を言うのが難しくなるからだ。ピルは使いたい人が使えるようにしても、エイズ蔓延防止のために、日本で生まれたコンドーム文化を積極的に評価し推進すべき、とH氏と私は考えたのだ。これはピル会社の思惑とは真逆のものだった。

ピル会社は朝日新聞に宣伝広告を多く出していた。その新聞社から一九九八年のある日、ピルとエイズについての意見を「論壇」に書きませんかとの誘いがあった。そして私の意見「ピル解禁とエイズの予防」が同年九月二十一日付朝刊に載った。私は最後の段落を次のように書いた。

「薬害エイズ事件以来、健康危機管理の視点が明確になった。今は問題が明確でなくても、将来に危機を起こさないための現時点での冷静な判断が要求される。国民の長期にわたる健康から国益までを視野に入れた、総合的な検討を要望したい。」

すると、ピル推進派の人が私のところに来て、「この国際化時代に（当時は「グローバル化」とはいわなかった）、〈国益〉という言葉を使うのは時代後れで可笑《おか》しい」と文句を言った（現在のグローバル化時代、各国の国益が衝突しているのだが）。

いろいろな議論があったが、一九九九年、国は最終的にピル製造販売を認可した。ピルそのものが悪い物ではなく、それを使いたい人がいるし、また、その服用で体調が良くなる人もいるわけで、認可は当然の流れである。認可は後れたが、ピルに関してさまざまな意見が出たのは良かったと思う。私の論争相手はフェミニストでなく、日本人の文化を変えようとしたピル会社の企画責任者（誰かは知らないが）であったことを知ってほしい。

さてピル解禁後の二〇〇二年、ピル会社は、ある組織を介して保健所経由で全国の中学生全員にピル会社作成の性教育小冊子「思春期のためのラブ&ボディBOOK」を配布しようとした。女子にピルを、男子にコンドームを薦めていた。これが国会で問題になり、配布は中止に追い込まれた（これは「前著」に書いた）。

営利企業が国の義務教育内容に口を出すのは、とんでもないことである。国が中学生の性教育に明確な方針を持っていないので、こんなことが起こったのだ。私見を言わせてもらえば、セックス初体験では避妊+性感染予防にコンドーム使用を優先させるという教育をしておくべきである。

図4-3は、二〇一九年の避妊のためのピルおよびコンドーム国別使用率を示す。これは、国

連のEconomic & Social Affairs（経済・社会状況）部門の報告書[13]の一部である。これを見て私は驚いた。日本でピル解禁後二〇年経った時点でのコンドーム使用率は35％で世界最高、ピル使用率は3％であり、西欧諸国と対照的である。日本国民は、エイズ流行を抑えるコンドームの意義を冷静に論理的にみずから考えて、この選択をしたと思う。ピル会社は、日本人の「コンドーム文化」を壊せなかったのだ。

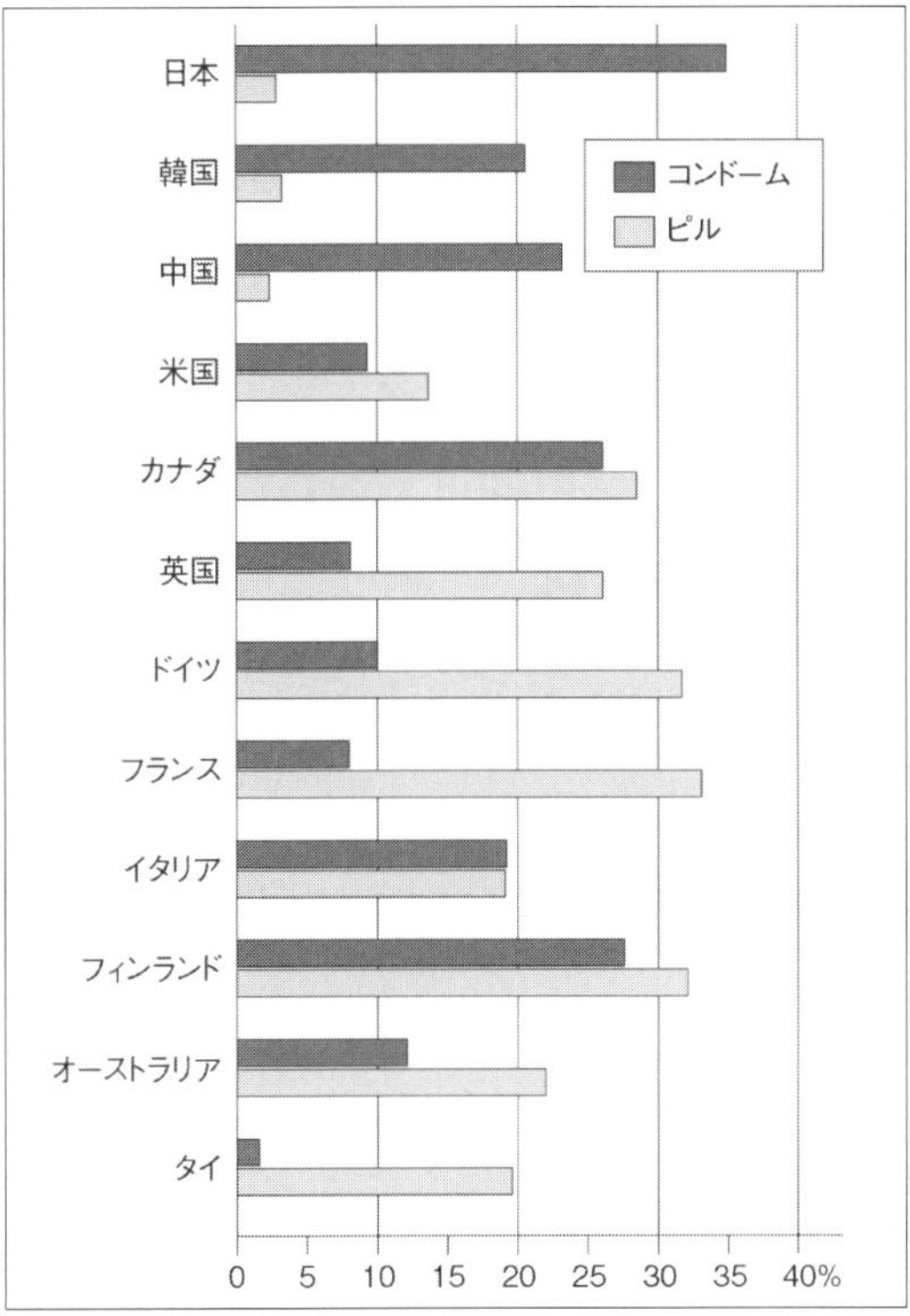

図4-3 避妊のためのピル、コンドーム使用率——国間比較 2019年
出典：国連人口部門 経済社会状況課（文献 13）から作図

コンドームが破れて避妊に失敗することがある。泌尿器科医岩室紳也氏は破れにくい着用法を提案している（http://iwamuro.jp/archives/category/youtube)。これには英語版があるので、外国人にも紹介するのが良いだろう。

3　参考・血液媒介ウイルス病

性感染症のうちの梅毒、HIV感染症では、病原体が血液中に持続的に存在するので、輸血時や薬物静注者間でもこれら病原体の伝播が起こる。性感染症ではないが、B・C型肝炎と成人T細胞白血病も血液で媒介される。

本節では、B型およびC型肝炎ウイルス発見の経緯について述べよう。なお、ウイルス肝炎の病原体が未知であった時代、肝炎は主に飲み水でうつるものと、主に血液の注射でうつるものとに疫学的な分類がなされており、前者をA型肝炎、後者をB型肝炎と呼んでいた。

B型肝炎ウイルスの発見

B型肝炎ウイルスは一風変ったウイルスである。このウイルスを血液中に持続して持っている人がいて、その人を保有者《キャリアー》という。保持者である母親が児を出産するとき、児にウイルスがうつり（垂直感染という）、児も保持者のまま病人にならずに成人になる。そしてその成人が女性であれば、その子供にウイルスを伝える。こうしてこのウイルスは太古から一部の人のなかで生きてきた。保有者がさらに高齢になると肝癌が発生した。平均寿命の短かった社会では肝癌は目立たなかったのだが、高齢化社会になってから肝癌が臨床医学の問題になったのだ。一方、ウイルス非保有者が保有者から輸血を受けると一過性の急性肝炎に罹患した（水平感染という）。

この感染様式が解明されて、感染を遮断する方法が考案された。垂直感染に対しては、日本では一九八五年から「B型肝炎母子感染防止事業」が開始された。妊婦全員の血液を検査して、ウイルス保有者から生まれた新生児にワクチンとウイルス中和抗体を含む免疫グロブリンを注射することで垂直感染が止まった。輸血による水平感染に対しては、一九七一年から日本赤十字社が供血者全員の血液を検査して、ウイルス陽性血液は輸血しないようにした。

成人間での水平感染は、注射器の針刺し事故やセックスを介するものが残っている。この場合、感染してから一～六ヵ月の長い潜伏期の後、全身倦怠と黄疸《おうだん》（皮膚が黄色くなる）が起こるが、一過性の感染で自然治癒する（劇症肝炎は除く）。

急性B型肝炎は全数報告疾患である。図4－2（一二四頁）に二〇一四～二〇二一年の八年間の報告数の推移を示した。発生数は梅毒、HIVよりは少なく、男女比は3.9対1であり、男性に多く、年齢は二十代から四十代で多い。推定伝播経路は、性的接触によるものが半数強を占め、他は不明のものが多かったが、針刺し事故、ピアス、入れ墨などもあった。

B型肝炎ウイルスには八つの遺伝子型A～Hがある（これは肝炎のA型、B型とは異なる）。日本人では従来「B」「C」で、成人では持続しないウイルスであったが、近年は外国から持続感染が起こる「A」が入ってきており、将来はだんだん「A」が増えていく可能性がある。[14] そこで日本では二〇一六年からB型肝炎ワクチンの小児全員への定期接種を始めた。このウイルスは培養細胞では増殖しないので、その遺伝子を酵母菌DNAに組み込んでウイルス蛋白質を大量に発現させ、それを精製してアジュバント（免疫増強剤）を添加したものをワクチンとしている。

このウイルス抗原蛋白質は、ウイルス学とは無関係の米国の人類学者バルーク・ブランバーグによって一九六三年（三八歳）に発見された。輸血を頻回受けた血友病患者の血清とオーストラリア原住民の血清とを寒天ゲル内で反応させると、沈降線が生じることを見つけたのだ。[15] のちに分かったことだが、輸血の中に含まれていたウイルスが血友病患者に感染して抗体を作らせ、その抗体が原住民の血清中に持続して存在するウイルス抗原と反応したわけだ。肉眼で見える沈降線が生じたことは大量の蛋白質抗原が存在することを示す（他のウイルスでは血中に存在するウイルス量は少なく沈降線は生じない）。そしてこの抗原を「オーストラリア抗原」と名付けた。

一九六六年には、同じ病院の一人の医師が肝炎になったとき、血液中にこの抗原が出現したことを見つけ、この抗原が肝炎病原体であると推測された。同時期に東京大学病院の大河内《おおこうち》一雄《かずお》も同じことを見つけており、両グループは血清検体とデータを交換して結果を確認し合った。ブランバーグが関係したフィラデルフィア市の病院では、一九六九年の秋に供血者の抗原スクリーニングを開始し、抗原陽性血清を輸血しないことで肝炎発生を減らすことができた。日本では前述のように供血者の血液スクリーニングが始まった。こうして年間四〇万件あった輸血後肝炎は半減したのだが、なお半分が残っていた。

一九七六年、ブランバーグとC・ガイジュセク（クールー病の病原体「のちプリオンと呼ばれる」の発見者）は、「病原体の起源とその伝播の新しいメカニズムの発見」でノーベル賞を分かち合った。

C型肝炎ウイルスの発見

輸血でB型肝炎抗原陽性血清を使わなくなった後も、依然として肝炎は起こっていた。この非A非B（＝C）型肝炎ウイルスのRNA遺伝子を見つけたのは、米国カイロン社のマイケル・ホートンのグループで、一九八八年のことであった。ホートンは一九八二年（三三歳）に宮村達男（三七歳、予研）と二人で一緒にウイルス遺伝子の探索を始めたのだが、当初はまったくの空振り結果であった。[16] 宮村は、隣の研究室にいた台湾出身のジョージ・クオとも知り合った。宮村が失意のまま帰国するとき、クオは空港で彼を見送った。

ホートンらは、最終的には、米国疾病対策センターのブラッドレーから提供された、C型肝炎を起こさせたチンパンジーの血清から全RNAを抽出し、それから合成した相補的DNA断片をファージに組み込み、C型肝炎患者の血清抗体と反応する蛋白を作るファージクローンをスクリーニングするという方法を使って成功した。[17] クオは、この遺伝子断片を酵母DNAに組み込み抗原を発現させ、それを使ってC型肝炎患者血清中の抗体を検出する系を作った。[18]

一九八八年五月上旬のある日、予研のY氏はいつもの習慣で昼休みのFENラジオ英語ニュースを聴いたとき、米国カイロン社がC型肝炎ウイルスの遺伝子の一部を同定したことを知り、それを宮村に伝えた。その夜、宮村はクオに長電話をかけて詳細を尋ねた。クオの抗原蛋白がC型肝炎ウイルスのものとの確定的なデータはまだ出ていなかったが、有望なものとの印象を持った。

宮村は、厚生省輸血後肝炎研究班（班長：片山透・国立療養所東京病院外科部長）に属しており、片山が一九七〇年代後半から厳密な基準で選んだ非A非B肝炎患者から経時的に採取した血清を保管していたことを知っていた。彼は翌日、東京・清瀬の病院に片山を訪れて、それら血清を使ってクオの抗体検出系の特異性を確認することを提案した。

新しい肝炎ウイルスの確認、および、その検査キットの実用化が早ければ早いほど、国内外の新規肝炎発生を減らして公衆衛生に貢献できる。片山は、宮村自身がカイロン社に行って評価を行うという条件で快諾した。タイミング良く、国際共同研究のための文部省科学研究費が宮村に認められており、米国への旅費に使えた。

七月五日午前、米国の空港にはクオが待ち構えていて、そこからカイロン社へ直行した。検査を午後中かけて終えてから、クオの家に行って検査データを患者情報と照合した。クオの検出系が、ずっと以前から保存されていた日本人血清と特異的に反応し、したがって、その遺伝子断片が真の非A非B肝炎の原因ウイルス由来であることが証明されたとき、夜は白々と明けていた。[18]

ホートンは二〇二〇年のノーベル賞を受賞した。ノーベル生理学・医学賞の受賞者は、ラスカー賞やガードナー国際賞をすでに受賞した人であることが多い。つまり、賞のランクはノーベル賞が最高である。ホートンは二〇一三年のカナダのガードナー賞に選ばれたが、共同研究者（Q－L・チューとG・クオ）と一緒の受賞でないことで辞退している。しかし、ラスカー賞とノーベル賞は受賞した。ノーベル受賞者の枠は三人という制約があり、ホートンの共同研究者は受賞できなかった。共同研究者に関して「称賛されなかった英雄」という題の記事が、科学ジャーナル『ネイチャー』に載った。[20]

日本の厚生省は、この蛋白抗原を使う抗体検出キットを世界に先駆けて認可し、日赤は一九八九年十一月に献血者の血液スクリーニングを始めた。これは世界最初で、米国より一年早かった。C型肝炎陽性血液を輸血から除外することで、年間二〇万件もあった輸血後肝炎は、翌年には四〇分の一に激減したのであった。[21]

C型肝炎がB型肝炎と違う点は、血液中に存在する抗原量が圧倒的に少ないことで、抗原でなく抗体検出、またはより高感度のPCR法による遺伝子検出を使う。なお、C型肝炎感染者の血中ウイルス量は少ないので、通常、性交では感染しにくい。

コラム4-5　薬物回し打ち感染がない日本

外国では薬物常習者が多いが、日本では極めて少ない。厚生労働省のウェブサイト「現在の薬物乱用の状況」[22]によれば、日本人の種々の薬物に関する生涯経験率は他国に比較してきわめて低い（表4-1）。

本コラムでは、まず大麻使用に絞って日米を比較してみたい。二〇一七年、日本の十五～六四歳人口は七五九六万人であり、そのうちの1.4%が大麻使用の経験者なので、一〇六万人

国別	調査年	対象年齢	生涯経験率（%）				
			大麻	覚醒剤	MDMA	コカイン	ヘロイン
ドイツ	2012	18-64歳	23.1(**17**)	3.1(**6**)	2.7(**14**)	3.4(**11**)	−
フランス	2014	15-64	40.9(**29**)	2.2(**4**)	4.2(**21**)	5.4(**18**)	−
英国	2014	15-64	29.2(**21**)	10.3(**21**)	9.2(**46**)	9.8(**33**)	−
米国	2014	≧12	44.2(**32**)	4.9(**10**)	6.6(**33**)	14.8(**49**)	1.8
日本	2017	15-65	1.4(**1**)	0.5(**1**)	0.2(**1**)	0.3(**1**)	−

表 4-1　国別・薬物別生涯経験率

カッコ内数字は、日本の何倍かを示す。　出典：厚生労働省「現在の薬物乱用の現況」から作表

が大麻使用の経験を持つと計算される。一方、米国で二〇一四年、十五歳以上の人口は三億一一八二万人で、そのうちのなんと44・2%（一億三七八二万人）が大麻の使用経験を持っている（十二歳以上人口データが見つからなかったので、十五歳以上人口を使った）。

日本において違法薬物使用で検挙された者の数は二〇一七年、一万四〇一九人であった。そのうち覚醒剤使用が一万〇二八四人、大麻使用が三二一八人である。[22] 大麻経験者一〇六万人のうちの0.3%が検挙されたと計算される。

海外では大麻を使用しても検挙されない国がある。カナダおよび、米国の多くの数の州で大麻使用は合法である。ドイツ政府は二〇二四年から大麻使用合法化を予定している（これに対し、ドイツ医師会は合法化に反対している）。[23] オランダ、イタリア、ブラジル、オーストラリア等の国では、合法化はされていないが、個人使用は認められている。

もし米国が大麻使用者を違法として検挙すれば、（その検挙率が日米で同じとして）大麻経験者一億三七八二万人の0.3%、四一万人も検挙することになる。

米国では犯罪者の数が多い。二〇二〇年、刑務所に収監された犯罪者の数は約一七〇万人と世界最多で、日本では五万人である（朝日新聞二〇二二年十月二九日朝刊）。人口当たりにして日本の十三倍である。検挙した大麻使用者を収容するスペースはないだろう。つまり、大麻が普及した国では大麻使用者の取り締まりは不可能に近いことだろう。

薬物のなかでは、大麻は依存性が低いとされる。しかし大麻は、より強力な麻薬へのゲートウェイ（入口）薬物ともいわれる。大麻使用者全員でなくその一部であるが、より依存性の強い麻薬にはまり、その常習者となる。そのなかから、より効果の高い摂取法――静脈注射をする人が出てくる。

若者に静脈注射が広がると、高価な違法薬物への支出を減らすために共同で薬物を買って回し打ちをするので、血液媒介のＨＩＶやＣ型肝炎ウイルスなどが広がる。

さらに、薬物使用者の数を増幅するメカニズムがある。すなわち、貧しい常習者が薬物を買うために自らが売人となり、新たな薬物使用者を殖やす可能性がある。その広がり方はあたかも伝染病のようだ。常習者間でのＨＩＶ伝播を防ぐために、半公的団体が新品の使い捨て注射器を配ることまでも行われている。これに対し日本では、ＨＩＶ陽性で薬物静脈注射をする人がわずかに居るが、彼らは低所得者でなく回し打ちをしない。

外国で大麻が自由に使えることに対し、「使えない日本は遅れている」と思う人がいる。しかし、日本には大麻を使えないという不自由があるが、強依存性薬物からの自由がある、ともいえる。日本で薬物使用者が少なく、かつ回し打ち感染がないことは世界の例外である。これは若い日本人が知っておくべきで、誇りにすべきことなのだ。

4　その他の性感染症

本節で扱う淋病、性器クラミジア、性器ヘルペスの発生状況は、全国の約一〇〇〇ヵ所の性感染症定点診療所から月一回、所轄の保健所に報告されるものを感染研が集計するものである。国内の全患者発生数は分からないが、発生の経年変化、男女比などが分かる。一方、子宮頸癌のデータは国立がん情報センターからのものである。

淋病

細菌感染による急性の疾患である。男性では、菌は尿道のなかで増殖し、尿道炎による痛みが強い。女性では、菌は膣→子宮→卵管と体内の奥深い範囲で感染が起こる。淋菌やクラミジアが卵管から腹腔に入ると骨盤内炎症性疾患を起こす。痛みは少ないが、治癒後に卵管に癒着が起こると卵子の通過が妨げられて不妊や子宮外妊娠の原因となることが問題である。治癒後に免疫記憶は残らずに、再感染が起こる。セックスパートナー間で感染が繰り返されることがあるので

（俗に「ピンポン感染」という）、両人が同時に治療を受けることが必要である。治療にはペニシリンが有効であったが、今はその耐性菌が出現している。

図4－4は、二〇一四～二一年の八年間の定点当たりの淋病発生数の推移を示す。男女比は3.8対1で男性が多い。男性の方で症状が出やすいので診療所へ行く男性患者も多いと考えられている。男女ともに発生のピークは二十代にある。

淋菌は、ドイツ人アルベルト・ナイセルが一八七八年に発見した。その名を取って学名は *Neisseria*《ナイセリア》 *gonorrhoeae*《ゴノレア》と命名された。他のナイセリア属菌には髄膜炎菌 *N. meningitidis*《メニンギティディス》がある。

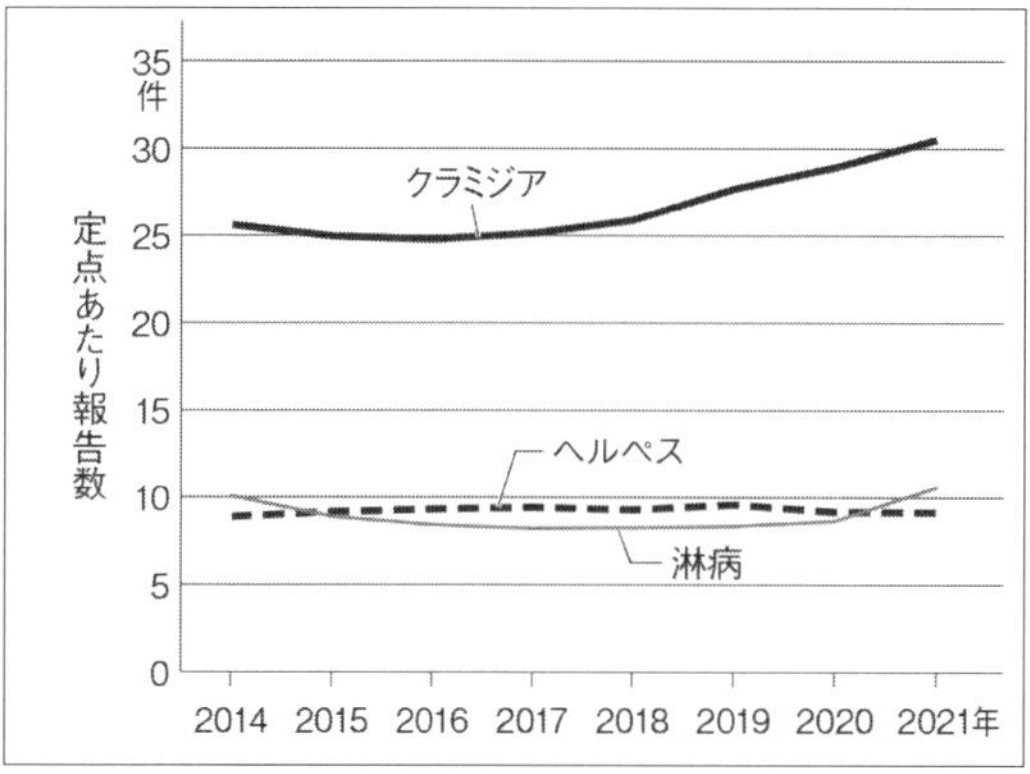

図 4-4　定点報告性感染症の推移

出典：厚労省感染症発生動向調査事業年報から作図

コラム4－6「淋病 gonorrhea」の意味

前二世紀のギリシアの医者ガレノスは、淋病に gonorrhea《ゴノレア》（gono 種《たね》＋ rrhea 流れる）と名付けた。尿道から出る膿を精液と思ったのだ。つまり、淋病は男の病気であった。なお、rrhea が付く症状名はたくさんある（rhinorrhea《リノレア》 鼻水、diarrhea《ディアレア》 下痢、catarrh カタル、など）。

淋病の「淋」は「したたる」の意味で、男性で尿道炎が起こって尿の出方が悪いことを示す。

性器クラミジア

クラミジアは、培地では増殖できずに宿主の細胞内でのみ殖える小さな細菌である。直径は約〇・三マイクロメートル（マイクロメートル＝一ミリメートルの一〇〇〇分の一）である。性器クラミジアの症状は淋病に似ているが、感染から症状が発現するまでの潜伏期は異なる。淋病では二、三日と短いが、クラミジアは細胞内で増殖するため時間がかかり、一週間と長い。膿は出ないが、他の症状は両者で似ているので、病原体検査は通常、両者の検出を同時に行う。ペニシリンなどのβ（ベータ）ラクタム抗菌薬は治療に無効である（五章）。

図4－4は、定点当たり報告数の推移を示す。男女比は1.1対1である。二十代前半では男性より女性の患者が多く、その患者数は二十代女性の淋病の数倍である。

この病原体の学名は*Chlamydia trachomatis*《クラミジア トラコマチス》である。眼の結膜（と角膜）の病気トラコーマの原因にもなるので、この種小名が付けられた。trach-は「粗い」を意味し、角膜が混濁しその表面がざらざらになり失明する。病原体は体外でも丈夫で、昔、手ぬぐいの共用などで広がった（この場合、性感染症ではない）。クラミジア・トラコマティスは熱帯では結膜炎の、清潔な先進国では性感染症の病原体といえる。

コラム4-7 「クラミジア」の意味

Chlamydiaの名は、chlamys《クラミス》（マント、外套）から来ている。昔、クラミジアは細胞内で増殖する原生生物と考えられていた。顕微鏡で見ると、宿主細胞の核をマントで覆い隠すように見えたのでこの名が付いた。[24] 電子顕微鏡が使われるようになって、マントはクラミジア感染で作られた構造物（封入体）であり、その中に直径〇・三マイクロメートルのクラミジア粒子が存在することが分かった。

性器ヘルペス

単純ヘルペスウイルス1型または2型ウイルスが、性器局所に水疱や潰瘍を作る。この疾患ではウイルスDNAが骨盤内の仙髄神経節に潜伏している。体調が悪くて細胞性免疫機能が低下したときに、潜伏DNAが活性化して再帰感染が起こるのだ。

1型ウイルスは通常、幼児期に子供どうしで飛沫感染を起こし、脳神経の三叉《さんさ》神経節に潜伏し、再発時に口唇などに水疱を作る。1型ウイルスの免疫を持った小児が、大人になって2型ウイルスに罹患するときには、1型の免疫が2型に交差反応するので性器症状は軽い。しかし子供のときに1型感染がなかった人が、大人になって1型または2型に感染すると症状は強く、再発の頻度も高くなる。命に別状ないが、不愉快な症状である。

図4－4（一四七頁）は、定点当たりの報告数の推移を示した。男女比は1対1.6で女性の方が多い。

ヘルペスの治療には、アシクロビルというヘルペスウイルスに特異的な抗ウイルス薬が使われる。これは最初の抗ウイルス薬なので、その開発の経過を以下に説明しよう。

一九七七年に米国の女性科学者ガートルード・エリオン（一八一八〜一九九九年）が開発した（ただしアシクロビルは、細胞核内に潜伏しているウイルスDNAは除けない）。エリオンはニューヨーク大学で修士号を取ったが、当時、女性という理由で大学院に進むことができず、博士号は取れなかった。一九四四年にバロウズ・ウェルカム社に就職して、ジョージ・ヒッチングスと共同研究を始める。ヒッチングスはすでに一九四〇年代から核酸の化学に注目しており、この二人は核酸アナログを合成して、病態時（腫瘍、微生物感染など）の核酸合成を阻害し、かつ人体には無害である物質を探した。

一九五二年にはメルカプトプリンが白血病治療薬として、一九六二年にはアザチオプリン（イムラン）が臓器移植時の免疫抑制薬として開発された。一九五六年には核酸代謝産物の尿酸の生成を抑制して痛風を治療するアロプリノールも開発した。トリメトプリム（五章）は抗菌薬として一九六一年、アジドチミジン（前述）は一九六四年に、合計で八種類の核酸アナログを治療薬として開発した。[25]

一九八八年のノーベル賞は「新薬開発のための重要な原理の発見」に対してであった。受賞者三人は、ジェームズ・ブラック（胃潰瘍のためのH2ブロッカーなどの開発者）、エリオン、ヒッチングスの順で、賞金は三人で等分された。エリオンの貢献が正当に評価されている。

ところで、新型コロナ流行前の二〇一九年から流行開始の二〇二〇年にかけて、コロナ以外のインフルエンザなどのウイルス感染症の発生が減少した。肺炎球菌感染症も同様に減少した（六章4節、図6－2）。コロナ緊急事態宣言が発せられて人の行動範囲が狭くなり、かつ人―人の間の距離を取るようになったので、飛沫や手の接触で伝播する感染症の発生が減ったと理解できる。東南アジアではデング熱患者が減った。行動制限で人↓蚊↓人のウイルス伝播も抑制されたのだ。

では、人―人の直接接触で伝播する性感染症はどうだったのか？　二〇一四〜二〇二一年の推移を見ると（図4－2、図4－4）、エイズも性器ヘルペスも大きく減ったことはなく、クラミジアではやや増えている。梅毒は前述のように、二〇二〇年から二二年にかけて大きく増加している。性感染症の発生は、コロナ下での行動制限の影響を受けないか、むしろ増加したのだ。

コラム4-8「ヘルペス」の意味

ヘルペスherpesは「疱疹」を指すが、元の意味は「這《は》う」である（herpetologyは「爬《は》虫類学」のこと）。帯状疱疹（herpes zoster［zoster 帯］、八章4節参照）では、疱疹は肋間神経に沿って這うように生じるのでherpesが使われた。単純疱疹（herpes simplex）では、疱疹は連ならない（這わない）。

子宮頸癌

子宮頸癌は右に述べてきた性感染症とは異なり、性交で伝播するウイルスによって発生する癌である。

二〇一九年の頸癌死亡者の総数は二九二一人で、年齢別罹患数と死亡者数は二十代から四十代半ばにかけて増加し、それ以降の年代で横ばいとなっている（図示せず）。罹患者は一万〇八七九人で、細胞診で陽性になった人、つまり無症状早期癌の人の数である。罹患者数より死亡者数が少ないのは、早期癌摘出で癌治療が成功していることを示す。

体内に癌細胞が生じたら、体内で広がってからそれを除去するのは難しい。そこで癌対策としては「早期に診断し、初期の癌を摘出する」ことが行われてきた。体の表面に出来る乳癌は早期診断が可能である。乳癌の次に早期診断が可能な癌が子宮頸癌である。この診断には細胞診「パップテスト」（次コラム）がかなり前から使われてきた。

コラム4‐9　パップ（Pap）テスト

子宮頸癌の細胞検査である。子宮頸部の細胞を綿棒で取ってガラススライドに塗り付けて固定、染色し、細胞の形態を観察して、腫瘍化した細胞があるかどうかを調べる。ギリシア出身の医師パパニコロー Papanicolaou が一九二八年（四五歳）に考案した方法。簡便な検査なので、子宮頸癌検診に使われてきた。

子宮頸癌がヒトパピローマウイルス（HPV）によって起こることを発見したのは、ドイツ人ウイルス学者ハラルト・ツアハウゼンである。彼は一九七六年（四〇歳）にウイルス仮説を提唱したが、当時は相手にされなかった。HPVは培養細胞で増殖しないので、子宮頸癌組織からウイルスDNAを検出した。そして一九八三〜四年にHPV16、18型がその原因であることを証明し、二〇〇八年のノーベル賞を受賞した。

子宮頸部上皮の基底細胞は、常時分裂を繰り返しており、そこから重層扁平上皮が作られ、重層上皮の層の上端の細胞、つまり子宮頸部の管に面している細胞が剥がれ落ちていく。ウイルスは基底細胞に感染し、その細胞核内に環状ＤＮＡ（エピソーム）として存在する。基底細胞が扁平上皮細胞に分化すると、ウイルス粒子が作られて子宮頸部の粘液に排出される。これがウイルスの生活環《ライフサイクル》である。[26] ウイルス増殖はわずかで上皮組織内に限局しており、炎症も起こさないので液性免疫（IgGおよびIgA抗体）は生じない。感染者の九割では、一年以内に細胞性免疫によってウイルスが排除されて感染が止まる。

一部の基底細胞のＤＮＡにはウイルスＤＮＡが組み込まれ、細胞は分化せずに不死化するのだが、この細胞は人体の細胞性免疫によって二、三年で排除される。この細胞の一部がさらに「子宮頸部上皮内新生物 Cervical Intraepithelial Neoplasia ＣＩＮ」（前癌病変）になって局所に留まる場合もあり、さらに一部の人で、数年〜十数年すると浸潤性の癌に進行する。これを調べるのが前述のパップテストである。成人女性で定期的なパップテストを行い、早期癌を発見して摘出することが行われてきた。

最近、これに加えて、十代前半の女性に予防ワクチンを接種することが行われるようになった。ワクチン接種でウイルスを中和する抗体を作らせておき、子宮頸部でのウイルス感染を初めから起こさないようにするやり方である。Ｂ型肝炎（肝癌）の予防ワクチンはすでにあったが、その場合には、血中に入ってくるウイルスを中和するIgG抗体を作っておけばよかった。しかし子宮頸癌予防の場合には、性交時に子宮頸部表面（これは体の外部になる）に来たウイルスをその場で中和しなくてはならない。

ＨＰＶワクチンは、次のようにして作られている。ウイルス殻蛋白の遺伝子ＤＮＡ部分を酵母菌や培養細胞のＤＮＡに組み込んで蛋白を発現させると、その蛋白が自己集合して中空の（ＤＮＡが入っていない）粒子が出来る。これをウイルス様粒子（virus-like particle）と呼び、ワクチンに使う。

すでに、ワタノオウサギのパピローマウイルスの中空粒子でウサギを免疫して抗体を作らせ、そのウサギの皮膚にパピローマウイルスを投与しても腫瘍発生が抑えられるという報告[27]があるので、それと同じことを人間にも応用したのだ。

次のような原理である。①ワクチンを性交開始年齢の前に接種して、血中に長期間持続するIgG抗体を作っておき、②子宮頸部に血管から漏れ出る微量の抗体で、そこに入って来たウイルス粒子を効率よく中和させる。

このワクチンの条件は次のことで満たされた。粒子になっていないバラバラの蛋白では抗体を作らせにくいが、ウイルス様粒子蛋白では抗体を作らせる力が強くなる。次に抗体の中和能力については、コロナやインフルエンザなどの比較的大型のウイルス粒子では中和のためには多数の抗体分子が必要だが、ポリオなどの小型ウイルスでは少数の抗体分子でも中和が効率的に起こることが知られている。

ＨＰＶも似た性質を持つと考えられる。そこでＨＰＶワクチンは、ウイルス様粒子に強力なアジュバントを添加し、血中に高濃度で長期持続するIgＧ抗体を作らせるものになっている。ただし、アジュバントによる副作用／副反応が一部の人に起こる可能性はある。

最後に、女性の臓器別癌死亡率を比較しておく。二〇二〇年の人口一〇万対年齢調整死亡率は、①乳癌八・七、②大腸癌八・〇、③胃癌四・六、④子宮頸癌二・一の順である（国立がん情報センター統計）。

経年推移を見ると、①と②は増加傾向にある。この二つの癌の発癌因子は多数あり、最も関与する因子が何かが不明であり、有効な発癌予防対策がまだよく分かっていない。③の主要発癌因子はピロリ菌感染であることが分かっており、上水道の塩素消毒がピロリ菌感染を減らしたので胃癌も減ってきた（三章1節、図３－１）。④は横ばいである。④の主要発癌因子はＨＰＶ感染であることが分かり、ウイルスの中和抗体を作らせるワクチンが子宮頸癌発生を抑制することが分かったのである。

第五章

薬剤耐性菌との闘い

ウイルスと異なる細菌の感染症に対しては、二十世紀初めから合成の抗菌薬が開発され、さらに細菌・真菌が作るより有効な抗生物質が発見された。しかし現在、薬剤耐性菌が増加すると同時に、新しい抗菌薬の開発と新しい抗生物質の発見が難しくなっている。

本章では、抗菌薬発見の歴史、二十一世紀に始まった耐性菌に対する世界的取り組み、ファージ（細菌ウイルス）を使って細菌感染症を治療する可能性について述べよう。本章を書くに当たって文献1～3を参考にした。

1 抗菌薬・抗生物質の発見

合成抗菌薬

エールリヒが一九〇九年に梅毒に有効な合成化合物サルバルサンを発見したことは前述した（四章1節）。当時の抗菌薬開発の戦略は、多数の有機化合物染料を合成して、細菌に有害であるが人体には無害である物質〈魔法の弾丸〉をスクリーニングすることだった。一九三二年、ドイツ人細菌学者ゲルハルト・ドーマクは、赤色染料「プロントジル」を投与すると、連鎖球菌を実験感染させたマウスが治癒することを発見した（一九三二年、三七歳）。

この物質をガラス器内で培養した菌に加えてもなんの効果もなかった。のちに分かったことだが、プロントジルが動物体内でスルファニルアミドsulfanilamideに代謝変化し、それが細菌・真菌・原虫の細胞内での葉酸合成→核酸合成の代謝経路を抑えて、菌の増殖を抑えたのである。この分子からさまざまな誘導体が「サルファ（sulfa）剤」として開発された。多細胞生物である脊椎動物では、葉酸はビタミンB9として食事から摂るので、サルファ剤は人体の代謝に影響を与えず無害である。

ドーマクは一九三九年にノーベル授賞が発表されるが、本人が受賞したのは第二次世界大戦後の一九四七年であった。

サルファ剤は一九三〇年代には爆発的に売れた薬で何百万の患者の命を救ったのだが、第二次大戦中にはすでに耐性菌が出現して効力が薄れていた。サルファ剤は、細菌の増殖を抑えるが菌を破壊しない（静菌作用があるが溶菌作用はない）。この点において、次に述べる抗生物質の方がサルファ剤より効き目は強い。

微生物が作る抗生物質

人体にまったく無害で細菌の増殖を劇的に抑える抗生物質ペニシリンの発見の物語は、あまりにも有名である。スコットランド人医学者アレクサンダー・フレミングが一九二八年（四七歳）、ペニシリウム属のカビ（真菌）がブドウ球菌（図5－1a）の増殖を抑える物質を分泌することを偶然に発見した。翌年に論文発表し、その抗菌物質を「ペニシリン」と命名した。フレミング自身

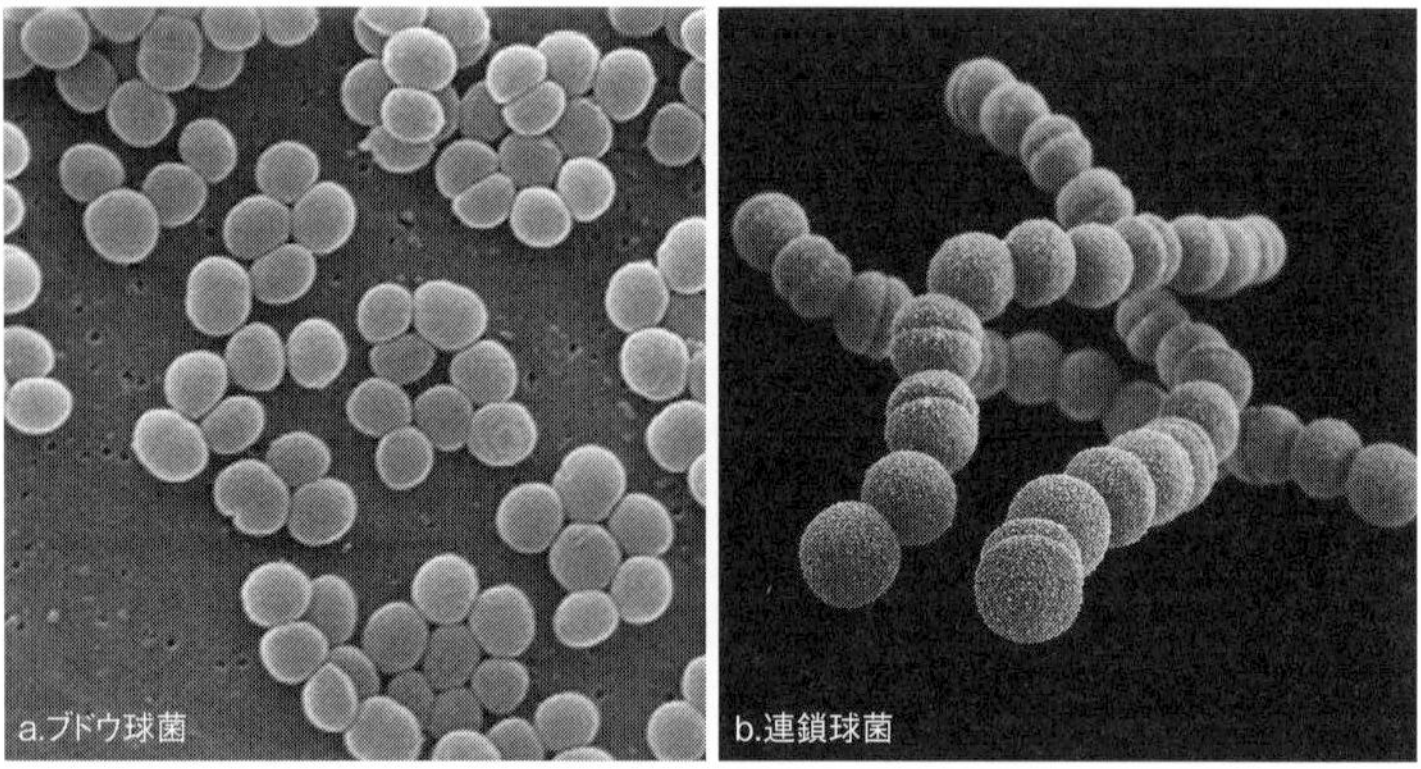

図 5-1　ブドウ球菌、連鎖球菌の電子顕微鏡写真
細菌は二分裂で増殖する。a.ブドウ球菌は分裂の方向が順次直交するので、菌はブドウの房状につながる。b. 連鎖球菌では二分裂の方向が同じなので、菌は連鎖状につながる。
出典：米国疾病対策センターウェブサイト

はその物質を化学的に扱えずにそのままになっていた。

一〇年経ってからオックスフォード大学のフローリーとチェインがペニシリンを「再発見」し、その大量生産と濃縮精製に成功し、細菌感染症の治療に使えるようにした。米国では製薬会社がペニシリンを大規模に生産し、第二次大戦時の兵士の外傷治療に役立った。一九四五年のノーベル賞は、「ペニシリンの発見」でフレミング、フローリー、チェインの三人が受賞した。

米国では、ウクライナ出身の土壌微生物学者セルマン・ワックスマンが、土壌からの放線菌を培養して種々の抗生物質を単離した。一九四〇年代、大学院生アルバート・シャッツが研究に加わり、一九四三年に結核菌を殺す抗生物質を発見した（このときワックスマンは五五歳）。ワックスマンは、一九五二年に「結核に有効な初の抗生物質であるストレプトマイシンの発見」でノーベル賞を単独受賞した。

その後たくさんの製薬会社が、土壌細菌からさまざまな抗生物質を発見している。たとえば、フィリピンの土壌細菌からはマクロライド系のエリスロマイシンが見つかり、一九五二年に使われるようになった。ボルネオ島の細菌からはグリコペプチド系のバンコマイシンが得られ、一九五六年に使われた。これはペニシリンとは別のメカニズムで細胞壁合成を阻害する。

コラム5-1 「抗生物質」という名称

生物学で「共生 symbiosis」とは、異なる生物が緊密な結びつきを保って一緒に生活することである。一方、片方が他方に害を与える場合は「抗生 antibiosis」という。ワックスマンは、細菌または真菌が分泌して他の細菌の増殖を抑える抗生作用を持つ物質を「抗生物質 antibiotics」と命名した。

さらに天然の抗生物質を化学修飾して、より強い活性を持たせたり、今まで効果のなかった細菌に効力を持たせることが行われた。一九五九年に開発されたメチシリンは、ペニシリン耐性になった菌に効力を持つ半合成の抗生物質である（今は、メチシリン耐性菌が蔓延している）。こうして、「抗菌薬（剤）」とは、合成、天然に関わらず細菌増殖を抑える物質すべてを含むようになった。

キノロンは一九六二年に開発された合成抗菌薬で、細菌DNAの複製を抑制する。杏林製薬は一九七九年、フッ素原子を添加したフルオロキノロンを開発した。この物質からのたくさんの誘導体が合成され、増殖が抑えられる菌の種類（抗菌スペクトル）が広がり、これらはニューキノロンと呼ばれた。

抗菌薬の作用メカニズム

ここで抗菌薬がなぜ細菌感染症に有効かの説明をしておく。細菌は原核生物に分類され、ヒトは真核生物である。原核細胞の特徴は、核膜がなく、遺伝子二本鎖DNAが細胞質内にむき出しになっていて、そのDNAは環になっている。細胞質膜の外側には丈夫な細胞壁がある（図5－2）。DNAの複製、DNA→RNAの転写、RNA→蛋白質合成の機構も真核細胞と異なるので、原核細胞の増殖は抑えるが真核細胞には無害である物質が存在する。それを選んで抗菌薬として細菌感染症の治療に使ってきたのだ。

図5－2に抗菌薬の作用点と、各点に作用する主な抗菌薬を示す。細菌に特有な酵素に結合して、その酵素活性を阻害するものが多い。①ペニシリンは細胞壁を作らせないので、細菌細胞の浸透圧の高い細胞質液に細胞外の水が浸入して細菌をパンクさせる。②ポリミキシンは細胞質膜

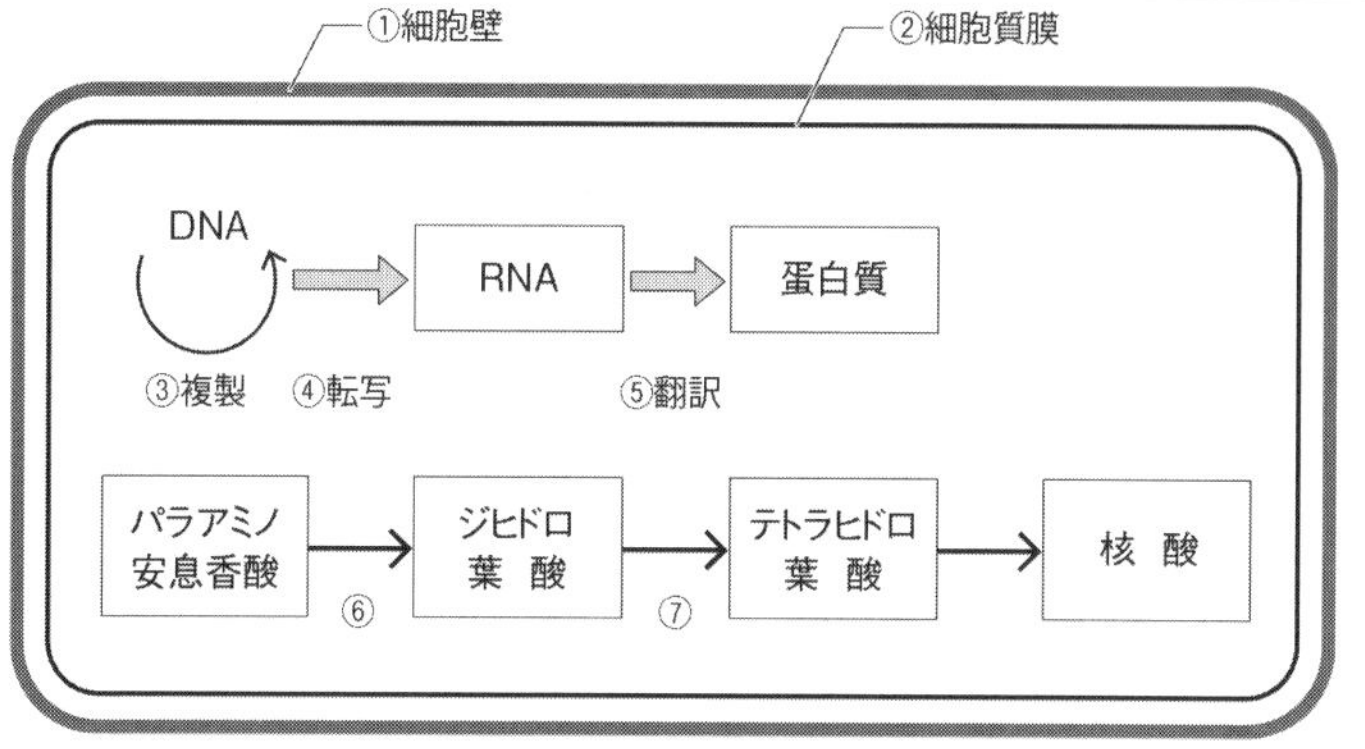

各点に作用する主な抗菌薬：①ペニシリン、バンコマイシン、②ポリミキシンB、③フルオロキノロン、④リファンピシン、⑤アミノ配糖体系（ストレプトマイシン、カナマイシン等）、マクロライド系、テトラサイクリン系、⑥サルファ剤、⑦トリメトプリム

図 5-2　抗菌薬の作用点

細菌（原核生物）がヒト（真核生物）の細胞と大きく異なる点は、1）前者が細胞壁を持つこと、2）代謝に関係する酵素がまったく異なることである。

の合成を抑える。③フルオロキノロンは細菌のDNA複製を阻害し、④リファンピシンはDNA→RNA転写を抑え、⑤ストレプトマイシンはリボソームでの蛋白質合成を抑えて細菌を死なす。

真菌は真核生物なので、真菌感染症に対して効果のある抗菌薬は少ない。少ないなかで、葉酸合成を阻害する抗菌薬の⑥サルファ剤と⑦トリメトプリムは、真菌・原虫感染症にも有効である。前述のように葉酸合成は単細胞生物に必須である。

葉酸合成の出発物質はパラアミノ安息香酸であるが、サルファ剤の分子構造がそれに似ているために競合的に働いてジヒドロ葉酸の合成を抑える（サルファ剤が葉酸合成の酵素を壊すわけではない）。トリメトプリムはテトラヒドロ葉酸の合成を抑える。サルファ剤

（S）とトリメトプリム（T）を混ぜた「ST合剤」は、エイズ患者で真菌が起こすニューモシスチス肺炎（旧名、カリニ肺炎）の治療に用いられる。なおトリメトプリムは、抗ヘルペスウイルス薬アシクロビルを開発したG・エリオン（四章4節、一五〇頁）が一九六一年に開発したものである。

ペニシリン分子のこと

ペニシリンは最初に発見された抗生物質であり、細菌だけに有害で人間には無害である、というまさに〈魔法の弾丸〉であった。この分子にまつわる話を以下に書こう。

ペニシリン系、セフェム系（セファロスポリンなど）、カルバペネム系などの抗菌薬は、細菌だけが持つ細胞壁の合成を特異的に抑えるので、細胞壁を持たない人間の細胞、およびウイルスにはまったく作用しない。それらの分子構造を図5－3に示す。

共通の構造（四員環）があり、これをベータ（β）ラクタム環という。自然界にはこの構造を分解する酵素（βラクタマーゼ）を持つ菌（耐性菌）がわずかではあるが存在し、抗菌薬を使用していくと、抗菌薬が効く菌が死んで耐性菌が蔓延するようになる。細菌でも細胞壁を持たない小さなマイコプラズマ（DNAは五五～一四〇万塩基対）や細胞内寄生細菌であるクラミジア（約一〇〇万塩基対）には、βラクタム抗菌薬は初めから効果がない。

セファロスポリンCは一九六一年に分離された。この分子骨格からさまざまな誘導体が合成され、多くの菌種に有効な（抗菌スペクトルの広い）薬剤が作られた。ペニシリン系の薬は注射での投与であり、重篤な副作用のアナフィラキシー反応を起こす場合もあったが、セフェム系抗菌薬では口からの服用が可能になり、アナフィラキシー発生率も低下した。ところがセフェム系薬が普及してくると、一九八〇年代に欧州で「基質特異性拡張型βラクタマーゼ（ESBL）」（誘導体をも分解する酵素）を産生する菌が見つかった。つまり最新の薬でも効かない菌が生じたのだ。これはこの酵素遺伝子上の点突然変異で生じたものである。

　ペニシリン（分子量二四三）とビタミンB12（分子量一三五五）の分子の立体構造を解明したのは、英国の女性結晶学者ドロシー・ホジキンである。「X線回折法による生体物質の分子構造の決定」で一九六四年のノーベル化学賞を単独受賞した。ペニシリン分子の立体構造モデルは一九四五年（三五歳）頃に作っている。さら

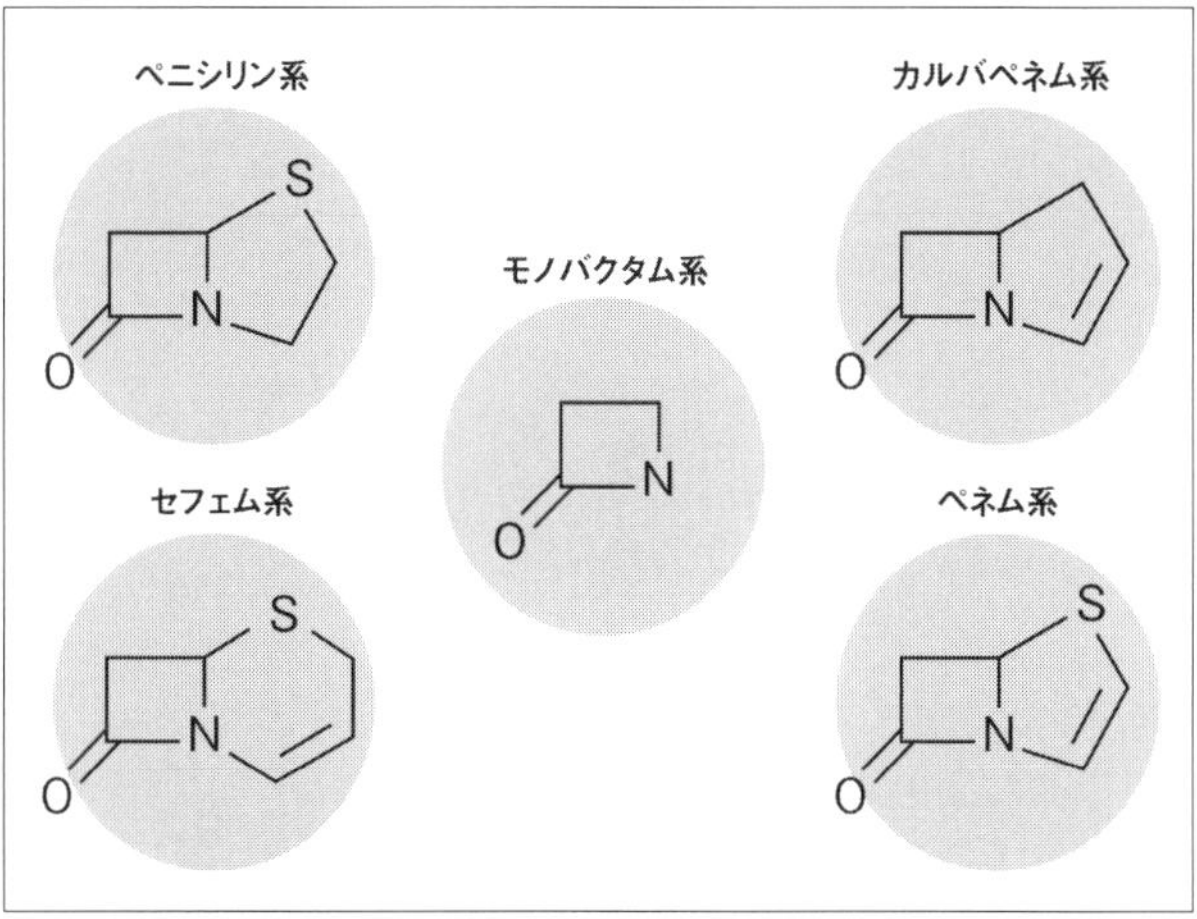

図 5-3　βラクタム系抗生物質の分子骨格
四角のβラクタム環が共通の構造である。セフェム系にはセファロスポリンやセファマイシンなどがある。

に彼女はセファロスポリンC（分子量四一五）、インスリン（分子量五八〇八）の立体構造も決定している（それぞれ一九六一年と一九六九年）。

のちにペルーツとケンドルーが巨大分子（ミオグロビン蛋白とヘモグロビン蛋白）の構造を決定するのだが、ホジキンの業績の延長にあるとのことで、一九六二年のノーベル化学賞選考委員会は、授賞者としてホジキン、ペルーツ、ケンドルーの三人の組み合わせが議論になった。しかし、その年に生理学・医学賞は「DNA構造の発見」のワトソン、クリックらへの授賞となったので、それに対応して化学賞は「蛋白質の構造解析」でペルーツ、ケンドルーへの授賞になった。[4] ホジキンへのノーベル賞授賞は二年遅れたのだが、単独受賞なので彼女は賞金をそっくり受け取った。

なお自然科学のノーベル賞で女性の単独受賞は三人いて、ホジキンのほかはマリー・キュリーが「ラジウムとポロニウムの発見」で一九一一年の化学賞を受賞し（一九〇三年に夫ピエール・キュリーとともに物理学賞を受賞しているので、二度目のノーベル賞受賞）、細胞遺伝学者バーバラ・マクリントックが「動く遺伝単位の発見」で一九八三年の生理学・医学賞を受賞している。

2　耐性菌の蔓延

現在、抗菌薬が効かない薬剤耐性（Antimicrobial Resistance　AMR）感染症が世界的に増加して、公衆衛生および社会経済に大きな影響を与えるようになってきた。

耐性菌感染による死亡数は、二〇一三年に世界で七〇万であったのが、なんの対策も講じなければ二〇五〇年には一〇〇〇万になるとの予測（増加するのはアジアとアフリカ）がある。[5]二〇一九年の世界における細菌（耐性菌を含む）の感染による推定死亡数は七七〇万人で、全体の死亡数の13・6%を占める。細菌感染症の年齢調整死亡率は、サハラ以南のアフリカが最高で人口一〇万対二三〇、高所得先進国は最低で五二・二であった。死亡原因となった菌種で最も多かったのは、十五歳以上で黄色ブドウ球菌、五歳以下では肺炎球菌であった。[6]

次に、薬剤耐性菌のみによる死亡数を見ると、下気道感染での死が最多で一六八万であった。先進国に絞って菌種別の全細菌感染死のなかでの耐性菌による死亡の割合を見ると、黄色ブドウ球菌と大腸菌で最も大きくそれぞれ四分の一程度であった。[7]つまり、先進国の高齢者では黄色ブドウ球菌による肺炎死が多いが、そのなかで耐性菌によるものも多いことになる。日本の病院で分離された黄色ブドウ菌と肺炎球菌での薬剤耐性菌の割合を見ると、前者でのメチシリン耐性菌と後者でのペニシリン耐性菌の割合は、それぞれ約50%になっている。

薬剤耐性菌が生じるメカニズム

薬剤耐性化のメカニズムはいくつかある。①細菌が抗菌薬を分解する酵素（βラクタマーゼなど）を作る、②抗菌薬を化学修飾して無効化する、③細胞内に入った抗菌薬を排出する、④細胞内に入らせないように膜を変化させる、⑤細菌の酵素蛋白質を変化させて抗菌薬が結合しないようにする、⑥固体表面上で菌が増殖するときバイオフィルム（ヌルヌルした粘液）を作るのだが、それが抗菌薬の菌集合体への浸透を抑えて菌が生き残る、などがある。

耐性化を起こす遺伝子は、細菌の（環状）染色体DNAにある場合と、細菌細胞内で染色体とは独立に存在して自己増殖する環状DNAにある場合とがある。この耐性遺伝子は、もともとは環境の中の一部の細菌が保有していたものであって、抗菌薬投与でその耐性菌だけが選択されて優勢になったものと考えられている。人類未到であった洞窟にも耐性菌が存在していることが分かっている。

染色体外のDNAを発見したのは、米国の分子生物学者ジョシュア・レダーバーグで（一九五二年、二七歳）、このDNAは細菌同士が接することで細菌から細菌へ移ることを見つけ、このDNAを「プラスミド」と名付けた。異なる種の細菌間でも耐性遺伝子が移動（水平伝播）して耐性菌を出現させる。

彼は一九五八年、ノーベル生理学・医学賞を三三歳という若さで受賞した。ちなみに、最年少受賞者の年齢はインスリンを発見したカナダの開業医フレデリック・バンティングで三二歳。DNAの構造を発見した米国の分子生物学者ジェームズ・ワトソンはレダーバーグより一歳上の三四歳。物理学賞ではもっと若く、一九一五年にX回折の研究で父親と一緒に受賞した英国の物理学者ローレンス・ブラッグが二五歳で、最若年齢者。

多剤耐性プラスミドの発見

第二次世界大戦後から一九六〇年頃まで、赤痢患者が年間一〇万人になる年もあった（図3－5、一〇一頁）。一九五〇年代に抗生物質ストレプトマイシン、テトラサイクリン、クロラムフェニコールが市販・使用されると、その耐性菌が出現した。

その菌を調べると右の三剤だけでなくサルファ剤にも耐性の四剤耐性菌であることが判明した。しかも、赤痢菌には多数の種類（型）があるのだが、それらが同時に多剤耐性になっていたのだ。菌の遺伝子に変異が起こってある抗生物質に耐性になったとしても、同時に他の抗生物質に耐性となる変異が起こる確率はきわめて低い。それなのに、多数の菌が同時に多剤耐性になることは、常識では考えられない不思議な現象であった。

この現象を説明する発見をしたのは、次の独立した二つの研究グループである。①東大教授秋葉朝一郎門下の栃木県衛生研究所長木村貞夫らは、一九五七年十一月十三日に東京の学会で、②名古屋市東市民病院長・落合国太郎らは十一月十四日に神戸の学会で、赤痢菌と大腸菌の混合培養で薬剤耐性が一挙に伝達することを発表した。それぞれの研究内容は、翌年初めの『日本医事新報』に掲載された。

一つのプラスミドに多数の耐性遺伝子が載っていることは、世界的な大発見であった。人から人への多剤耐性菌伝播が起こるだけでなく、体内や屋外（下水など）の環境中で菌から菌へ多剤

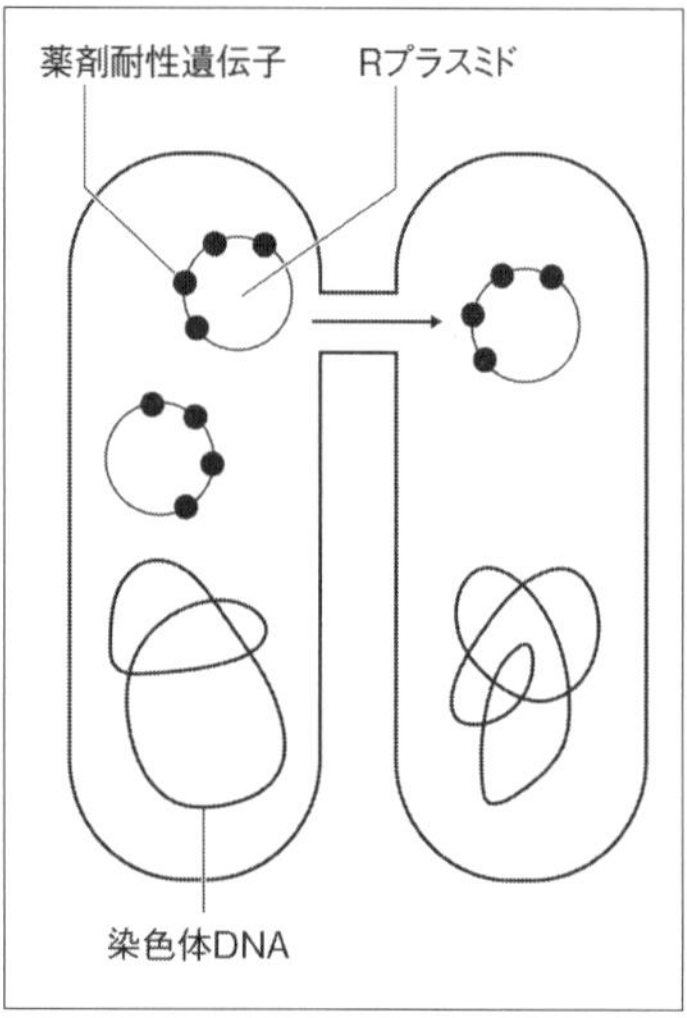

図 5-4　細菌間接合によるプラスミドの移動
Rプラスミド上には複数の薬剤耐性遺伝子が乗っている。プラスミドは細菌に性線毛sex piliを作らせ、それを通ってプラスミドが他の菌へと移動する。

耐性遺伝子の伝播が起こることは、公衆衛生上きわめて重要な現象である。

このプラスミドは、多種類の薬剤耐性（Resistance）を伝達するということで「Rプラスミド」（図5－4）と呼ばれるようになった。このプラスミドの分子生物学的研究は、次の四つのグループが鎬《しのぎ》を削って行った（東大、群馬大［三橋進ら］、慶応大［渡邊力《つとむ》ら］、予研［中谷林太郎ら］である）。このRプラスミドは、分子生物学での有用な道具となった（次コラム）。

コラム5－2　Rプラスミドの組換えDNA技術への応用

たとえば大腸菌を使ってヒトの遺伝子あるいはその蛋白質を大量に調製したい場合、まずその遺伝子をRプラスミドに組み込み、そのプラスミドを大腸菌細胞質内へ挿入する。すべての大腸菌にプラスミドが挿入されるわけではないので、挿入された菌のみを選択したい。そこで菌の増殖培地に抗菌薬を入れておくと、組み込みDNA＋薬剤耐性遺伝子を持つプラスミドを持つ菌のみが増殖する。その菌からプラスミドを精製し、そこから目的のDNAが得られる。またはその菌の中でヒト蛋白質を増やすことができる。

薬剤耐性（AMR）対策

薬剤耐性菌が蔓延している今、対策として世界的な取り組みが行われ始めた。国連は、人間の健康を環境との関係で捉える「ワンヘルス」（次コラム）という概念を提唱した。

コラム5－3　ワンヘルス One Health

「ワンヘルス」という概念は、二〇一〇年に三つの国際機関（世界保健機関WHO、食糧農業機関FAO、国際獣疫事務局OIE）が合同で作った。「人間、動物、生態系の健康を、持続的に釣り合いを保ち最適化するための統合的アプローチ」と定義される。新興感染症発生への対策は、この視点からの協働で行われる。さらに、薬剤耐性菌、食糧・栄養供給の不安定、気候変動などへの対策にも、ワンヘルスの生態学の視点を取り入れることが必要になっている。

WHOは二〇一五年五月に「AMRグローバル・アクションプラン」を採択して、加盟国に二年以内に各国の行動計画を策定することを要請した。これに呼応して、日本は「AMR対策アクションプラン二〇一六〜二〇二〇」を制定した。これはコロナ流行で遅れて二〇二二年までとなった。厚生労働省はすでに二〇〇〇年七月から「院内感染サーベイランス」事業を実施しており、全国のサーベイランス参加病院の院内感染発生状況および耐性菌情報を感染研細菌部にある事務局が集計していた。

二〇一七年四月、国立感染症研究所に「薬剤耐性研究センター」が設立され、耐性菌の研究環境が強化された。国立国際医療センターには「AMR臨床リファレンスセンター https://amrcrc.ncgm.go.jp」が設置された。この二つのセンターと農水省動物医薬品検査所との間のネットワークが強化された。

AMR対策としては、①抗菌薬の過剰使用をなくす、②病院内・施設内で耐性菌が広がらないようにする。③家畜で耐性菌を作らせない、などがある。

①に関しては、AMR臨床リファレンスセンターは、抗菌薬による耐性菌発生を防ぐために、国民に対する啓発活動を行っている。[8] ウイルスによる風邪には抗菌薬は無効であることを国民に知ってもらう。細菌感染には抗菌薬が使われるのだが、適切な抗菌薬を適切な量で適切な期間使うようにして、耐性菌発生を抑制する。

アクションプランの成果目標の一つに「二〇二〇年の人口当たりの抗菌薬使用量を二〇一三年の三分の二に減少させる」というものがある。実際の二〇二二年の抗菌薬販売量は二〇一三年の33％減となった。[8] これはコロナ流行で診察を受ける患者の数も減ったことも原因になっていると考えられている（外国でも同様な現象が起こった）。今後の観察が重要である。次の「AMR対策アクションプラン二〇二三〜二〇二七」[9] が始まっている。

②に関しては、施設内の居住者は免疫力が低下した人が多いので、耐性菌の水平伝播が起こりやすい。それを防ぐために、大部屋を減らして個室を増やすことや、医療従事者がガウン・マスク・手袋を着用することが行われている。一部の病院では、前述のように耐性菌の動向を監視するためのサーベイランスが行われている。耐性菌が検出されたらすぐに、院内での伝播を抑制する対策を強化する。

③に関して、抗生物質は家畜の細菌感染症を抑えるためだけでなく、成長を促進させるためにも使われている。これは耐性菌発生を促進させることになるので、ヨーロッパ諸国を中心にして家畜成長のための抗菌薬投与を制限する動きが進んでいる。スウェーデンでは獣医が抗菌薬を処方するので、その使用量は分かる。

しかし、動物の抗菌薬使用量が公表されている国は少ない。スイス連邦工科大学の研究者たちは、さまざまな資料を集めて国ごとの使用量を推定して発表した。それによれば、二〇二〇年での使用量は中国が最高で三万トンを超え、二番目がブラジルで一万トン、それに続いて使用量の多い国は米国、インドの順であった。[10]

コラム5-4 「悪夢の耐性菌」

大腸菌（エシェリキア属菌）や肺炎桿菌《かんきん》（クレブシエラ属菌）などは腸内細菌科に属す。このなかにβラクタム薬のカルベペネムに耐性になった菌がある。患者の症状は、尿路・呼吸器・胆管の感染、敗血症などである。問題は、ほぼすべてのβラクタム薬が無効であり、この感染者が近年、世界的に増加していることである。米国疾病対策センターは「悪夢の耐性菌」と言っている。この菌の感染者は「カルバペネム耐性腸内細菌科細菌（CRE）感染症」として二〇一四年から感染症法五類に分類され、全数届出が義務付けられている。

3 ファージ療法

耐性菌対策の一つとして、抗菌薬の代わりに細菌を殺すウイルス、すなわちファージを使おうというアイデアがある。本節ではファージ発見の歴史、ファージ療法について述べよう。

バクテリオファージの発見

一九一五年、英国人医学者フレデリック・トウォートが、ブドウ球菌を溶かすファージを見つけた（三八歳）。彼は第一次大戦で兵役に服して、その後はファージの研究は続けていない。一方、フランス系カナダ人生物学者フェリクス・デレル F. d'Hérelle（「デレーユ」と書く人もいる）は、一九一一年にパスツール研究所で仕事を始め、一九一七年に赤痢菌を溶かすファージを発見した（四四歳）。少量のファージと大量の赤痢菌を混ぜて寒天培地で菌を培養すると、一個のファージが細菌を溶かして透明になる斑点（プラーク）一個を作ることを見つけた（ポリオウイルスのプラーク［図3－4、九〇頁］は、同じ原理で作られる）。

デレルは、この微生物に「バクテリオファージ bacteriophage」（＝細菌《バクテリア》を食べる《ファージ》もの）と名付けた（今は短くファージという）。（なお、「ファージ」が付く名前に「マクロファージ 大食細胞」がある。これは白血球に分類される、病原体を食べるという食作用《ファゴサイトーシス》を行う細胞で、同じ機能を持つ好中球より大きい。）

ファージはシャンベラン型濾過器を通過するが、植物や動物の個体に病気を起こすものではないので、病毒を意味する「ウイルス」（コラム3－2、八三頁）の名を付けなかったのかもしれない。

デレルは細菌感染症をファージで治療できると主張した。サルファ剤が発見される前のことで、世間はデレルの功績をたたえた。ちなみに、一九四〇年代に米国でファージの基礎研究が始まり、これが分子生物学の誕生に繋がった。[11]

コラム5-5　溶菌vs溶原ファージ

ファージは①感染した菌を溶かす（溶菌 lytic）ものと、②細菌DNAに遺伝子が入り込んで溶菌は起こさない（溶原 lysogenic）ものとに分類される。①は virulent《ビルレント》（［細菌に］毒である）ファージで、②は temperate《テンペレート》（穏やかな）ファージとも呼ばれる。ファージ療法には①を使う。

小説に描かれたファージ

米国人作家シンクレア・ルイス（一八八五～一九五一年）は、一九二五年、四〇歳のとき医学フィクション『アロウスミスの生涯』[12]を出版している。彼は、一九三〇年に米国人として初のノーベル文学賞を受賞したのだが、『アロウスミス』で評価されたといわれる。この本の圧巻は、医者アロウスミスがニューヨークの医学研究所で発見したペスト菌のファージを使って、カリブ海の架空の島で発生した腺ペストを治療し流行を止める経緯である。

彼は、ファージの効果を調べるために投与しない対照群を作るかどうかで悩むが、島へ同行した妻が感染して死亡し、最終的には住民全員に投与する。彼は以前に赤痢菌のファージを発見していたが、別の研究者（デレルのこと、小説では名前を挙げていない）に先に発表されてしまい、論文が書けなかったという体験をしている。

　このフィクションの執筆に協力したのが五歳年下のド＝クライフで、以前にヨーロッパに滞在したときにデレルと会っており、[13]ファージのこともよく知っていて、最新の知識をルイスに教えたのである。ド＝クライフは一九二六年に『微生物の狩人』を出版する（二章3節、六六頁）。この本にはファージのことは書かれていない。

『アロウスミス』執筆に当たって、この二人は一緒にカリブ海の島に旅行した。ド＝クライフは、このときのルイスとの共同作業で著作のスキルを習ったと言う。謝礼として『アロウスミス』の印税の25％をもらったとのことだが、彼の名はこの本には載っていない。

　この二冊の本はベストセラーになり、長い間、医学生への推薦書となった。のちにノーベル生理学・医学賞を受賞した人にも影響を与えている。一九六〇年に「免疫寛容の発見」でノーベル賞を受賞したM・バーネットは、一九二三年、二四歳になる前、オーストラリアの研究所で腸チフス菌のファージを発見している。彼は英国に二回滞在したが、二回ともファージの研究をしている。一回目の留学時にオーストラリア人婚約者が英国へ来て帰国するとき（一九二七年十月）、彼は婚約者に『アロウスミス』を贈った。[4]つまり、彼は留学中にすでにその本を読んでいた。

『アロウスミス』は、一九二六年のピューリッツァー文学賞に選ばれた。しかしルイスは受賞を拒否したので本はさらに有名になった。この本が出版されて約一世紀が経った二〇二〇年、新型コロナが流行したとき、米国の医学誌にこの本の再読を勧める記事が載った。[14]

ところで、当時のノーベル賞選考委員会はファージの発見をどう評価したのか？ 委員会にはファージの第一発見者のトゥォートに十一通、デレルに二八通の推薦状が来た。一九二六年の委員会は全員一致でデレルを推薦したのだが、ノーベル生理学・医学賞の最終決定を行うカロリンスカ研究所教授会はその選考結果に納得せず、第一発見者の評価が適切になされたかどうかを調査するよう差し戻した。すると委員会は「該当者なし」とし、結局デレルにもトゥォートにもノーベル賞は授賞されなかった。[15]

グルジアのファージ研究所

デレルは米国イェール大学の教授に招聘された。しかし学長と衝突して辞職しようとしていたとき、昔パスツール研究所で一緒に研究をした旧ソ連邦グルジア共和国（現ジョージア）のギオルグ・エリアバから手紙を受け取った。エリアバは一九二三年トビリシ市に「バクテリオファージ研究所」を設立し、ファージを細菌感染症の治療に使う研究をしていた。その研究の強化のためにデレルを招聘したのだ。

一九三三年デレルは妻を伴ってトビリシに来て、その後も一九三五年まで何度も研究所を訪問している。彼はトビリシ滞在中に本を一冊書きあげ、グルジア出身のスターリンに捧げた。そしてソ連を「人類史上初めて非合理な神秘主義でなく、それなしでは論理や本当の進展は望み得ない、謹直な科学を指針として選択した注目すべき国」[3]として絶賛した。一九三六年、エリアバの研究所は「全ソ連邦ファージ研究所」とのお墨付きをもらう。

しかし、スターリンによる大粛清が始まり、グルジア秘密警察長官であったベリヤがそれに従った。三十代のベリヤとエリアバとは研究所図書館の秘書を巡って男女の三角関係になり、ベリヤはエリアバを嫌っていた。[11]一九三〇年代前半、エリアバは反共産党活動の罪で逮捕されたが、スターリンによって釈放された。

一九三七年、エリアバ（四五歳）は井戸をファージで汚染させたという告発で妻と共に逮捕され、二人とも銃殺されるという悲劇が起こった。[11]ベリヤは翌年スターリンからモスクワへ呼ばれ、政治の中枢で大粛正をさらに進めた。一九五三年にスターリンが死ぬと、ベリヤはフルシチョフによって粛正された。ベリヤ五四歳であった。

ファージ療法

一九一七年八月一日は、ファージが初めて細菌感染症の治療に使われた日である。パリの小児病院に入院していた十一歳の少年は、一日に十二回の血液を含む水様の下痢をしていた。この赤痢に罹った少年にデレルが調製したファージ液が投与され、少年は回復した。[16]

さてファージ療法は、欧米では抗菌薬が普及したので無視されてきたのだが、今、耐性菌の蔓延で見直されている。エリアバ研究所は一九九一年のソ連邦の崩壊を超えて生き残っており、ある米国の組織は、メチシリン耐性菌による感染で治療が難しい糖尿病患者をそこへ送り込んでいる。[17] カルバペネム耐性(コラム5-4、一七四頁)になったアシネトバクター・バウマニ菌が感染して意識不明の重体となった患者がファージ療法で回復した例が、米国から二〇一七年に報告された。[18]

これらの報告例は、大規模なランダム化介入研究(一群にはファージを投与し、他群には投与しないで、ファージの効果を比較する)ではない。今後のさらなる研究が必要であるが、とにかくファージ療法は注目を浴びて期待されている。[19,20]

第六章

ワクチンはなぜ効くのか?

伝染病／感染症に対する公衆衛生上の対策は、次の三つの原理に分類される。①伝染／感染源対策、②伝染経路対策、③感受性宿主対策である。①は患者隔離・検疫や消毒、②は上下水道・居住環境の整備など、③は免疫を持たない人へのワクチン接種などである。二〇〇三年の重症急性呼吸器症候群（SARS《サーズ》）発生時は、主として重症患者が飛沫でウイルスを広げたので、患者を隔離することで感染伝播を止めることができた。エボラ出血熱も重症な病気であるがために、患者は動き回ってウイルスを広げることはできない。清潔な先進国に患者が来ても、出血で汚染された物を介してのウイルスの広がりは起こらなかった。

　第三章で述べたように、ポリオ流行に対しては右記の①②は有効でなく、③のワクチン接種が大きな役を果たした。しかしワクチンがすべての感染症に有効というわけでなく、それが最も有効なのは小さなサイズの病原体、すなわち毒素蛋白とウイルスに対してである。細菌はサイズが大きく、抗体が結合しても細菌を殺せない。ただし莢膜《きょうまく》（細胞壁の外側にある膜）を持つ細菌にはワクチンが有効である。

　本章では、まず世界最初のワクチン接種（天然痘に対する種痘）の歴史を紹介し、次にウイルスワクチンがなぜ有効であるかの理由を述べる。最後に莢膜を持つ細菌による侵襲性感染症のワクチンについて述べよう。

1　世界最初のワクチン――痘苗《とうびょう》

産業革命最中だがコレラ流行前であった十八世紀末の英国。開業医ジェンナーが天然痘ワクチンを開発した。

エドワード・ジェンナー

恐ろしい天然痘は、前述のように「二度なし」の病気であり、子供の症状は大人に比較して軽いことが昔から知られていた。そこで昔インドやペルシャでは、患者の痘疹《とうしん》の膿《うみ》を子供の腕に接種して感染させて免疫を付けさせることが行われていた。これを人痘接種という。英国で最初に行われたのは一七二一年になってからだった。王立協会会長ハンス・スローン医師が立ち会っている。[1] しかしウイルスは弱毒化されていないので、重症者が出るのは当然のことであった。

エドワード・ジェンナー（一七四九～一八二三年）は、イングランドの田舎の医者であり、牛の乳房に感染する牛痘に興味を持っていた。牛痘はときおり乳搾りの手に広がったが、痘疹は限局性で症状も軽かった。彼は医者として日常的に人痘接種も実施していたのだが、乳搾りに人痘接種してもなんの反応を示さないことに気付いた。彼は牛痘感染が天然痘を防御すると推理した。

一七九六年、ジェンナー（四七歳）は乳搾り女の痘疹から液を取り、それを八歳の子供の腕に接種した。数ヵ月後にその子どもに人痘接種をしたところ健康のままであり、天然痘に対し免疫になったことを示した。彼はそのことを次のように述べている。[2]

私が思いがけない牛痘の調査をしていたとき、天然痘にならって、接種によって人から人へこの病気をうつすことができるかもしれない、という考えがふと頭に浮かんだ。私はこの考えを試験する機会がいつか来ないものかと待っていた。ついにその機会がやって来た。最初の実験はフィップスという名前の男の子に実行した。

私は、雌牛から感染した若い女の手からたまたまとられた少量の液を彼の腕に挿入した。こうして少年の腕にできた膿疱《のうほう》が人痘接種のものに似ているという類似点があるにもかかわらず、それに伴う症状がほとんど認められないので、私はこの患者が天然痘から護られているという確信をほとんど持つことができなかった．しかしながら、接種の数ヵ月後、彼は天然痘に対し安全であることが証明されたのである。

この歴史的な人体実験は、事実の観察から考え出した仮説と演繹的思考との結合（仮説－演繹法）を基礎にしたものである。当時すでに科学的思考が行われていた。牛痘、天然痘は体内で殖える近縁の病原体によって起こり、症状が軽い前者に前もって罹《かか》っておくと後者に罹らない、と考えるのが論理的であった。そしてこの医学史上の偉業が行われたのだ。

牛痘接種（種痘）はすぐさまヨーロッパ中に普及したが、痘苗（vaccine）をどのようにして海を越えて長距離運ぶかは大問題であった。米国『アトランティック』誌の記事[3]によれば、スペインから新大陸へは次のようにして運ばれた。

孤児を使ったのだ。一八〇三年十一月、「王立慈善痘苗遠征隊」が出発した。三〜九歳の孤児二二人を船に乗り込ませ、出発直前に二人に接種し、約十日おきに二人ずつに植え継いだ。翌年三月ベネズエラのカラカスに到着。そこで二ヵ月間に一万二〇〇〇人に接種した。

そこから二グループに分かれ、一グループはコロンビア、エクアドル、ペルー、ボリビアへ運び、数年のうちに二〇万人以上に痘苗を接種した。別グループはメキシコへ向かい、そこで一〇万人以上に接種した。さらにそこからフィリピンへ向かい、一八〇五年四月に到着。そこで数ヵ月のうちに二万人に接種したとのこと。

日本での種痘

日本へ人痘接種法がもたらされたのは延享《えんきょう》三（一七四六）年で、中国から来た商人による。[4]健康な子供の鼻に患者の痂皮《かさぶた》の粉末を吹き込むやり方である。筑前国（現福岡県）秋月《あきづき》藩の緒方春《しゅん》朔《さく》は、寛政《かんせい》二（一七九〇）年に人痘接種を行い、寛政七年に『種痘必順弁』を著わした。これは日本で出版された最初の人痘接種書として有名である。つまり日本でも十八世紀には人痘接種が行われていた。

長崎の蘭方医たちは、より安全な牛痘接種法のことをオランダ商館医師から聞いていて、痘苗の導入を望んだ。痘苗はすでに一八〇五年にジャワ島バタビア（現ジャカルタ）に到達していたが、日本で使われるまでにはやや長い年月があった。一八二三年、フォン・シーボルトが痘苗を持参したが、人から人への植え継ぎでなく、痘疹の膿だけなので、気温の高い船内でウイルスは失活していた。

長崎に常駐していた佐賀藩医の楢林宗健《そうけん》は、熱に強い乾燥した痂皮を入手したいとオランダ商館医モーニケに頼み込み、嘉永二（一八四九）年六月、継代可能な痘苗がジャワ島から運ばれた。宗建は、これを自身の息子を含む子供たちに接種して痘苗を得た。この話を聞いた大村藩の医師・長與《ながよ》俊達《しゅんたつ》は、十一歳の孫・専齋《せんさい》を長崎に行かせて種痘を受けさせ、その痘苗から藩内で種痘を普及させた。[5] なお長與専齋はのち明治政府の内務省衛生局長となる（専齋自身が「衛生hygiene」という言葉を初めて使った）。

痘苗は同年九月に京都に着き、子供から子供への植え継ぎで維持された。福井藩の蘭方医・笠原良策（四〇歳）は、同年十一月十九日に四人の幼児（うち二人は接種直後）とその両親八人を率いて京都を発ち、途中で一回植え継いで、雪の栃ノ木峠を越えて、全六日をかけて痘苗を福井にもたらした（吉村昭『雪の花』新潮文庫　一九八八年）。痘苗は、さらに福井から金沢、富山など北陸地方へ伝わった。このようにして、種痘は蘭方医たちのネットワークによって急速に日本中に広がり、各地に「除痘館」が作られた。

コラム6-1 「天然痘」の語源

長與俊達は、人為的な感染（＝種痘）に対比させて、自然罹患の痘瘡を「自然痘」「天然痘」と呼んだという。つまり「天然痘」は、古《いにしえ》からの病気に付けられた比較的新しい病名なのだ。

なお中国では天然痘は「天花」という。

種痘の普及に関しては、藩主が積極的に推進させた場合とそうでない場合がある。佐賀藩では、第十代藩主・鍋島直正《なべしまなおまさ》みずからが楢林宗健に命じている。松江藩では、第九代藩主・松平齊貴《なりたけ》は一八五四年に娘に種痘を受けさせた（読売新聞二〇二二年四月十一日朝刊）。一方、笠原良策は藩の漢方医の反対を受け苦労した。江戸では、人痘接種を行っていた漢方医学の幕府医学館が種痘に反対して遅れた。安政五（一八五八）年五月七日、やっと「お玉ヶ池種痘所」が設立された。これはのち幕府の直轄になり、東大医学部の前身となる。

ところでvaccine《ワクチン》（英語発音は「ヴァクシン」）の語源は、雌牛cowのラテン語vaccaである（そこに含まれるウイルスは、のち日本語でワクチニア《vaccinia》ウイルス《virus》と呼ばれた）。ドイツ語ではVakzin《ヴァクチン》、オランダ語ではvaccin《ファクシン》であり、長崎の蘭方医たちは後者の発音を使っていただろう。

笠原良策は、『白神記《はくしんき》』という種痘の記録を残している。彼は五〇歳のとき「白翁」と名乗った（ちなみに、福井大学医学部同窓会の名称は「白翁会」）。十六世紀、「ハ行」の発音は「h」でなく「ɸ」であった。当時、日本に来たポルトガル人は「日本」をNifonと記録している。このfの発音は歯唇摩擦音でなく両唇摩擦音［ɸ］である（七章5節コラム7-9）。江戸では十八世紀半ばまでこの音が残っていたとのこと。[6] 福井藩でいつごろまでɸが使われたかは知らないが、蘭方医であった笠原良策は「白神」を「ファクシン」と発音したのではないか。「白翁《ふあく》」とは「ワク（チン）王」ともいえようか。

なお牛痘ウイルスとワクチニアウイルスは似ているが、同じものでないことがのちに分かる。さらに近年、遺伝子の解析からワクチニアウイルスは馬痘ウイルスであることが分かった。ジェンナーは馬痘ウイルスが感染した牛の痘疹から痘苗を得た可能性があるとのこと。[7]

天然痘の撲滅

一九八〇年五月、WHOは天然痘ウイルスが撲滅されたとの宣言を行った。以下、それが可能であった理由を説明する。

先進国では種痘の普及で天然痘は消えたのであるが、アフリカにウイルスが残っており、種痘を中止できなかった。もし止めると、天然痘に無免疫の人が増えてくる。どこかに残っていたウイルスがそこへ入ってくれば、かつてのアステカ帝国でのような大惨事が起こる。種痘を廃止するにはウイルスの根絶が必要なのだ。

それを可能にしたのは、次の要件である。①有効なワクチン（痘苗）がある、②「二度なし」の病気、③ヒトだけのウイルスで、動物からは来ない、④不顕性感染がない（目で見て感染者を区別できる）、⑤痘苗が凍結乾燥できて熱帯で安定、⑥注射器でなく二叉《ふたまた》針で接種可。

途上国では、保健所職員が奥地まで入って患者を探し、見つかると、周りの交通を遮断し、患者の周りの人に種痘を行った。患者が回復すればウイルスは消滅する。これを繰り返しながら、ついに地球上の天然痘ウイルスをゼロにしたのであった。

2 ウイルスワクチンの原理

第三章ですでにポリオの不活化ウイルスワクチンと生ウイルスワクチンについて述べたが、本節では、なぜウイルスに対するワクチンが有効かを説明しよう。まずウイルスと細菌とでは、構造と増殖の仕方がまったく異なることを知ってほしい。

ウイルスvs細菌

前述のように、ウイルスは生きた細胞のなかでしか増殖しない。つまり、ウイルスは細胞（宿主《ホスト》）の寄生体《パラサイト》である。ウイルスの分類を表6－1（一九〇頁）に示す。大きさ、脂質を含むエンベロープ（蛋白質の殻の外側の膜）があるか、核酸がＤＮＡかＲＮＡか、一本鎖か二本鎖か、一

	核酸	代表的な ウイルス	塩基数* (kb)	核酸 複製部位	エンベ ロープ	粒子サイズ** (nm)
I群	2本鎖DNA	天然痘	186	細胞質	+	350×250
		ヘルペス	150	核	+	~150
		アデノ	26~46	核	−	80
		パピローマ	8	核	−	50
II群	1本鎖DNA	パルボ	6	核	−	30
III群	2本鎖RNA	ロタ	19	細胞質	−	70
IV群	1本鎖 (+)RNA***	ポリオ、A型肝炎	8	細胞質	−	30
		ノロ	8	細胞質	−	30
		C型肝炎	10	細胞質	+	~50
		風疹	10	細胞質	+	~70
		コロナ	30	細胞質	+	~100
V群	1本鎖 (−)RNA***	インフルエンザ	14	核	+	100~200
		麻疹	16	細胞質	+	150~350
		狂犬病	12	細胞質	+	75×180
		エボラ	19	細胞質	+	幅8nmのヒモ状
VI群	1本鎖RNA****	ヒト免疫不全	10	核	+	~100
VII群	一部2本鎖DNA****	B型肝炎	3	核	+	~40

*kb=1000塩基

**エンベロープを持つウイルスの粒子サイズは揃っていない

***(+)鎖はmRNAの情報、(−)鎖はそれと相補的な情報を持つ

****ウイルス粒子内に逆転写酵素を持ち、RNA→DNA, DNA→RNAの転写を行う

表 6-1 ウイルスの分類(バルチモアによる)

本鎖RNAではプラス鎖かマイナス鎖か、などで分類される。細胞のなかで、ウイルス核酸は細胞の代謝系を利用してウイルス自身の核酸の複製とウイルス蛋白質の合成を起こさせて、その蛋白質が自動的に重合して殻を作り、その中にウイルス核酸が取り込まれる。

宿主細胞外に出たウイルスは、無生物として存在する。ヒトウイルスが存続するには、人と人の間のウイルスの運び屋が必要である。飛沫、エアロゾル、水、手などを介して新しい宿主に移る。感染しても重症にならない場合、宿主自身が国境を越えてウイルスを運ぶことが起こっている。

体外でのウイルスの活性(感染性)は、時間経過とともに起こる蛋白質の変性などで減じていく。一般に、エンベロープを持たない小さなウイルスほど丈夫である。環境中での丈夫さはウイルスの種類によって異なり、エンベロープを持つウイルスは乾燥に強いがアルコールに弱い。ポリオウイルスは乾燥に弱いが高温多湿に強い。ノロウイルスは乾燥にもアルコールにも強い。すべてのウイルスで、遺伝子核酸は紫外線で壊れ、蛋白質殻構造は煮沸で壊れて感染性を失う。

抗生物質には、ウイルス増殖を抑制する効果はまったくない(五章1節)。抗ウイルス薬とは、宿主細胞の代謝には影響なく、ウイルス核酸または蛋白質のみの合成を特異的に阻害するものであることが望ましいが、まだその数は少ない。

ウイルスに対する免疫

ウイルス感染後に生じるウイルスに対する免疫は、免疫系のBおよびT細胞がその役を果たす。前者は骨髄（Bone marrow）で成熟し、後者は胸腺（Thymus）で成熟するリンパ球なので、この名が付いた。

ウイルスワクチンとは、人が危険なウイルスに曝露されるまえに、①ホルマリンなどの薬剤で不活化したウイルスを人に注射して、ウイルスを中和する抗体を作らせるもの、または、②弱毒化した生ウイルスを人に感染させて、中和抗体だけでなく、ウイルス感染細胞を殺すキラーT細胞をも作らせるものである。

抗体によるウイルス感染性の中和

ウイルス粒子の殻（カプシドcapsidという）は、少数種類の蛋白質の重合体から成る。その理由は以下のようである。小さい粒子ほど、体積当たりの表面積は大きくなる。小さなウイルスでは、遺伝子情報量は少ないのに対し殻を作る蛋白質の量は多くなるので、同じ蛋白質が多数個重合して殻を作るのである（殻の基本的な構造は正二十面体）。

このような重合蛋白質は、人体の免疫系を強く刺激し、大量の抗体を作らせる。抗体は免疫グロブリン（immunoglobulin Ig）に属す。何種類かがあるが、そのうちのIgG抗体がウイルスに対する免疫でいちばん重要なものだ。感染後血液中に長期持続するだけでなく、この抗体はウイルス抗原に結合する力が強いからである（コラム6－2）。

IgG抗体分子はY字型をしていて、抗原分子との結合の手が二つある。ウイルスの殻の重合蛋白質には同一の抗原決定基（エピトープ）が多数並んでいるので、一個のIgG抗体分子は二本の手でより強くウイルス粒子に結合する。

ウイルス粒子のサイズは細菌の一〇分の一以下で、たとえばポリオウイルスの直径は三〇ナノメートルである（一ナノメートルは一ミリメートルの一〇〇万分の一）。抗体分子のサイズはポリオウイルスの約三分の一であるが、抗体がウイルス粒子の殻蛋白質に結合すると、その構造に大きな影響を与え、たった一個の抗体分子の二本の手の結合でもウイルスの感染性がなくなるといわれる。粒子構造が破壊されるわけでないので、「中和」されるという。

直径が一〇〇ナノメートルもあるコロナウイルスの場合には、抗体はスパイク蛋白（七章2節）に結合することで、ウイルスの細胞への吸着を防いで中和を起こす。ウイルス粒子の表面にスパイクは多数あるので、一個のスパイクに抗体が結合しても、他のスパイクを介してウイルスは細胞に吸着できるわけで、多数個のスパイクに抗体が付かないと中和は起こらない。つまり、スパイクを持つ比較的大きなウイルスの中和には、相対的に多量の抗体分子が必要である。さらにサイズが大きい細菌や原虫に対しては、抗体だけでは効果がない。

コラム6-2　IgG抗体の「親和性成熟」

抗体を作るB細胞一個一個は、それぞれ一種類の抗体様分子をその表面に持っていて、その抗原結合部位に外来の抗原が結合すると、その細胞は刺激を受けて分裂・増殖し、多数個の同じ細胞（クローンという）が大量の抗体を血液中に分泌する。初めは抗体が抗原とピッタリ合ったものでなくても、IgG抗体の場合、細胞分裂が繰り返されるとともに抗原結合部位のアミノ酸配列を指令するDNA塩基配列に変異が起こり、より強く抗原と結合するクローンの増殖がより刺激される仕組みがある。したがって分泌された抗体の親和性が時間とともに徐々に高まっていく。この現象を抗体の「成熟」という。ウイルスが体内で大量に増殖すれば高親和性の抗体が作られ、それを作るB細胞も長期間生存するようになる。

この「クローン選択」の基本概念は、F・M・バーネット（一九六〇年ノーベル生理学・医学賞）が考えたものである。B細胞の抗体遺伝子DNAに変異が生じ、個人の体内で進化が起こるという考えは画期的なものだった。この抗体遺伝子の構造をのちに詳しく解析した利根《とね》川進《がわすすむ》（一九七六年、三七歳）は、一九八七年四四歳でノーベル賞を単独受賞した。

とくにウイルス粒子は、その成分蛋白質がバラバラで存在するよりも強い免疫を作らせる。この強い免疫を残す全身性ウイルス感染症は、「二度なし」の病気といわれた。ワクチンとは、それが作った免疫によって強毒ウイルスによる病気が「二度もなし」の状態にするものである。

キラーT細胞によるウイルス感染細胞の破壊

ウイルスの特徴は、宿主細胞内でウイルスの核酸と蛋白質が作られて増殖することだが、その増殖の途中でウイルス蛋白質の一部（八～九個のアミノ酸が繋がったペプチド）が細胞の表面に露出する。この部分は抗体が結合する部位とは異なる部分である。体内でこの部分に反応するT細胞が作られる。

このリンパ系細胞がウイルス増殖中の宿主細胞に接すると、その細胞を殺す物質を分泌する。そこでこのリンパ球を「キラーT細胞」と呼ぶ。ウイルス感染宿主細胞が、ウイルス粒子が出来る前に殺されるので、体内でのウイルスの広がりが中断されて、人体はウイルスの害から免れることができる。つまりウイルス感染後に生じる免疫には、抗体とキラーT細胞とによるものがあり、人体が同じウイルスに再度曝露されたときに、この二つが協同して人体を守るのである（図6－1）。

なお、細菌は細胞内で増殖しないので、細菌に対する免疫にキラーT細胞は無関係である。

さまざまなウイルスのワクチン

細菌感染に対するワクチンは少ないのだが、ウイルスに対して有効なワクチンは多数ある。種類としては、①ウイルス粒子を不活化したもの（ポリオ、A型肝炎、日本脳炎、狂犬病など）、またはウイルス粒子の一部成分を使うもの（インフルエンザ、B型肝炎など）、②弱毒生ウイルスワクチン（ポリオ、風疹、麻疹、ムンプス〔おたふく風邪〕、水痘、ロタウイルスなど）がある。どのワクチンも有効である。インフルエンザは再感染を繰り返す局所感染症なので、ワクチンでインフルエンザ再罹患を止めることはできないが、肺炎にならないようにする重症化予防効果を持つ。

不活化ワクチンは皮下または筋肉内に注射される。宿主細胞内での増殖がないのでIgG抗体だけを作らせる。一方、弱毒生ワクチンは、抗体およびキラーT細胞を作らせる。しかし生ワクチンは免疫不全の人には使えない。人体からワクチンウイルスが排除されないで増殖している間に、強毒株に復帰する変異を起こす可能性があるからだ。

通常、不活化ワクチンは三回、生ワクチンは二回注射される（生ポリオ、生ロタウイルスワクチンは経口投与）。不活化三回注射の理由は、一回注射ではウイルス蛋白質の量が少ないのでIgG抗体の「成熟」が不十分なためだ。三回分の蛋白質をまとめて一度に注射しても、抗体産生の効率は悪い。不活化ワクチンを大量に製造するには費用がかかるので、少しずつを繰り返し注射して、抗体成熟の効果を上げるようにしているのである。生ワクチンの場合には、弱毒化したウイルス

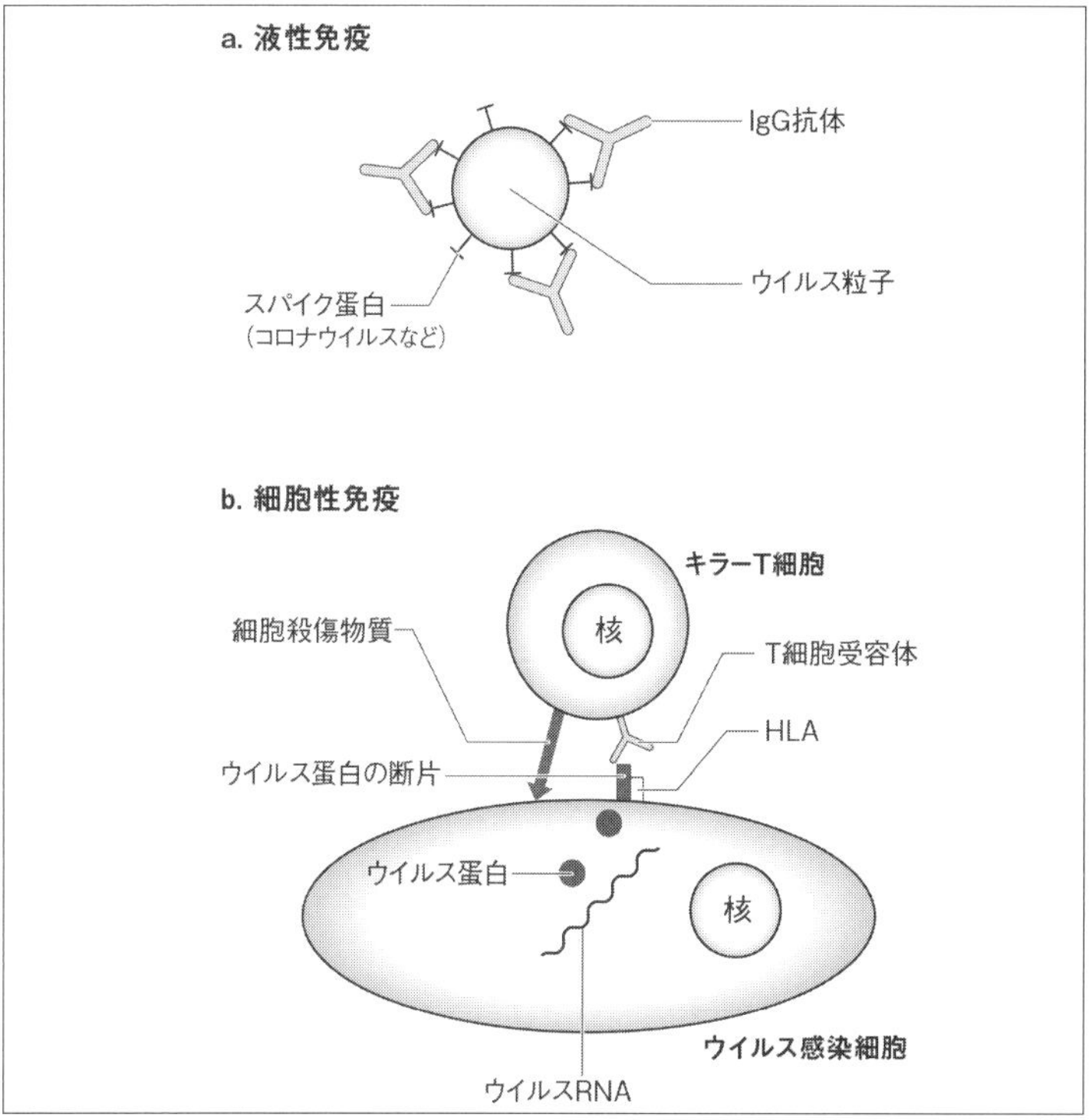

図 6-1　液性免疫と細胞性免疫

a.抗体によるウイルスの中和――液性免疫

IgG抗体は抗原と結合する手を2本持っており、Y字形をしている。ウイルス蛋白に結合して、ウイルスの細胞への吸着を抑える(ウイルスは中和される)。

b.キラー T細胞による感染細胞の破壊――細胞性免疫

ウイルス感染細胞の表面には、ウイルス蛋白分子の一部のペプチドが細胞膜のHLA (ヒト白血球抗原)分子と一緒に出ている。キラー T細胞上の受容体(抗体様分子)がこの[ペプチド+HLA]の構造を認識して結合すると、T細胞から感染細胞を殺す物質が分泌される。

なお、HLAとは白血球型を決める分子で、赤血球型(A、B、O型など)と異なり、きわめて多数の型がある。このHLA分子は白血球だけでなく、赤血球以外の細胞の表面にも存在する。キラー T細胞は、そのHLAとウイルス感染細胞のHLAとが一致しないと機能しない。このために、ある人のキラー T細胞の実際の活性を測定するためには、その人と同じHLAを持つ細胞にウイルスを感染させたものを使わなくてはならない。というわけで、細胞性免疫を簡便に測定する検査法がないのが現状である。

を使うので、体内で作られるウイルス蛋白質の量が少ない。そこで二回の注射を行う。

不活化ワクチンでの最初の二回のワクチンは約四週間隔で接種する（新型コロナワクチンでは三週間にした）。これを基礎免疫という。三回目接種はその数ヵ月、または数年後に行う。これをブースター（押し上げ）接種という。この注射によって、血中の高親和性抗体の量が増える。生ワクチンでは、二回目注射がブースター接種になる。

呼吸器ウイルス感染症におけるワクチンの有効性

全身ウイルス感染症では、体外から入ってきた野外ウイルスは、まず呼吸器や消化管の表面の細胞で増殖し、さらに血液に入って（これをウイルス血症という）、全身の他の臓器に達してその臓器特有の症状を発現する。このような疾患では、ワクチンで血液中に長期持続IgG抗体を作らせておけば、野外ウイルスは血液中で中和されて病気は起こらない。

一方、呼吸器の局所感染症であるコロナやインフルエンザでは、再感染が起こる。ウイルスの自然感染で、気道粘膜ではIgA抗体が作られるが、この抗体の持続期間は短い。つまり、呼吸器ウイルス感染症は、二度なしの病気ではない。ただし再感染は通常、軽症である。

呼吸器ウイルス感染で問題になるのは、肺炎（肺胞炎）が起こるかどうかである。肺は酸素O_2と炭酸ガスCO_2とのガス交換をする生命に必須の器官であるので、感染によってその機能に異常が起これば、命に関わることになる。そこで肺の構造と機能を説明しよう（「前著」の一四八頁に模式図あり）。

肺のなかで最重要の組織が肺胞である。これは、気道が気管→気管支→細気管支と分岐してきた行き止まりにある、小さな風船状の構造である。両方の肺で何百万個もある。各風船の外側は毛細血管にビッシリと覆われていて、胸腔《きょうくう》の中に位置している。胸腔は大気圧から隔離された場所であり、筋肉（肋間筋と横隔膜）の動きによって胸郭《きょうかく》が広がると、胸腔内の圧力が下がり、風船（肺胞）が受動的に膨らんで吸気が入る。吸気中の酸素は、肺胞細胞の細胞膜と肺胞を覆う毛細血管内皮の細胞膜とを通過して赤血球に移る。一方、赤血球内の炭酸ガスは肺胞内へ移る。次に胸腔内圧が上がる、風船はしぼんで炭酸ガスを呼気に追い出す。これが呼吸ガス交換のメカニズムである。肺胞細胞が毛細血管と接していることが、上気道の粘膜上皮細胞とは大きく異なることだ。

ワクチン接種でウイルスを中和するIgG抗体を血液中に作っておいても、この抗体が上気道の感染炎症部位に毛細血管から出てくる量は少なく、局所での感染予防効果は全身感染症ほどではない。また、仮に血中にキラーT細胞が作られていても、気道粘膜の上皮細胞と毛細血管とは離れているので、ウイルス感染した上皮細胞を殺す効率も低い。

もしウイルスが上気道だけでなく肺胞でも増殖すると、きわめて危険な状況が起こる。肺胞が炎症による滲出液で満たされれば、溺死《できし》となる。インフルエンザでは、肺炎予防に不活化ワクチンが使われている。ワクチン接種で作られたIgG中和抗体は、毛細血管から隣接する肺胞に出てきて、上気道で殖えたウイルスが肺へ流れて来ても、それを中和し肺炎を予防する。つまり、不活化インフルエンザワクチンは上気道炎を防げなくても、肺炎を防ぐことが期待される。

もし血中にウイルス特異的キラーT細胞が居れば、これもすぐにウイルス感染肺胞細胞に接してそれを殺す。不活化ワクチンではキラーT細胞は生じないのだが、コロナmRNAワクチン（次節）はそれをも作らせるので、肺炎予防により効果的と考えられる。

3　メッセンジャーRNAワクチン

二〇二〇年の終わりに新型コロナ感染に対し画期的なメッセンジャー（m）RNAワクチンが使用可能になった。ワクチン開発には何年もの時間がかかるのだが、ウイルスが分離されて一年以内に出来るとは、驚異的なスピードであった。米国のファイザー社とモデルナ社の二社が別々に製造販売したが、両社のワクチンは同じ原理で作られている、以下では、ファイザー社ワクチンの開発の経緯を述べる。

コラム6－3　メッセンジャーRNAとは？

「メッセンジャー」とは、「メッセージ（情報）を運ぶ人」である。生物学上の意味は、細胞核にあるDNA上の遺伝子情報をRNA分子に書き移したもので、そのRNAが核から細胞質へと運ばれて、その塩基配列情報にしたがってアミノ酸が繋げられて、蛋白が作られる。

ビオンテック社

ファイザー社のワクチンを開発したのは、ドイツのバイオテクノロジー企業ビオンテック社である。ジャーナリストのジョー・ミラーが、そのワクチン開発一年間の物語を克明に描いているので（文献8）、以下それから紹介する。

ビオンテック社（二〇〇八年設立）は、トルコ系ドイツ人ウール・シャヒン（一九六五年生まれ）が率いるベンチャー企業である。シャヒンは、ケルン大学医学部を卒業したあと癌を免疫学的手法で治療するためのmRNAワクチン開発の研究を長年行っていた。すなわち、癌発生時に生じる新《ネオ》抗原のmRNAを患者に注射して、癌細胞を殺すキラーT細胞を誘導させるのである。彼は二〇一三年、副作用の少ないmRNAを開発したカタリン・カリコ（後述）を副社長として迎えている。

二〇二〇年初めに新型コロナが出現したとき、彼にはウイルス病研究の経験はなかったのだが、コロナが世界中に広がると直感的に思い、mRNAを使ったワクチンを一年以内に作ろうと決意した。周りの人たちはコロナに無関心であったのだが、最終的には、社員一丸となって成功に導いた。普通の学者にはできないことだった。

mRNAワクチンの原理は、従来のワクチンとはまったく異なる。ウイルス抗原を作るための培養細胞が不要なのだ。試験管内でコロナウイルスS蛋白のDNA遺伝子からmRNAを合成・増幅し、それを人間の筋肉内に注射し、その細胞内でmRNAからウイルス蛋白を作らせる。これが抗原として人体の免疫系を刺激し、ウイルス中和抗体（図6－1a、一九七頁）を誘導する（ただし、S蛋白は粒子状ではないので、誘導されるIgG抗体の持続期間は不活化粒子ワクチンより短いようだ）。ウイルス核酸の塩基配列が分かればすぐに製造を開始できることが最大の利点で、新型ウイルスが発見されてすぐにワクチン接種が可能になる。

mRNAワクチンのもう一つの特徴が、ウイルス感染細胞を殺すキラーT細胞（図6－1b）をも作らせることだ。シャヒンは、細胞性免疫研究の経験を持ち、その測定技術を持っていた。

ウイルス病に関するmRNAワクチン開発の歴史[9]を見ると、すでに一九九三年、試験管内で合成したインフルエンザウイルスNP（核蛋白）のmRNAをリポソーム（脂質人工膜）に包んで、マウスに注射してNP抗原特異キラーT細胞を作らせる研究が行われている。しかし通常のRNAを注射すると、人体に副作用が強くて使えなかった。

二〇〇五年、ハンガリー出身の女性科学者カタリン・カリコ（当時五〇歳、ハンガリー語ではカリコ・カタリンと姓・名の順になる）は、RNA塩基のウリジンをシュードウリジン（ヤマサ醤油

［株］が製造）に代えると毒性が減ることを発見した。新型コロナのｍＲＮＡワクチンにはこの塩基が使われている。

彼女と共同研究者のドリュー・ワイスマンは、この発見で二〇二一年のラスカー賞、二〇二二年の日本国際賞などを受賞。ついに二〇二三年、ノーベル生理学・医学賞を受賞した。ノーベル賞委員会が評価したのは、「コロナｍＲＮＡワクチン開発を可能にした塩基修飾に関する発見」である。

コラム6-4　ウイルスベクターワクチン

コロナウイルスに対するワクチンとして、チンパンジーアデノウイルスDNAにS蛋白遺伝子を組み込んだものをワクチンとしたものがある。このウイルスは接種された人の細胞内で複製されずに、S蛋白だけが細胞内で合成されるようになっている。

英国オックスフォード大学が開発して、アストラゼネカ社が製造した。ワクチンは凍結しないで保存できる。アデノウイルス粒子に対する抗体も生じるので、二回目の接種はできない。

変異株ウイルスによる肺炎を抑える

　局所ウイルス感染症では、ウイルス粒子表面蛋白のアミノ酸が若干変わった変異株が生じると、抗体はウイルスを中和しにくくなるのに対し、キラーT細胞はウイルス変異株感染細胞に対しても有効に働く。以下に、その説明をしよう。

　コロナウイルス粒子表面のS蛋白は、一二七三個のアミノ酸が一本の紐のように繋がり（ポリペプチドという）、それが折りたたまれて立体的な構造を作っている。その一部が「受容体結合ドメイン《領域》」（二二二個のアミノ酸）であり、ヒト細胞表面のＡＣＥ２受容体に結合する場所である。この部分に結合する抗体はウイルスの細胞への結合を邪魔するので、ウイルス中和活性を持つ。この部分のアミノ酸は変異が起こりやすく、一部のアミノ酸が変化すると抗体が結合しにくくなる。すなわち、コロナ起源株（武漢株）遺伝子を使うワクチンで作られた中和抗体は、オミクロン株を中和しにくい。一方、このドメイン以外の部分のアミノ酸は変化しにくい（もしそこが変ると、S蛋白分子全体の構造と機能が失われるからである）。

　前述のように、キラーT細胞が認識する部分は、S蛋白ポリペプチドのなかにある八～九個のペプチド部分である。つまり、中和抗体を誘導する部分は受容体結合ドメインに限られていて株特異的であるが、キラーT細胞を誘導するペプチド部分はS蛋白ポリペプチド全体の中にたくさんあり、それらは株間で共通である。そこで、武漢株遺伝子のｍＲＮＡワクチンを接種して作られたキラーT細胞は、武漢株だけでなく変異株が感染した細胞をも殺すことができるのである。[10]

ビオンテック社のシャヒンは、mRNAワクチン開発の初期段階で、ワクチンのRNA配列を受容体結合ドメイン部分だけにするか、S蛋白全体にするか迷ったが、最終的には全配列を選んだ。彼は、キラーT細胞の知識を持っていたからである。

さて、mRNAワクチン接種をすでに受けた人がオミクロン株に感染した場合を考えてみる。抗体で中和されにくくなったウイルスが、上気道で増殖してそれが肺胞に流れて来る（あるいは他の感染者からエアロゾルに乗って肺胞に届く）。そのウイルスが肺胞細胞で増殖すると、肺胞と毛細血管とは接しているので、株間共通に働くキラーT細胞が毛細血管から出てきて、ウイルスに感染した肺胞細胞を殺してウイルスの広がりを抑え、危険な肺炎を防ぐことが期待できる。つまり、mRNAワクチンを受けた人では、上気道でブレークスルー感染が起こっても肺炎は起こりにくい（重症化しにくい）ことになる。

4　侵襲性細菌感染症のワクチン

現在、抗菌剤が効かない細菌が増えて問題になっている（五章）。当然のこととして細菌ワクチンの開発が期待される。じつは細菌学が勃興《ぼっこう》してすぐに細菌を使うワクチンが作られたのだが、ウイルスワクチンに比べて有効性がそれほどでないこと、細菌感染症に有効な抗生物質が発見されたことなどで、現在使われている細菌ワクチンの種類はきわめて少ない。

細菌の表面にある蛋白質は細胞表面をびっしりと覆っているわけでなく、また、ウイルス殻蛋白質のように同一蛋白が重合体になったものでないので、そこに抗体が結合しても、ウイルスよりサイズがはるかに大きい細菌の感染性を「中和」する（殺菌する）ことができないのだ。また、細菌感染ではキラーT細胞は作られない。

細菌に対する液性抗体の役割としては、細菌感染後に作られる抗体（IgM、IgG）が細菌表面の蛋白質抗原に結合すると、細菌は食細胞（好中球やマクロファージ）に食べられやすくなるので感染防御に役立つ。しかし細菌感染後の抗体はウイルスの抗体ほどには長期間持続しないので、細菌感染に対してのワクチンは一般的でないのである。

しかしながら、莢膜《きょうまく》を持つ細菌に対しては有効なワクチンが開発されている。本節では、それについて説明しよう。

莢膜を持つ侵襲性細菌

細胞壁の外側をさらに多糖体から成る莢膜で覆われた細菌がある。莢膜があると好中球やマクロファージの自然免疫メカニズムによる食作用が起こりにくくなり、菌は体の奥にまで到達して、重症の肺炎、髄膜炎、菌血症などを起こしやすい。感染症法では三つの疾患（侵襲性肺炎菌感染症、侵襲性インフルエンザ菌感染症、侵襲性髄膜炎菌感染症）が二〇一三年四月から全数届出義務のある感染症に指定されている。「侵襲性」と診断する条件は、菌が通常は無菌の部位（血液、髄液など）から分離されることである。

これらの細菌では、同一抗原決定基の繰り返しから成る多糖体（莢膜）で覆われているので、その抗原に対するIgG抗体はびっしりと細菌を覆うことになる。莢膜抗原と結合した抗体に血液中の補体分子が反応すると菌体が破壊されて、殺菌が起こる。また、菌体は好中球による食作用をより受けやすくなる。つまりこれらワクチンはきわめて有効である。

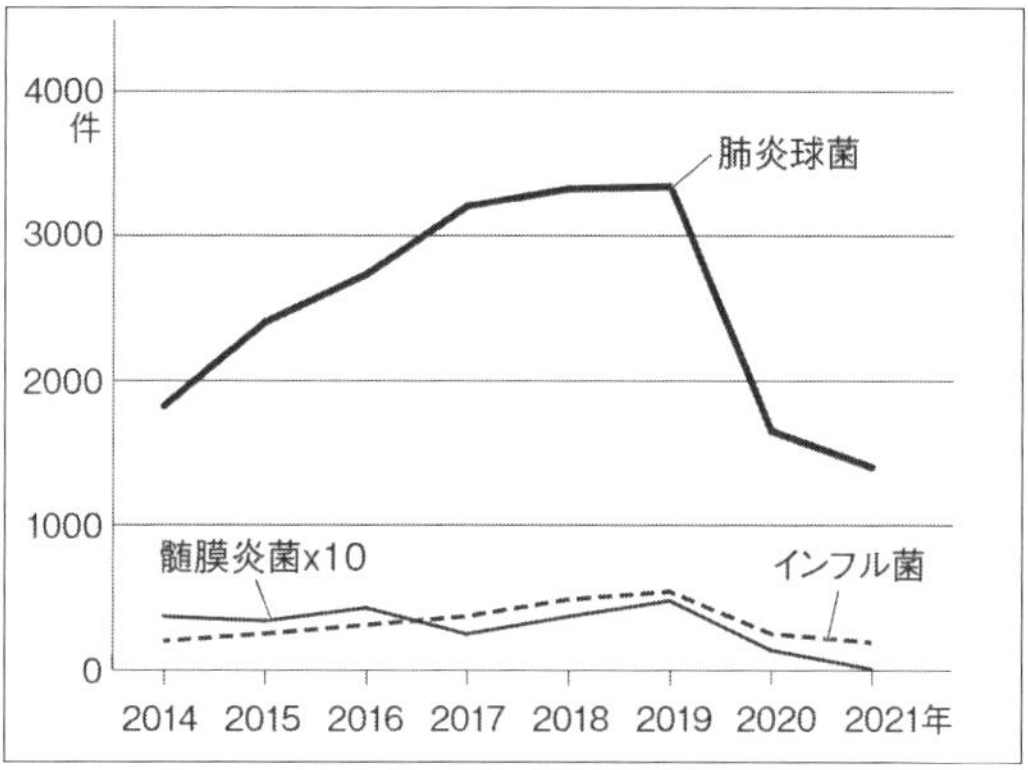

図 6-2　侵襲性細菌感染症の報告数の推移 2014～2021 年
三疾患ともにコロナ流行時に報告数が減少した。
出典：厚生労働省感染症発生動向調査事業年報から作図

図6－2に、三疾患の八年間（二〇一四～二〇二一年）の発生報告数の推移を示す。コロナ流行の始まった二〇二〇年には発生数が半減している。二〇一四～一九年の六年間の総発生数は、肺炎球菌感染一万六八四〇、インフルエンザ菌感染二一六七、髄膜炎菌感染二二四であった。年間の全人口一〇万当たりの発生率は、それぞれ二・二、〇・二八、〇・〇二九であった。髄膜炎菌感染症は圧倒的に少ない。

肺炎球菌

侵襲性肺炎球菌感染症の各年齢群人口一〇万当たり発生率を見ると、〇～四歳の乳幼児、および六〇歳以上の高齢者で発生率が高い（図示せず）。

予防ワクチンとして二種類がある。一つは、二三種類の血清型の多糖体を混合した「二三価ワクチン」で、六五歳以上の高齢者に対して二〇一三年から定期接種されている。蛋白質でなく多糖体なので、作られる抗体の持続が短い。五年に一回の注射を繰り返す必要がある。もう一つは、小児用の七価ワクチン（のちに十三価になった）で、多糖体に無毒ジフテリア毒素蛋白を化学的に結合させ、アジュバント（免疫増強剤）としてリン酸アルミニウムを加えたものである。抗原に蛋白質が含まれるのでヘルパーT細胞が活性化されて、IgG抗体の親和性が増すと同時に、血中に長期間持続する。乳幼児に定期接種されている。

インフルエンザ菌

侵襲性インフルエンザ菌感染症も乳幼児と高齢者に多い。菌の血清型はa～fの六つがある。ワクチンとしてはヘモフィルス・インフルエンザ菌b型（Hib「ヒブ」という）のものがある。多糖体は破傷風トキソイド蛋白と結合させてあり、アジュバントは含まない。日本では二〇一三年から乳幼児に定期接種となった。

日本製のワクチンがやっと二〇二四年度から使われるようになった。ジフテリア・百日咳・破傷風（DPT）トキソイドに不活化ポリオとヒブを加えた五種混合ワクチンである。

コラム6－5　インフルエンザ桿菌《かんきん》

一八八九～九〇年にヨーロッパで「ロシア風邪」が大流行し、局地流行は一八九五年春まで続いた[11]（一九一八年の「スペイン風邪」の前のことである）。当時ウイルスは未知であったが（インフルエンザウイルスが分離されたのは一九三二年）、当時に生きていた人の血清抗体を調べて、病原体はインフルエンザウイルスであったとする説がある（コロナウイルス説もある）。

当時の細菌学者は、細菌が病原体であると考えて、患者から分離した菌に「インフルエンザ桿菌」と名付けた（桿菌とは棒状の菌）。この菌はインフルエンザとは無関係であったのだが、のち髄膜炎を起こす菌であることが分かった。

この菌の学名は *Haemophilus*《ヘモフィルス》 *influenzae*《インフルエンザ》（haemo 血液＋philus 好む）となった。菌の培養には赤血球の成分が必須と分かり[12]、この名が付けられたのだ。赤血球を加えた寒天培地を加熱してから使う。寒天ゲルは、メトヘモグロビンのチョコレート色になる。

では誰がこの菌を最初に発見したのか？『ドイツ医事週報』一八九二年一月十四日号に、ドイツ人R・パイフェルと北里柴三郎とがそれぞれ単独で書いた菌分離の短報二つが載っている。[13] パイフェルはその続報を五月二六日号に書き、そのなかでチョコレート寒天培地の必要性を指摘している（その英語翻訳文がネットで入手できる）。[14] 北里は同年に日本に帰国して、培養に赤血球が必要との報告はしていないので、ヘモフィルス・インフルエンザ菌の発見者はパイフェルとなったのだろう。

髄膜炎菌

侵襲性髄膜炎菌感染症は、罹った人の一割が死亡するという恐ろしい病気である。日本での発生頻度は欧米諸国に比べてかなり低い、という興味深い現象がある。欧米で年間の人口一〇万当たり発生率は一・〇を超えているのに対し、日本では〇・〇二九（前述）と欧米の三〇分の一以下である。年齢群別発生数を見ると、相対的にゼロ歳児に多い。

髄膜炎菌は、健康人の鼻咽頭に棲んでいる。欧米での健康保菌者は人口の五～二〇％であるのに対し、日本では〇・四～〇・八％ときわめて少なく、[15] この保菌者の少なさが日本人の髄膜炎発生率の低さの理由と考えられている。保菌者は咳をしないので、喋りで発生する飛沫や手指での間接接触で人から人へと菌が移ると考えられる。日本で保菌者が少ない理由は分かっていないのだが、日本人の口数の少なさ、日本語を喋るときの瞬間風圧の弱さ（七章3節で後述）、手洗い習慣なども関係しているかもしれない。

日本での集団発生として全寮制高校での一事例がある。[16] 国際的な大規模集会でこの疾患が発生する可能性が議論されている。外国人旅行者を案内する日本人通訳が、この菌の曝露を受ける可能性はあるだろう。

ワクチンは多糖体（四価）をジフテリアトキソイドに結合させたものがある。アジュバントは添加されていない。日本では定期接種は行われていない。東京都は、東京オリンピック２０２０の開催時（二〇二一年）に大会関係者にこのワクチンの任意接種を行った。

コラム6-6　BCGワクチン

唯一の一般人向けの細菌生ワクチンとしてBCGがある。Bacille de Calmette et Guérinの略で、フランス人のカルメットとゲランが、牛型結核菌を長期にわたって継代し弱毒化させた桿菌（bacillus）である。一九二一年に初めてフランスで結核に対する生ワクチンとして使われた。乳幼児結核の発生予防と重症化予防に効果があるが、成人結核に対する効果は低いとされる。現在、乳児に定期接種を行っている国は、日本、インド、ロシア、韓国などであり、米国は任意接種である。

このワクチンの他の効用としては、人体の自然免疫力を高めることがあり、膀胱癌治療にも使われる。アレルギー発生予防の効果も報告されている。[17] なお、コロナが流行した二〇二〇年、ＢＣＧ定期接種を実施している国でコロナが流行しにくいとの仮説が話題を呼んだが、ＢＣＧは関係ないようだ。

第七章

二十一世紀の伝染病
――コロナ

二〇二〇年に始まったコロナ・パンデミックでの世界の総死者数は、世界保健機関WHOによれば二〇二三年十二月二四日現在で六九九万であった。第二次大戦後に発生した急性感染症のパンデミックとしては、一九五七～八年のアジア風邪（病原体はH2N2亜型インフルエンザウイルス）と一九六八～九年の香港風邪（H3N2亜型）があり、それぞれの死者総数は一〇〇万程度であった。コロナは、インフルエンザよりも恐ろしい新型の急性感染症になったのだ。（なお、慢性感染症であるエイズのパンデミックは一九八〇年代から始まり、現在までの総死者数は三〇〇〇万程度。）

コロナ・パンデミックの特徴は、環境衛生が整った欧米先進国で死者が多かったことで、従来の途上国に多い伝染病とは異なっていた。コロナは清潔で快適な文明社会のスキを突いて出現したといえよう。一九九〇年代から始まった経済のグローバル化に伴って、人間が国境を越えて動き回るようになったことが大きく関係している。ちなみに世界の海外旅行者総数は、一九九〇年に四・四億人、二〇〇〇年に六・八億人だったのが、二〇一八年には十四億人と急増した（国連世界観光機関）。

本章では、まずグローバル化でどのような感染症が問題になったかを見てから、コロナについて詳しく述べる。コロナの伝播媒体の主役は、咳による飛沫ではなく、喋るときに生じるエアロゾルであるとの説を説明しよう。

1　グローバル化時代の新興感染症

一九九一年十二月のソ連邦崩壊のあと、グローバル化が急激に加速したことに伴って起こる新しい感染症を「新興感染症 emerging infection」と呼ぶようになった。「emerging」とは、危険な病原体が出現したときの「緊急事態 emergency」にも掛けた言葉である。日本語では「新興」と訳された。

「浮上する」ウイルス

一九五八年に三三歳でノーベル生理学・医学賞を受賞した米国の微生物学者Ｊ・レダバーグは、人間にとって新しい微生物（とくにウイルス）が世界で蔓延《まんえん》する可能性について早くから言及してきた。一九八九年五月、彼の主張を取り入れた討論会「Emerging《浮上する》 virus《ウイルス》 ——ウイルスの進化とウイルス病」が、米国首都ワシントンで開かれた。[1] レダバーグはソ連崩壊前に、新しいウイルスが世界に広がるとの警告をすでに発していたのだ。

二〇〇三年、中国で発生した重症急性呼吸器症候群（ＳＡＲＳ《サーズ》）が世界へ広がった。衝撃を受けたＷＨＯは、二〇〇五年に国際保健規則を改定し、危険な感染症が出現した場合には「国際的に懸念される公衆衛生上の緊急事態」を宣言するという規則を作った。一回目の宣言は、パンデミック株「新型」インフルエンザ（二〇〇九年）。そのあと順に1型ポリオ（二〇一四年）、エボラ出血熱（二〇一四年）、ジカ熱（二〇一六年）、再度エボラ出血熱（二〇一九年）、新型コロナ（二〇二〇年）、エムポックス（旧称サル痘、二〇二二年）である。すべてウイルス感染症だ。

この七回の流行に先進国も含まれていたのは、新型インフルエンザ、コロナ、エムポックスである。新型インフルエンザでは、豚H1N1亜型インフルエンザウイルスが人間に入って来て流行した（現在も流行しているロシア型H1N1インフルエンザと同じ亜型に属すので、厳密には「新（亜）型」ではないが）。このとき日本では人口一〇万当たりの死者数は〇・一六で、先進国で最少であった（英国〇・七六、フランス〇・五一、カナダ一・三、米国四・〇）。[2] 日本で少なかった理由は、抗インフルエンザ薬タミフルが多量に使われたためといわれた。当時、欧米ではマスクは使われなかったが、日本人がマスクを着用したことも死者が少なかった理由であろう。新型コロナ流行時の、二〇二〇／一年、二〇二一／二年の冬季の季節性インフルエンザの患者数は日本でほぼゼロであった。コロナ対策のために日本人のほぼ全員がマスクを使ったためと考えられる。

熱帯の蚊媒介ウイルス病

熱帯には土着の蚊媒介感染症はいくつかあるが、それが熱帯で国境を越えてに広がるのは、病原ウイルスがヒトの血を好む蚊（ネッタイシマカ）で殖える場合である。蚊が脊椎動物を吸血するのは産卵のための栄養を得るためで、雌の蚊だけが吸血して、ついでにウイルスも広げるのだ。吸血源がたくさん存在するのは大都市であり、そこで蚊媒介ウイルス病が流行する。

ジカ熱のウイルスは、一九四七年にアフリカのウガンダのジカ森林のサルから分離された。ネッタイシマカ（ヤブカ属）がウイルス血症（ウイルスが血液中に存在）を起こしている人の血を吸ってウイルスを取り込み、蚊の体内でウイルスが増殖し、その蚊が次に吸血する人にウイルスをうつす。二〇一五年には中南米諸国に広がり、ブラジルでは一三〇万人が感染したと推定された。症状は軽く発熱が主であるが、問題は、感染した妊婦から小頭症の子供が多数生まれたことだった（死者は少なかった）。

デング熱は、もともと東南アジアの都市に土着した蚊媒介感染症であった（型は四つある）。このウイルスは中南米にも広がり、二〇一九年に感染者は三〇〇万を超えた。その後コロナ流行下で人↓人接触が減り、感染も減ったのだが、二〇二三年、再度三〇〇万を超えた。

現在、全世界でデング熱ウイルスに感染する人は一年に約四億人、死者は約二万人といわれる。WHOは二〇二三年十月、大規模流行している地域の六～十六歳の子供に対し、米国で開発されて日本の武田薬品工業が製造する四種混合生ワクチンの接種を推奨すると発表した。

コラム7‐1　代々木公園で広がったデング熱

日本にもデング熱が「輸入」されて、それが国内で一時的に広がったことがあった。二〇一四年八月下旬から九月にかけて、東京の代々木公園の蚊から感染したと考えられるデング熱患者が全国各地で発生した。それまでの日本人患者発生数は年間二〇〇人前後で、すべて国外で感染して帰国した「輸入感染例」であり、患者からデング熱は国内では広がらなかった。国外感染の場所は東南アジアが多く、そこでウイルスを保有するネッタイシマカに刺される。ところが二〇一四年、「国内感染例」が一六二例にもなったのだ（輸入例は一七九）[4]。

温帯の日本ではネッタイシマカは生息していないが、ヒトスジシマカ（ヤブカ属）がこのウイルスを媒介できる。しかし通常、この蚊がデング熱患者の血液を吸うことはない。輸入例患者は症状が出れば動けないので、自宅にいるか、入院する。日本の家屋には網戸があり、夏季には窓を閉めてクーラーを使うので、ヒトスジシマカは屋内の患者を吸血できないからだ。

じつは一九四〇年代の前半、太平洋戦争の戦地から持ち込まれたデング熱が西日本で流行し、総罹患者数が二〇万にもなった。当時、クーラーのない家に住んでいた日本人は蚊に刺されていて、ウイルスが人↓蚊↓人と伝播して社会で拡大循環したのだった。ただし、ヒトスジシマカが冬を越えてウイルスを翌年に繋げることはない。

さて二〇一四年の代々木公園で、なぜデング熱ウイルスが広がったのか？　そこはイベントが頻繁に行われ、外国から帰国した日本人や外国人が集まる場所だ。国外で感染した人が公園に棲む蚊に吸血され、その蚊が公園に住む他の人を刺したのである。そのウイルス血症になった人を公園の蚊がさらに刺してウイルス保有蚊が増え、公園を訪れる多数の人を刺したと考えられる。

二〇一四年九月五日付『ハフィントン・ポスト』紙によると、代々木公園に約三〇人が家《ホームレス》なし（かつ蚊帳なし）で住んでいた。彼らが蚊に刺され、ウイルスを含む血を多数の蚊に与えた可能性がある。その年、デング熱予防のために日本中で広く殺虫剤が撒かれた。右の仮説は検証されていないが、それが正しければ墓地（蚊はいるが、そこに人は住まない）に殺虫剤散布は無用である。

家畜伝染病

家畜（家禽《かきん》を含む）の飼育数が増加した現代、家畜で起こる新興感染症が問題になっている。世界（および日本）での飼育数は二〇二一年、鶏二五九億羽（日本三・二三億）、豚九・七五億頭（九二九万）、牛十五・三億頭（三九六万）である（国連食糧農業機関統計）。[4]鶏の数は圧倒的で、人口より多い。

人間と動物の行動は異なるが、病原体伝播の様式も両者でまったく異なる。動物はトイレを使わない。とくに鶏は密飼いされ（一棟当たり一〇万羽）、ウイルスは個体間でうつりやすい状態になっているので、より増殖能の高い（つまり強毒な）株が選択されて主流になる。[5]さらに、鶏は遺伝的に純系に近いものが飼われているので、一羽がウイルスに感染すればウイルスは鶏舎内に瞬く間に広がる。鶏の鳥インフルエンザウイルス感染（H5N1、H7N3、H3N8亜型など）では、呼吸器でなく全身の感染で外出血して死ぬ。

人が鶏から鳥インフルエンザウイルス感染を偶発的に受けることはあるが、その人から他の人への効率的な伝播は基本的にはない。つまり、ウイルスは家禽に適応したものであって、清潔な人間社会で広がるように適応したものではないからだ。遺伝子にさらなる変異が起こり、人から人へとうつるようになるときには、軽症になる筈だ。

豚では口蹄疫《こうていえき》、豚《ぶた》熱などのウイルス伝染病がある（豚熱は昔、豚《とん》コレラと呼ばれていたのだが、コレラとは無関係なので二〇一九年に改名された）。対策は、全動物の殺処分である。

厚労省は「伝染病」を今「感染症」と呼ぶようになったことは前述したが、農水省は今も「家畜伝染病」を使っている。畜産が大規模化した今こそ、「伝染病」が広がりやすくなっているからだ。

人間が家畜の大規模飼育を続けられるのは、飼料となる穀物の供給が続く間である。将来、世界的に食料・飼料の供給が難しくなる可能性がある。出血で死んだ鶏が累々と横たわっている恐ろしい情景をテレビで観て、人間にも同様なことが起こるかもしれないと恐怖に震えるのでなく、鶏舎でそのようなことが起こる理由や、大量の飼料の輸入は将来どうなるかなど考えてみることも重要である。

2　コロナ・パンデミック――死者は欧米で多かった

本節以降はコロナを扱う。本節では、まずコロナウイルスの性質について説明し、次に米国がコロナ死者数で世界一であったことを述べる。感染しても症状が出ない人が大部分であったが、一部の人ではウイルスが肺の細胞で殖えて肺炎を起こし、呼吸障害のために死亡したのである。

コロナウイルス

ここでコロナウイルスについて簡単に説明しておく。coronavirus の名は、一九六八年に風邪ウイルス研究の英国グループによって付けられた。[6] 電子顕微鏡で見るとウイルス粒子は直径約一〇〇ナノメートルの球形で、エンベロープの外側に独特のスパイク（釘《くぎ》状の突起）が観察されるので、この名を付けた（コラム7－2）。コロナ感染者のウイルスに対する血清抗体を調べるときには、通常このスパイク（S）蛋白を抗原として使う。

ウイルス遺伝子はプラス一本鎖RNA（表6－1のⅣ群、一九〇頁）、核酸塩基数は三万で、RNAウイルスの中では最大サイズである（ポリオ八〇〇〇、インフルエンザ一万四〇〇〇）。一本鎖RNAウイルスの特徴は、遺伝子の複製時に変異（間違った塩基の取り込み）が起こりやすいことだが、コロナウイルスは（他のRNAウイルスにない）間違い塩基を「校正」する機能を持っている。このウイルスの遺伝子サイズが大きいためといわれる。しかしそれでも変異は起こりやすい。

このウイルスの国際名は「SARS－CoV－2（重症急性呼吸器症候群コロナウイルス2型）」で、ウイルスが起こす病気の名は「COVID－19（COronaVIrus《コロナウイルス》 Disease《病》 2019）」である。抗ウイルス薬としてレムデシビル（点滴静注）、モルヌピラビル（内服）、ゾコーバ（塩野義製薬、内服）などがある。症状を軽くする効果がある。

コロナ死者数の国間比較

以前から「先進国をも含む全世界で起こるパンデミックは、新型インフルエンザであろう」と予想されていたのだが、コロナはその予想とは違ったものだった。今回のコロナ流行では、ウイルスが肺胞よりも喉近くの細胞で増殖して、無症状・軽症状の人が多く、彼らが国境を越えて動きまわってウイルスを世界中に広げたと考えられる。無症状者を含む総感染者数はきわめて多くなり、そのなかで肺炎を起こす一部の人の総数も多くなったのだ。

コロナ感染の健康被害を国間で比較する場合、PCR陽性者数は指標にならない。検査をたくさん実施すれば、無症状感染者をも検出して陽性者数が増えるし、またPCRの実施率には国ごとに大差があるからだ。比較のためには人口当たりのコロナ死者数の方が適している（札幌医大ゲノム医科学部門ウェブサイト）[7]。

図7－1は、G7諸国とアジア諸国の人口百万当たりの累積死者数を二〇二〇年末、二〇二一

年末、二〇二三年六月末の三つの時点で示す。欧米諸国で死亡が多いのに対し、アジア諸国では少ない。この理由については本章第5節で考察しよう。

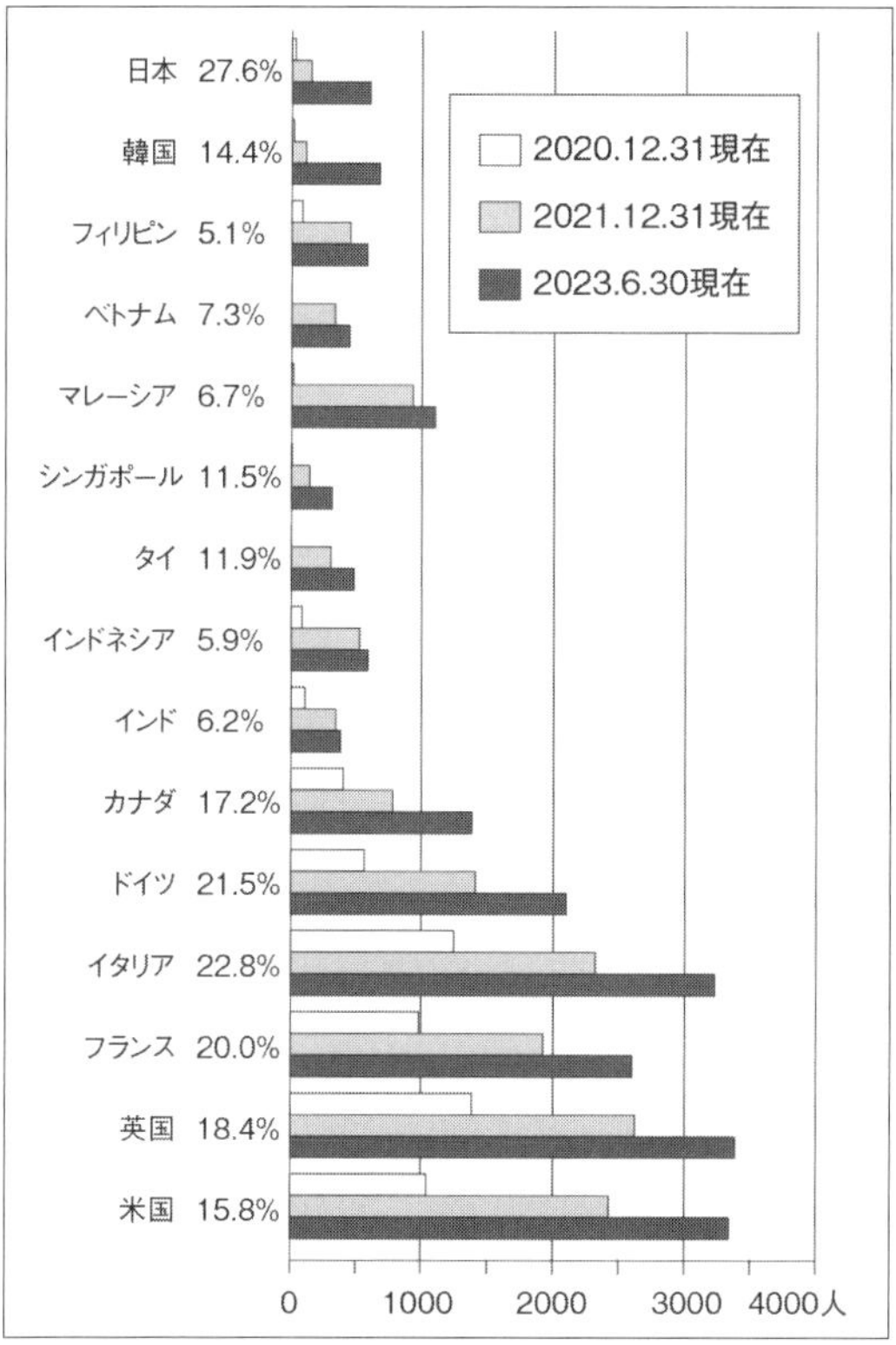

図 7-1　人口 100 万対コロナ累積死者数：国間比較
コロナ発生以来の国別累積死者数を示す。人口当たりの死者数は欧米諸国で多かった。
出典：札幌医科大学ゲノム医科学部門ウェブサイト
https://web.sapmed.ac.jp/canmol/coronavirus/death.htmlから作図
国名の右の数字は高齢化率（%）（全人口に占める65 歳以上の割合：世界銀行 2018 年）

コラム7-2 「コロナ」の意味

coronaとcrownは同源の言葉で、もともと「花輪」のことである。そこから頭に載せる「王冠」を指すようになった。戴冠式はcoronationという。

一八〇九年、天文学者が、皆既日食時に見られる太陽の周りの輝きを「コロナ」と名付けた。一八九二年、アイルランド人によって発明されたビール瓶の蓋は、「王冠」からのイメージで「クラウン」と名付けられた（コロナウイルスの電子顕微鏡像はこの蓋の形に似ている）。ニューヨーク市の「自由の女神」の王冠には七本のスパイクがある。中国語ではコロナウイルスは「冠状病毒」と訳されている。

ちなみに、解剖学の術語にcoronary artery（冠状動脈）という名称があり、これは一七四一年に初めて使われた。心臓の外周を取り巻いて心筋に栄養を供給する太い動脈である（こちらは「花輪」のイメージか。スパイクは見えない）。この動脈が詰まって起こる疾患が心筋梗塞である。日本語では、肝動脈と区別するために冠状動脈と訳されている。

ウイルスのスパイク蛋白は、細胞表面のＡＣＥ２という蛋白に結合する（ウイルス受容体として働く）。この蛋白を持つ細胞は、呼吸器、血管、消化器、生殖器などであるが、ウイルスが増殖するのは気道と腸管の細胞、および免疫系の細胞である単核球である（単核球にはACE2はなく、他の受容体を利用）。呼吸器では上気道だけでなく、喉頭《こうとう》（喉《のど》ぼとけの位置）から下の下気道の細胞でもウイルスは増殖する。

武漢株やデルタ株では、肺胞の細胞でも増殖した（肺胞に関しては六章2節参照）。肺胞が壊されて重症の肺炎が起これば、入院して人工呼吸器に頼ることになる。上気道で殖えたウイルスは食道を通って腸に来て、腸管でも殖えて糞便にも排出される。ただし、糞便中のウイルスは多くが消化酵素や胆汁酸などで不活化されていて、感染性は低い。

今回のコロナ流行では、ウイルス検出のためにPCR法が普及した。従来からウイルス検出には培養細胞でウイルスを増殖させる方法はあったが、細胞を扱うために時間・費用がかかり一般的な検査ではなかった。ウイルス遺伝子の変異を調べるためには「次世代シーケンサー」（コラム7－7、二五一頁）が使われる。

無症状感染者

コロナ感染者とは、PCR検査で気道にウイルスRNAが検出された人とされている。PCR陽性で咳、発熱、喉の痛みがない人は、無症状感染者または不顕性感染者といわれる。コロナの不顕性感染者がウイルスを広げることは分かっていたが、不顕性感染者がどれくらい居るかは分からなかった。通常、住民全員の検査をするのは不可能だからだ。

それを詳細に南アフリカで調査した報告がある。[8] 都市と郊外の二二二家族を前もって登録しておき、そこを調査員が毎週二回訪問し、症状聞き取りとPCR検査を行って家族内感染発生を追跡した研究である。この調査期間中（二〇二一年一〜十二月）にコロナ欧州株、ベータ株、デルタ株による三回の流行があった。

結果は、六六二人の検査陽性者のうち五六五人（85％）が無症状であった。不顕性感染が高率に起こったことが分かる。無症状感染者から他の人への感染伝播と有症状者からの伝播の率は同じであった。伝播のしやすさはデルタ株、ベータ株、欧州株の順であった。再感染は調査した人の12％に起こっていた。

さて中国では「ゼロコロナ」政策を採り、膨大な数のPCR検査が行われた（二〇二二年十二月にこの政策を中止）。上海市では二〇二二年四〜五月の二ヵ月間、オミクロン株の流行に対しロックダウン（都市封鎖）が行われ、二五〇〇万の住民に対しPCR検査がなされた。五月四日までの検査陽性者は五九万三三三六人で、うち不顕性感染者が五三万八四五〇人（90％）で、五〇三人がコロナで亡くなった。[9]

この二つの論文から分かることは、①オミクロン株感染者では、なんと九割が無症状、②家庭は感染が広がりやすい場所、③体温検査で感染者全員を見つけるのは無理、④無症状感染者全員を隔離するのは普通の国では無理（中国はそれを実施）、などである。

コロナ後遺症

ウイルスRNAは血液中の単核球からも検出されるが、血液からウイルスは分離されておらず、ウイルス血症は確認されていない。稀に心筋炎を起こすが、ウイルスが心筋の細胞で殖えるのでなく、気道の細胞で殖えるときに作られるスパイク蛋白が血液を介して心筋の受容体に付いて炎症を起こすと考えられている。

後遺症（「ロングCOVID」ともいう）が問題になっている。倦怠感、息切れ、記憶障害、集中力の低下などで、発症後三ヵ月以内に現れて二ヵ月は続き、ほかの病気の症状として説明がつかない症状がある場合である。脳に霧がかかっているような感じを「ブレインフォグ」（直訳すれば「脳霧」）などという。

まだ発病メカニズムは分かっていないが、①スパイク蛋白が血管内でフィブリン蛋白の小凝固塊を作らせる、②コロナ感染で自己免疫病が起こる、③腸管の細胞にウイルスが感染し、腸内細菌叢を変化させることで後遺症が起こる、などの諸仮説がある。後遺症患者の治療の研究は後回しにされたのだが、最近やっとそれが始まっている。

3　言葉が広げたコロナ

コロナが流行し始めたとき、ＷＨＯ、ＣＤＣなどは、主たる伝播経路は飛沫と接触によると言っていた。これに対し二〇二〇年七月、室内環境衛生の研究者たちがエアロゾル感染の重要性を指摘した。[10]しかしＷＨＯがコロナのエアロゾル感染を主要なものと認めたのは、やっと二〇二一年十二月二三日になってである。[11]現在、手を介する接触感染はコロナであまり重要でないと考えられるようになっている。

ウイルスを含む飛沫が床や地面に落ちれば、ウイルスは固体に不可逆的に吸着して舞い上がらない。ウイルスを含む痰《たん》・唾液ならば、乾燥してからウイルスを含む塵埃が舞い上がるが、痰をまき散らすような状況がなければ、床に消毒剤を使う必要はないと考えられる。

咳をしない無症状（不顕性）感染者がウイルスを広げるのは、喋りによってである。ウイルスは、飛沫とエアロゾルとの二種類の微粒子に含まれる。本節では、この両者を分けて議論する。

エアロゾルとは直径五マイクロメートル（一マイクロメートルは一ミリメートルの千分の一）未満で、空中に漂って地上に落下しない粒子であり、重量が小さいので口から遠くへは飛ばない。その測定には、口直前の呼気を吸引して空気力学的な粒子径で分別し、そこへ光を照射し、その散乱で粒子を数える。一方、飛沫（五マイクロメートル以上）は床面に落下する粒子であり、それを染色して数えることが行われてきた。[12]

今までの感染症ではエアロゾルによる感染はさほど問題にならなかったのだが、コロナに関しては、コロナ流行初期の二〇二〇年二月、中国からエアロゾルによる伝播が起こったと考えられる事例の疫学調査結果が発表され、日本でもすぐにライブハウスやカラオケ店での事例が報告された。

コロナが密閉・密接・密集（「三密」）の環境で広がるという話が生まれたのは、二〇二〇年二月二五日の厚生労働省クラスター対策班会議であったとのこと。そこでエアロゾルという言葉は使われなかったが、「密閉」環境での感染伝播にはエアロゾルが想定される。「密接」とは二メートル以内に近接して対面する人の口に飛沫が飛び込むことが想定される。

喋り・歌唱で生じるエアロゾル

今まで、エアロゾルの発生および感染のメカニズムについての詳しい議論はなかった。本項では、それが母音の発声と関係していることを述べよう。[13] 以下、音声生理学の教科書『新　ことばの科学入門』（文献14）を参考にして議論する。

カリフォルニア大学デービス校の工学系研究者グループは、健康被験者にいろいろな音節や文章を発話させて口から出るエアロゾルを吸引してその粒子数を測定した。[15] そのサイズは平均一μmであった。母音の発声でエアロゾルが出て、大声であるほどその量が増加した。このエアロゾルは、気道内に生じた微細水滴が口から空気中に出た途端に乾燥して出来るものだ。その微細水

滴は、喉頭にある声帯の振動で作られると考えられる。[12、16]

喉頭とは喉ぼとけの内側の気管にある器官で、発声のための一対の声帯ヒダがある。その片端どうしは蝶《ちょう》番《つがい》様に繋がっている。呼吸時には二つのヒダの他端どうしは離れてV字型に開いていて、その隙間（声門という）を空気が流れる（図7－2a）。次に、声門を閉じて呼気に圧力をかけて空気を通過させるとき、ヒダは持続的に振動して（通常会話では毎秒一〇〇～一五〇回）、母音の元になる音（喉頭原音という）[17]が生じる（図7－2b）。この振動によって声帯に付着している分泌液から微細水滴が生じ、それを運ぶ呼気が口から外気に出た瞬間に乾燥して、エアロゾルになると考えられる。黙って息をしているときには声門は開いており、そこでエアロゾルは発生しない。

エアロゾル粒子は小さく軽いので、呼気が漂う範囲内にとどまり顔周辺に漂う（図7－3a）。もし声帯近辺および下気道（気管、気管支、細気管支）の上皮細胞にコロナウイルスが感染していて、その浸出液にウイルスが入っていれば、その浸出液から声帯の振動でウイルスを含むエアロゾル

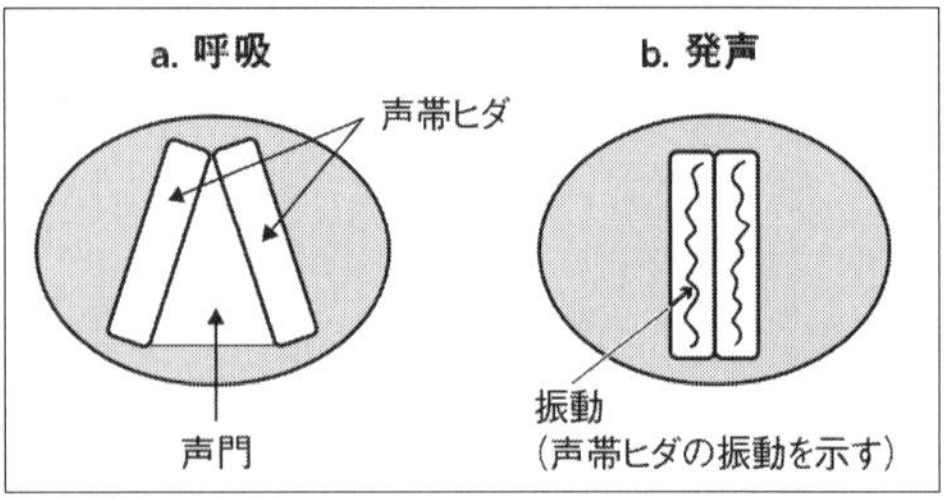

図 7-2　声帯ヒダの動き

声帯は気管の上部にあり、呼気・吸気の流れを調節する。声帯を上から見た模式図を示す。

a.無言で呼吸をしているときには、2つの声帯ヒダの間（声門）を呼気・吸気が上・下方向に流れる。

b.母音を発声するときには、2つの声帯ヒダが接して声門が閉じる状態にして、呼気を気管から口腔に向けて押し出す。声帯ヒダが振動し「喉頭原音」が生じる。〜〜は声帯ヒダの振動を示す。

が作られる。

　そのような空間に複数人が長時間いれば、拡散したエアロゾルを他の人が吸い込むことが起こる。吸い込まれたエアロゾルは小さく軽い粒子なので咽頭《いんとう》（のど上部）を通過して下気道（喉頭から気管、気管支）にまで入る。[18] エアロゾルにウイルスが入っていれば、感染は下気道の細胞でも始まる。

　次に、歌唱時に生じるエアロゾルについて述べる。その量は会話時より多い。歌では一音符に一音節を当て、その母音を大声で長く発声し、また会話にない高音の母音（声帯振動数が多い）も発声するからである。

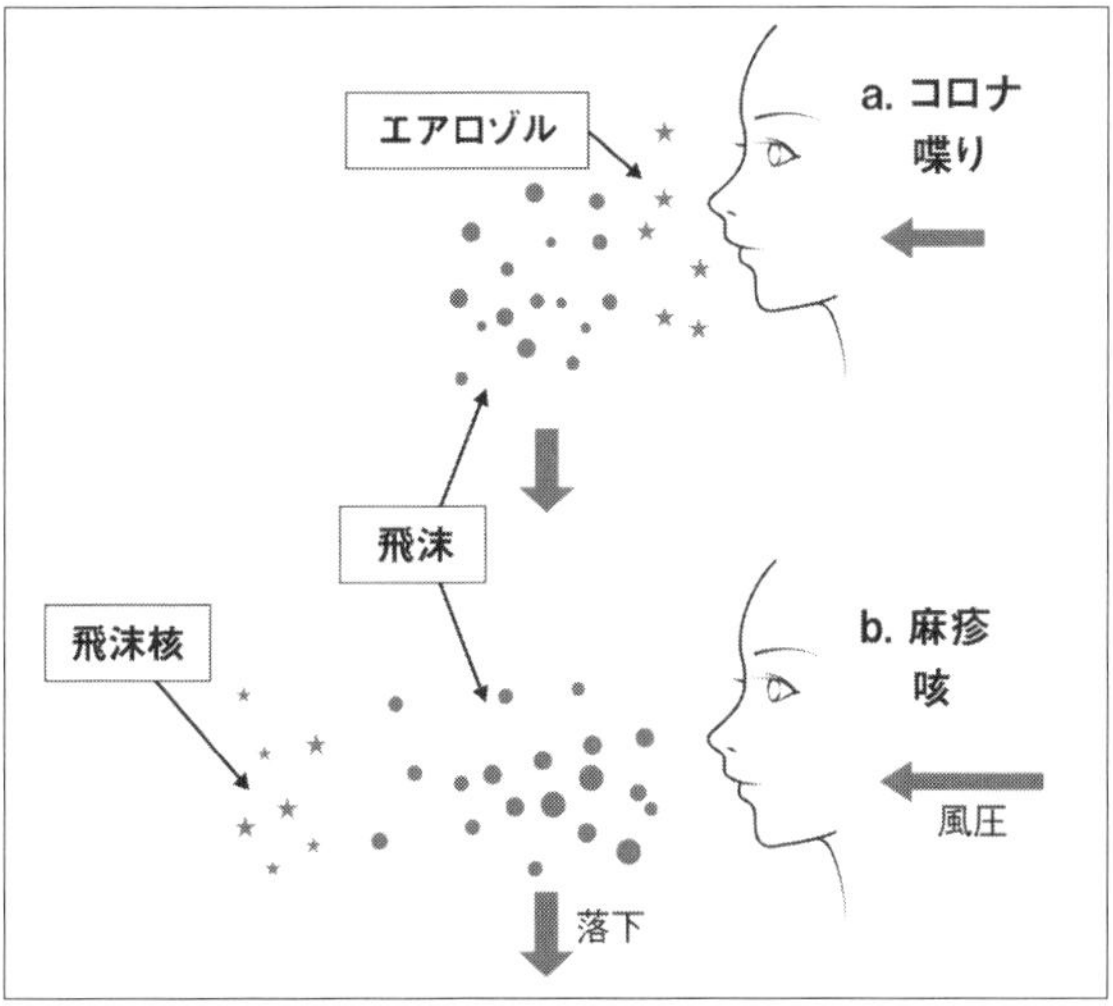

図 7-3　喋りと咳：エアロゾル、飛沫、飛沫核
a.喋り：母音発声時に声帯に付着した分泌液から微小水滴が生じ、それが口から出た途端に外気中で乾燥して径 1μm程度のエアロゾルになり、空中に漂う。一方、子音は狭くした声道を呼気が流れるとき作られる。そのとき唾液から飛沫が生じ、重いので前方 1 ～ 2 m以内の地面に落ちる。
b.咳：声門を閉じて下気道の空気の圧を高めておき、声門を急に開くと咳になる。空気が高速で流れて、気管支～口腔の粘膜の分泌液から飛沫が生じる。口から遠くまで飛んだ飛沫は、乾燥して飛沫核になり空中に漂う。
　喋りと咳とで生じる飛沫の元になる分泌液は異なる。喋りのエアロゾルと飛沫核とは広義の「エアロゾル（径＜5μm）」に属するが、その生成の機構はまったく異なる。

以下は、プロの歌手の吐出エアロゾル量を測定した報告である。[19] その量が多かったのは、①喋りよりも歌、②男性よりも女性の歌手、③アルト（低音域）よりもソプラノ（高音域）の歌手、④「弱く（ピアノp）」よりも「強く（フォルテf）」歌うときであった。つまり大声で歌う（声帯振動の振幅が大きい）、高音で歌う（振動数が多い）ときに、エアロゾル量が増えてコロナ感染伝播のリスクも高くなると考えられる。

欧米諸国では、教会での合唱などでコロナのエアロゾル感染が起こっている。[20] 日本ではライブハウス[21]やカラオケ店など大声で歌う環境で、コロナが伝播した事例がたくさんある。これは誰も調べていないようだが、同じ歌を英語と日本語で歌う場合、後者のほうが発生するエアロゾル量は多い、と筆者は考えている。英語では音節が子音で終わり口を閉じる単語が多い（閉口音節語という）。これに対し日本語は開口音節語で、各音符で口を開けたままでエアロゾルが出続ける。ただし歌わない日常の会話では、日本人の口数は少なくエアロゾル＋飛沫量も少ないと考えられる（本章5節）。

コロナ感染伝播でのエアロゾルの重要性は、感染者が密閉された部屋で長時間、喋り歌えば、部屋の空気中にウイルスが徐々に溜まっていくことである。この感染の予防には換気が重要である。換気が行えない場合には、室内のエアロゾルを確実に除去してくれる空気清浄機があると良い。

喋りで生じる飛沫

次に飛沫について述べる。声門を閉じないで吐き出す気流が口腔を通るときに、流れが邪魔されて出る音が子音である。音波に周期性のない雑音である。口先（唇、歯、舌）を使っての子音を発するときに、唾液などの液体から飛沫が生じて飛び出す。

飛沫発生に関係ある子音としては、まず、舌・上歯を使う摩擦音th［発音記号θ、ð］がある（図7－4）。被験者に「Stay healthy.」と発声させ、飛沫にレーザー光を照射して高速度動画写真を撮って調べた論文によれば、[22]「thy」の部分で飛沫が発生していることが分かった。舌は常時濡れているので飛沫が大量に生じるのだろう。

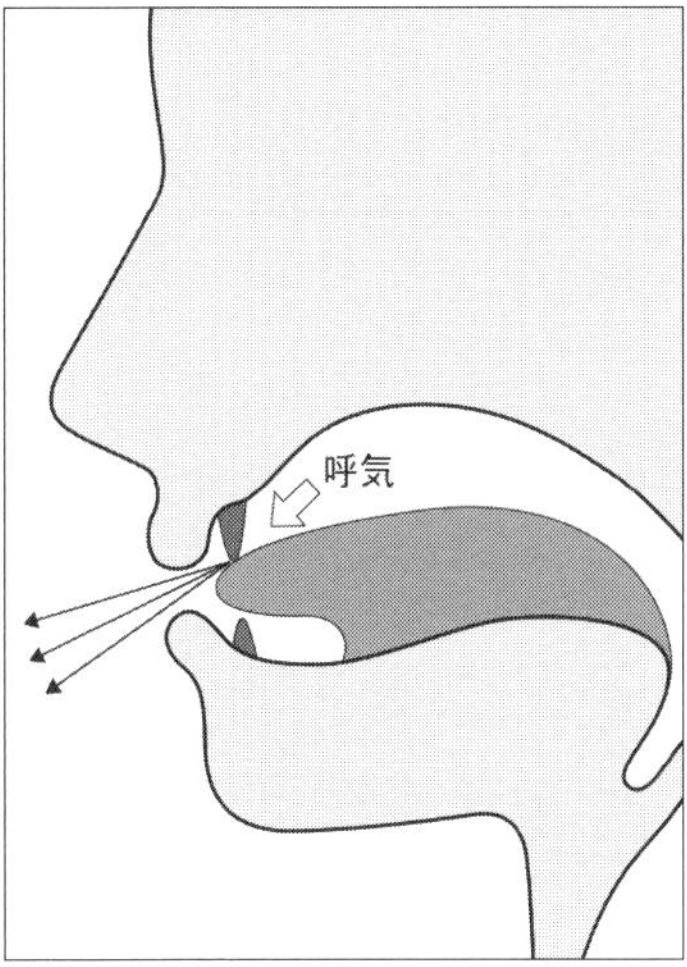

図7-4　舌-歯摩擦音［θ, ð］

舌を上歯に付けて呼気を出すと摩擦音（英語のth：無声子音［θ］または有声子音［ð］）が生じる。このとき舌に着いている分泌液から飛沫が生じる。

上歯・下唇間を空気が通るときの摩擦音fでは、唇が濡れていれば飛沫が生じる。（なおthやfの子音は日本語にはない。）

次に破裂音（語尾では閉鎖音になる）がある（無声子音のp、t、k、および有声子音[23]のb、d、g）。このうちのt、dは、上歯茎《はぐき》に付けた舌を呼気とともに瞬間的に離して出る子音なので、濡れた舌から飛沫が瞬間的に飛ぶ。両唇が濡れていて出すp音は、t音より飛沫量が多い[24]（日本語ではpは主として外来語に使われるだけなので、その使用頻度は低い)。

さらに英語、ドイツ語、中国語、朝鮮語などでは「有気音」がある。無声破裂音+母音の音節の発声で、破裂音と母音発声の間に数十ミリ秒の時間の遅れがあり、口から強い息が吐き出される。この有気音[p'、t']では風圧が高いので、飛沫はより遠くまで飛ぶだろう。しかし日本語(フランス語、イタリア語なども)には有気音はない。例外として、唾を吐き出すときの音「ペッ」は有気音である。

飛沫は重いので、呼気の漂う範囲を越えて慣性で飛ぶが、一～二m以内の地面に落ちる(図7-3a)。もしウイルスが上気道の細胞に感染していて、その分泌液にウイルスが入っていれば、ウイルスは飛沫に含まれて口から飛び出し、正面で対話をする人の口や鼻から吸い込まれて感染を広げる。

コラム7-3　language(言葉)の語源

languageの語源は、ラテン語lingua(舌)である。西欧語では喋るときに舌を多く使うからだ。舌を使って口数多く喋れば、飛沫もたくさん遠くまで飛ぶ。

著者は、日常の発話の中で発生する飛沫の量や飛ぶ距離が、言語間で異なるかどうかに興味があった。二〇〇三年にSARS《サーズ》が中国から世界に広がったとき、日本では患者がゼロであったが、その理由として、日本語発音には有気音がないことが関係しているのではないかとの仮説を『ランセット』誌に発表した。[25] しかし、それは仮説でありなんの証拠もなかった。

それを実験的に調べたいと思っていたが、飛沫を定量するのは難しいので、喋るときに瞬間的に生じる強い風の圧力を感度良く検出する装置を組み立て、それを使って、口先で作られる子音発出時の風圧を日本語・英語・中国語間で比較しようと試みた。

被験者として、①日英、英日、日中、中日のバイリンガル数人、②東京外国語大学の男子留学生・日本人学生でそれぞれの言語を母語とする者（各群十数人ずつ）の協力を得て、村上春樹の小説『ノルウェイの森』の一部（平叙文および会話文）の日本語原文・英語訳・中国語訳をそれぞれの母語で朗読してもらい、風圧を測定した。結果として、英語・中国語に比較して日本語で瞬間風圧が低いことを確認した。[26] 風圧が低い日本語では、飛沫の飛ぶ距離は短いだろう。

コラム7-4　咳で生じる飛沫と飛沫核

咳とは、上・下気道にある異物を排出する行動である。呼吸器感染で起こる主な症状である

（コロナ有症状者は咳をする）。声門が急に開き、肺に貯えられた空気が下気道から口腔を通って一気に強く吐き出される。このとき生じる粒子のサイズは一～一〇〇マイクロメートルと幅広く分布する。[27] ここで、咳と喋りとで生じる飛沫は、それぞれ異なる性質のものであることに注意されたい。すなわち、咳で生じる飛沫の液体成分は上・下気道と口腔の分泌液から成る。一～五マイクロメートルサイズの粒子はエアロゾルであるが、咳をするときには声帯の母音振動はないので、喋りのエアロゾルとはまったく異なるものだ。

咳による飛沫は喋りの飛沫より遠くまで飛び、飛んでいる間に飛沫が乾燥して「飛沫核」が生じる（図7-3b、二三一頁）。飛沫核も粒子サイズでは広義のエアロゾルの一種であるが、飛沫核に含まれる非蒸発成分の量は声帯振動で作られるエアロゾルに比較してはるかに多いので、ウイルス量も多くなるだろう。たとえば母音発声で生じるエアロゾルの元になる微細水滴の径を仮に三マイクロメートルと、飛沫核の元になる飛沫の径を三〇マイクロメートルとすると、後者の粒子の体積は前者の一〇〇〇倍であり、含まれるウイルス量も多いことになる。したがって「エアロゾル」と「飛沫核」とは医学的には別のものと分類する方が良い。

この飛沫核が問題になるのは、麻疹の場合である（江戸・文久《ぶんきゅう》二年の麻疹流行については一章1節参照）。麻疹患者は強い咳をすることが特徴であり、飛沫核がたくさん生じる。麻疹を「はしか」というが、これは「喉が痛痒い」を意味する「はしかい」に由来する。強い咳で喉が痛くなる。

患者から離れた場所に生じる飛沫核は、遠くにいる人の肺胞にまで吸い込まれる。麻疹ウイルスは肺胞内に居るマクロファージという細胞で増殖し、そこから個体での感染が始まる。したがって麻疹の感染力はきわめて大きく、一人の感染者が何人に感染を広げるかの数値である基本再生産数R_0は12～18と大きい。

一方、インフルエンザでも強い咳が出て飛沫核も生じるが、ウイルスを含む飛沫核が肺胞に取り込まれても、そこでインフルエンザウイルスは増殖しない。したがって「飛沫核感染」は起こらずにR_0は1.3程度と小さい。

ここで「三密」についてちょっと考えてみる。今までの議論からすると、喋りがなければ「密集」があっても感染は起こらないことになる。会話が行われない図書館、美術館、映画館、パチンコ店では感染リスクは小さい。日本の満員電車では乗客は喋らない。駅の雑踏で仮に二人が歩きながら話しても、対面していないので飛沫が相手の口に入ることはなく、また密閉空間でないのでエアロゾルは溜まらない。スポーツ観戦で皆が大声を出しても、観客は同じ方向を向いており、また広い空間なので、飛沫感染・エアロゾル感染のリスクも小さいだろう。

コラム7-5　空気媒介感染

「空気感染」という言葉があり、これは麻疹や結核での飛沫核感染を指す。この言葉は「空気を吸って感染するとは恐ろしい」という語感になるので、厚労省はコロナのエアロゾル感染を決して空気感染とは言わなかった。

英語では「airborne infection 空気媒介感染」が使われており、air infection とはいわない（ちなみに「エアギター」とはギターなしで弾く真似をすること）。

空気媒介感染を分類すると、①コロナのエアロゾル感染、②麻疹・結核の飛沫核感染、③水痘・天然痘の塵埃《じんあい》感染（一章1節参照）に分けられるだろう。水痘・天然痘では咳は強くなく、飛沫でうつるほかに、皮膚の水疱がつぶれて内容液が乾いて塵埃となり、軽いので空気で遠くまで運ばれる。塵埃のサイズは大きいので下気道へは届かず、感染はそれを吸い込んだ人の上気道で始まる。

マスクによる飛沫・エアロゾルの遮断

ウイルス感染者がマスクを着用すると、吐出する飛沫の量を減らすことができる。強い咳をしても、布や紙のマスクでも咳の風速を減じるので飛沫の広がりは抑えられる。[28] 非感染者が着用すれば、対面する会話者から飛んでくる飛沫も遮断できる。

では、エアロゾルに対するマスクの効果はどうか？　直径五マイクロメートル以下の粒子はマスクの繊維の隙間を通り抜けるのではないか、との意見もある。もちろん効果があるとしても、その遮断効果が飛沫の遮断より劣るのは当然である。マスクの材質も重要である。国立病院機構仙台医療センターの西村秀一はマスクのエアロゾル遮断効果を実験的に調べ、ウレタンマスクは効果なかったが、不織布マスクは良かったことを確かめた。[29]

喉頭からの微細水滴がマスクを通過するときに、ウイルスが繊維に吸着することが考えられる。次に、非感染者がウイルスを含むエアロゾルを吸う場合には、マスクを着用している人のマスクの内（口）側は呼気によって湿度が一〇〇％近くになっているので、乾燥したエアロゾル粒子はマスクの中で水分を吸収して膨潤して大きくなり、マスクの繊維に吸着またはトラップされることが考えられる。マスクを二枚重ねにすればウイルスの吸い込みはもっと減る。

ここで重要なことは、無症状感染者が多数いてエアロゾルでウイルスを広げるとき、マスクでウイルス伝播を遮断するためには、集団の全員（顕性・不顕性感染者および非感染者）がマスクを着用することが必要である。マスク一枚のウイルス遮断効果が完璧でないにしても、全員が着用していればウイルスは感染者および非感染者の二つのマスクで通過を邪魔されることになり、遮断効果は増す。日本でコロナ緊急事態宣言が出ていたとき、家から外出する人のほぼ全員がマスクを着けていた。これは欧米諸国にはなかったことだ。

実際の社会のなかで、マスクがエアロゾル感染をどの程度抑えるかを定量的に調べることはなかなか難しい。しかし米国マサチューセッツ州ボストン地区の小学校で、マスク全員着用義務を解除した学校と着用を継続した学校とで感染率を比較した報告がある。[30] 二〇二二年二月、州は全員マスク着用義務を廃止したが、二校だけが六月までマスク着用を継続した。当時、オミクロン株が流行していた。結果は、マスクを止めた学校では、感染リスクが一〇〇〇人当たり四四・九人増えていた（感染率は他校の約二倍）。結論は、全員マスク着用は有効である。

さてマスク着用の他の効用として次のこともある。空気が乾燥し低温である冬季には、気道上皮細胞の繊毛の動きが弱くなる。そして気道粘膜に付着したエアロゾル粒子を体外へ向かって運び出す働きが弱くなり、ウイルス感染が起こりやすくなる。しかしマスク着用で気道内の温度湿度が保たれると、付着した粒子の排出は正常に行われ、感染は起こりにくくなる。

マスク着用のデメリットとして、高温の夏には熱中症を起こす可能性がある。また、子供が長期間着用すると、子供同士のコミュニケーション能力の発達に障害が起こり、情緒発達に悪影響を与える可能性がある。[31]

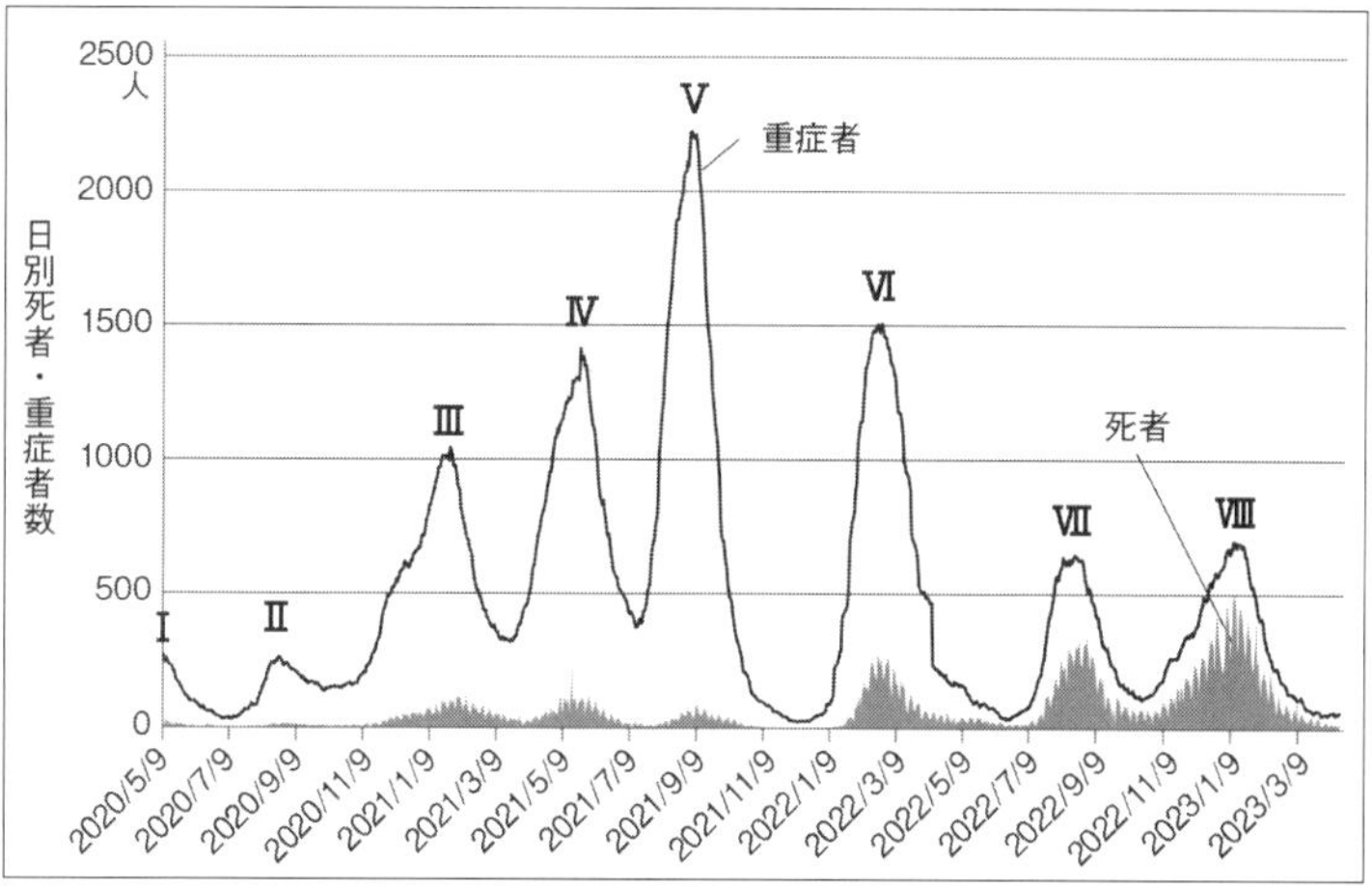

図7-5　日別コロナ死者・重症者数の推移
2020 年春～ 2023 年 3 月までの日別死者・重症者の数を示す。ローマ数字は流行の各波を示す。
出典：厚生労働省オープンデータ（https://covid19.mhlw.go.jp/）から作図

4　日本でのコロナ流行

本節では、ネット上に公開されている厚労省のオープンデータを使って、流行各波での死者および重症者（酸素吸入、集中治療室、ECMO《エクモ》使用）の数、その年齢分布、および国民のワクチン接種割合などを調べた（感染者数は不顕性感染者をも含み、社会の疾病負担を反映する値でないので利用しなかった）。

重症者・死者発生の日次推移

図7―5に、日別の重症者数と死者数とを示す。コロナが出現してから二〇二三年の半ばまでに八回の流行があった（Ⅰ～Ⅷ波とする）。

Ⅰ～Ⅴ波までは死者数は少なかったが、重症者数は多かった。とくにⅤ波（デルタ株の流行）では多かった。死者数が少なかったことは、重症者の多くは非高齢者であり、彼らが回復したことを示している。一方、Ⅵ～Ⅷ波（オミオクロン株）では死者が増えたのに対し、重症者の数は減っている。これは非高齢者は重症にならなかったが、高齢者の死亡が増えたことを示唆する。

集計期間 & 流行株	70 歳以上死者
Ⅰ～Ⅳ波 20.5 ～ 21.7.27 武漢株、アルファ株	88.7%（11301/12747）
Ⅴ波 21.7.28 ～ 22.1.4 デルタ株	71.4%（3478/4868）
Ⅵ～Ⅷ波 22.1.5 ～ 23.4.25 オミクロン系株	91.7%（40023/43628）

表 7-1　全死者に占める 70 歳以上の死者の割合
出典：厚生労働省オープンデータ（https://covid19.mhlw.go.jp/）から計算して作表

危険なデルタ株

二〇二一年夏のⅤ波流行を起こしたデルタ株ウイルスは強毒変異株であり、重症の肺炎患者が増えて社会に恐怖が増した。この株は、インドで二〇二〇年十月に発生したものであり、より重症化を起こす変異を持っていた。スパイク蛋白のアミノ酸変異（六八一番目プロリン→アルギニン）があるために、より効率的に気道粘膜の細胞に侵入する性質があり、感染細胞は周りの細胞と融合しやすくなった。動物での感染実験でも、下気道と肺胞とに病変が起こった。[32] 臨床検査会社のデータでも、鼻腔ぬぐい液中のウイルス量はⅤ波流行時で多かった。[33]
細胞への侵入性が強まると、感染細胞一個で作られるウイルス粒子数が従来株と同じであっても、より少量のウイルス曝露でも感染が起こることになり、したがってより多数の人に感染を広

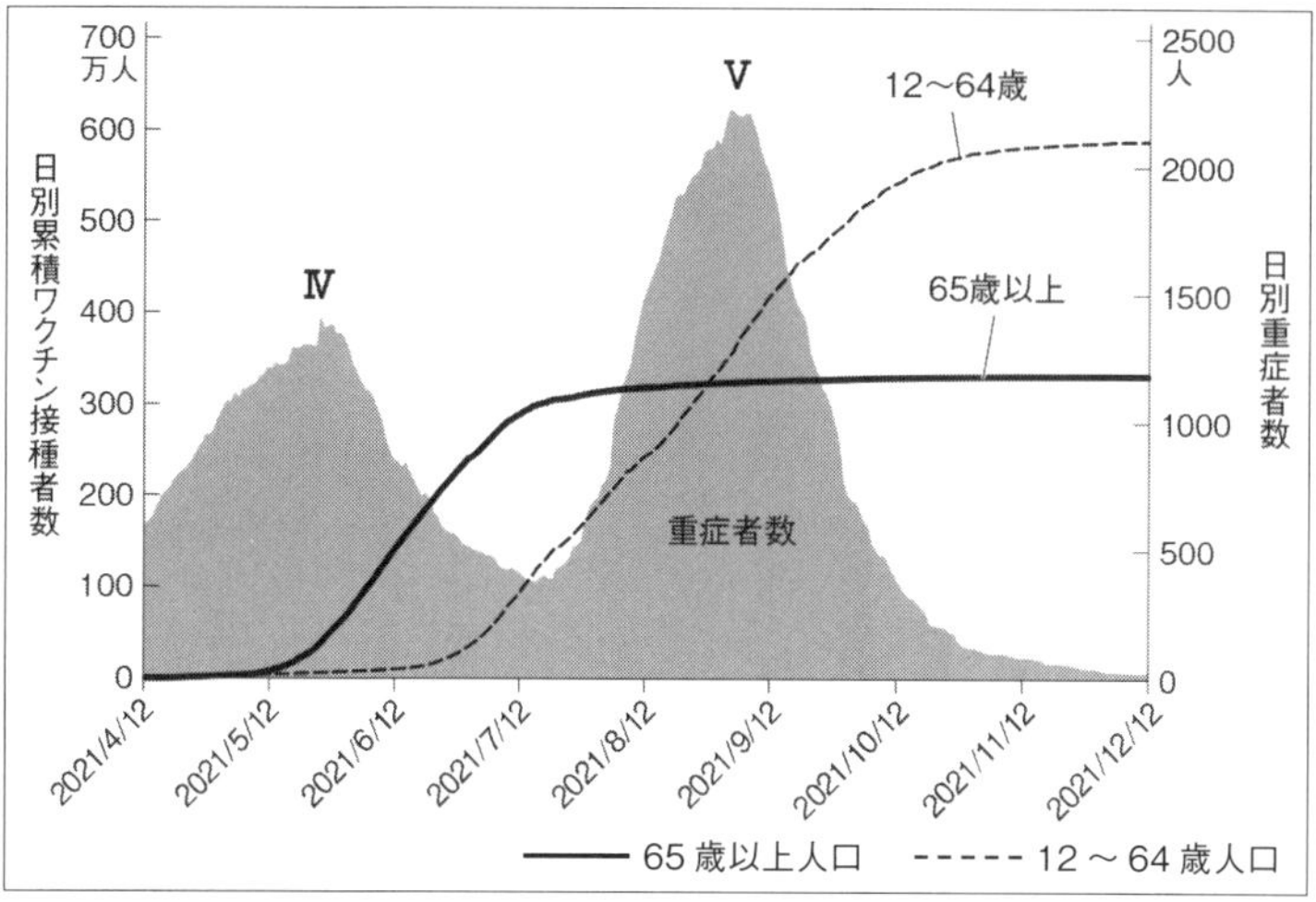

図 7-6　ワクチン接種（1 回目）累積人口の日次推移
折れ線グラフは、ワクチン接種累積人口の推移を示す。背景に、重症者数の日別推移（図 7-5 の一部）も示す。
出典：札幌医科大学ゲノム医科大学部門ウェブサイトから作図

げる。デルタ株の基本再生産数R_0は、従来株より大きくて5程度ともいわれた。

Ⅴ波での七〇歳以上死者の割合を、他の流行波と比較したのが表7－1である。Ⅰ〜Ⅳ波では全死者の89％が七〇歳以上の高齢者であったのに対し、Ⅴ波では71％と高齢者の割合は相対的に低かった。つまり強毒ウイルスであったのにもかかわらず、高齢の死者が少なかったことになる。次に述べるように、高齢者はワクチンによって感染から護られていたと考えられる。

コロナのｍＲＮＡワクチン接種は二〇二一年五月から始まった。高齢者と医療従事者が優先的に接種を受けた。図7－6の実線は、六五歳以上高齢者（全三六〇〇万人）のなかで一回目ワクチン接種を受けた人の日別累積数を示す（二回目

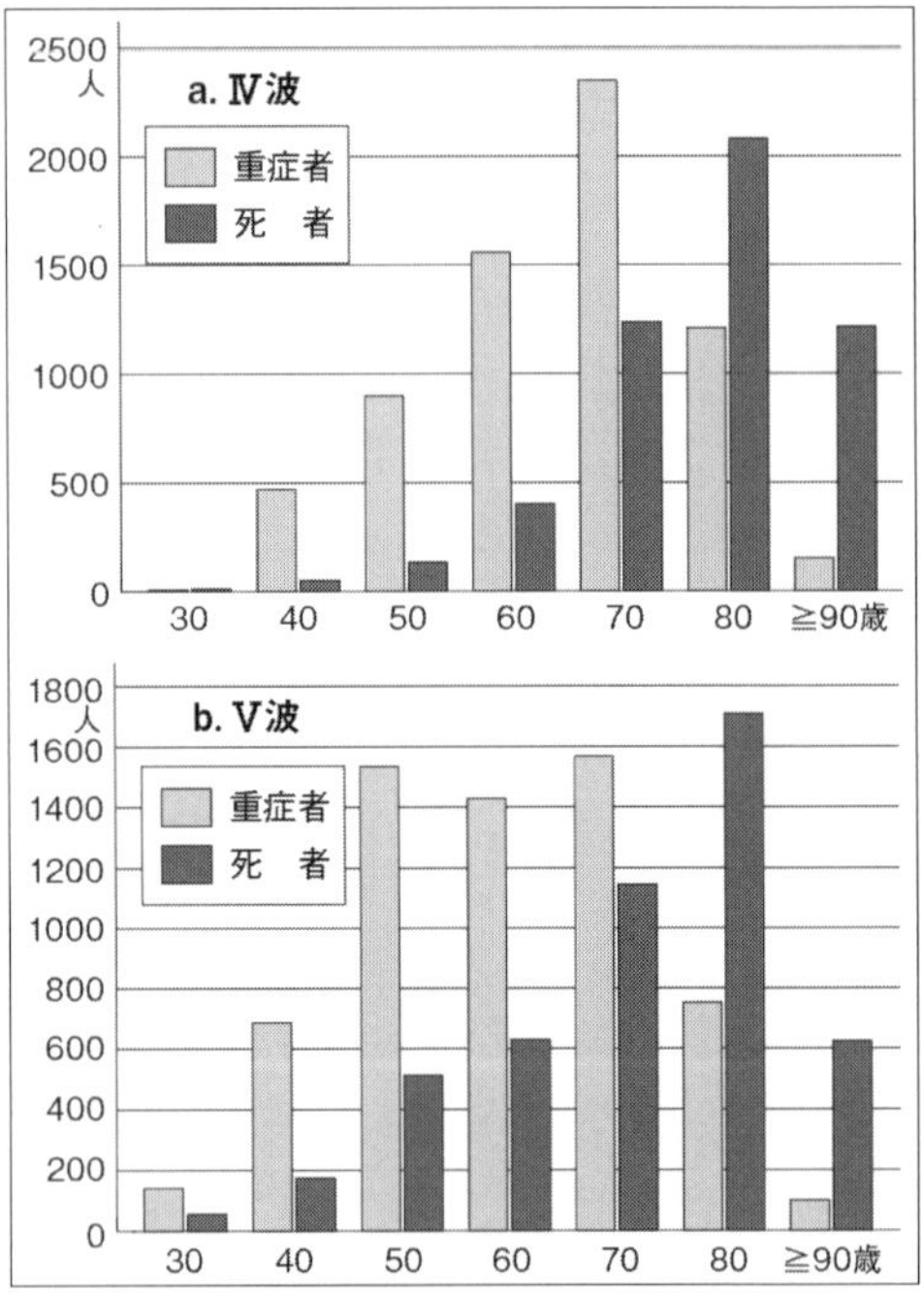

図 7-7　Ⅳ波およびⅥ波の死者・重症者の年齢分布
■重症者数、■死者数。Ⅳ波：2021/3/3 ～ 2021/7/ 8、Ⅴ波：2021/7/9~2021/11/9。
出典：厚労省オープンデータから作図

接種は一回目の三週後に行われた）。高齢者の約九割がⅤ波のピークが始まる前に二回の接種を受けていたことになる。破線は十二〜六四歳群（全七七〇〇万人）のワクチン日別累積接種人数を示す。この群の75％の大半がワクチン接種を受け終わったのは、Ⅴ波が終わってからである。高齢の死者が少なかったのは、ワクチンで誘導された免疫のためといえよう。

Ⅳ波とⅤ波とで、重症者・死者数の年齢分布を比較したのが図７－７である。Ⅴ波では五十代で重症肺炎患者が多かった。重症者数の七十代／五十代の比を計算し、その数値がⅣ波からⅤ波へとどう変化したかを見ると、Ⅳ波での比2.6がⅤ波での比1.0と低下した（つまり、Ⅳ波では七十代が多かったが、Ⅴ波では減っている）。死者数での比を見ると、同様に、Ⅳ波9.2→Ⅴ波2.2で、七十代の死者がV波で相対的に減少している。七十代はV波出現前にワクチン接種を受けたので、重症者・死者が減ったのだ。五十代は受けていないので、強毒株ウイルスで重症者・死者が増えたのである。とにかく、ワクチンは有効であったと考えられる。

弱毒オミクロン株の台頭

二〇二二年一月からⅥ波の流行が始まった。ウイルスはオミクロン株ＢＡ．１系統で、Ｓ蛋白の細胞受容体との結合部位に三〇個程度の多数のアミノ酸変異を持つものだった。肺胞の細胞では殖えにくかったが、[34]上気道から喉頭付近の細胞では殖えた。エアロゾル感染がより起こりやすくなり、基本再生産数R_0はデルタ株よりもさらに大きくなった。同時に、ウイルスはワクチンで作られた抗体で中和されにくくなっていて、抗体があっても感染が起こるという「ブレークスルー感染」が頻発した（ブレークスルー《breakthrough》とは「突破」という意味で、ウイルスが抗体の防御戦を突破すること）。

以前と異なり、幼稚園・小学校での流行や、高齢者施設での集団発生が起こった。子供での重症者は少ないが、高齢者の死亡数が多くなった。免疫能が低下している人や、心疾患、糖尿病などの持病を持つ高齢者が罹って死亡した。

二〇二二年七、八月、オミクロン株のＢＡ５系統が台頭した。この株は、もっと中和されにくく、かつR_0もさらに大きくなり（10程度といわれた）、感染者が増加してⅦ波のピークとなった。

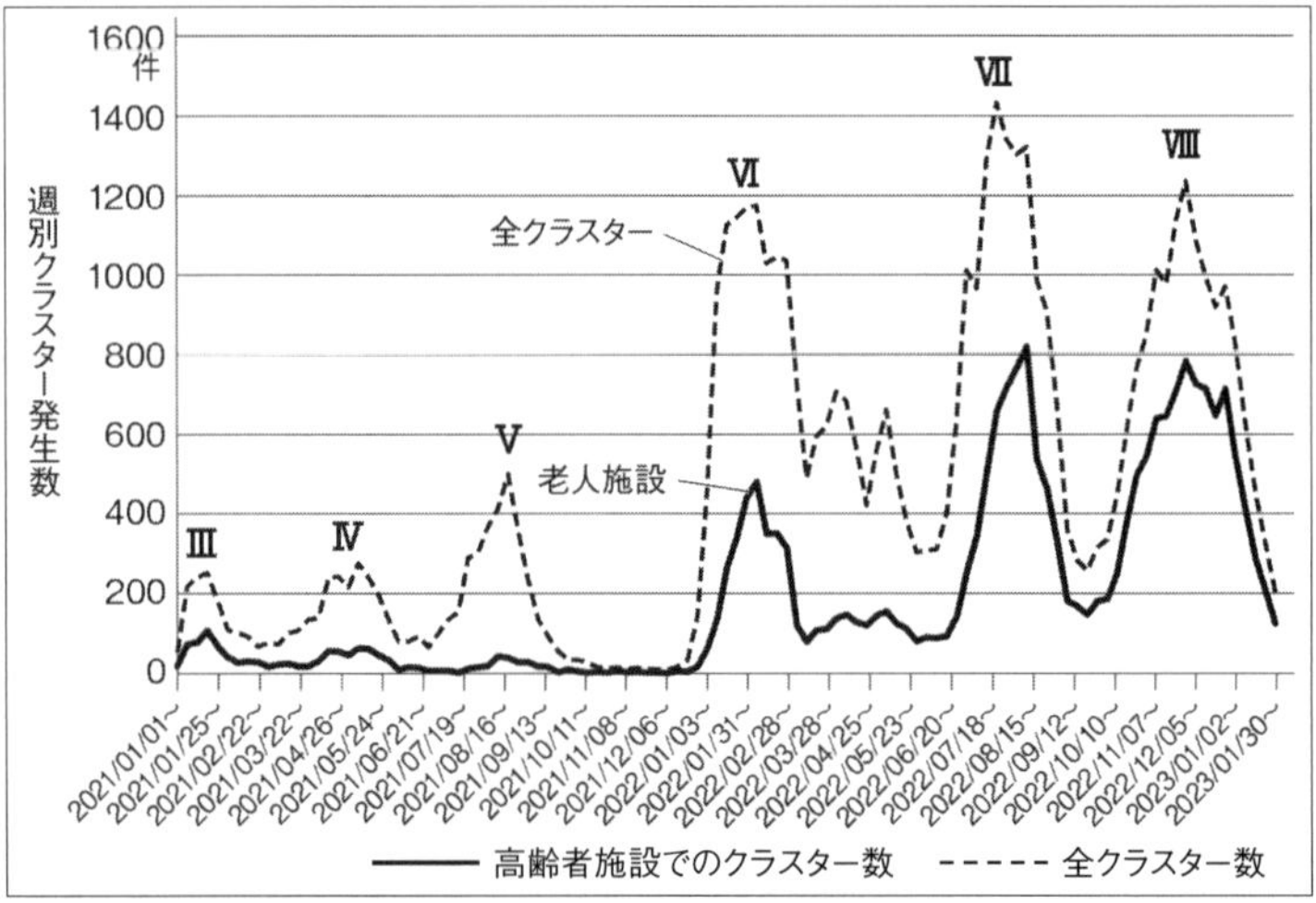

図 7-8　コロナ集団感染（クラスター）の週別発生数の推移

出典：厚労省オープンデータから作図

伝播力の高いウイルス株になれば、マスクの遮断効果も低下する。弱毒のウイルス株が広がって、ブレークスルー感染例もさらに増えた。だが、年少者や成人の感染者の中で重症になる人は少なかった。さらに二〇二二年暮れから二三年春にかけて、オミクロン株系変異ウイルスによるⅧ波の流行が起こった。

高齢者施設におけるオミクロン株の流行

日本のコロナ集団感染（クラスター）の週別発生数の推移のグラフ（図7－8）を見ると、高齢者施設内でのクラスター発生がオミクロン株出現後から増加している。高齢者施設では、免疫機能が低下した高齢者が大部屋で居住している。そのような環境にエアロゾル感染を起こす伝播力が強いウイルスが入ってくると、集団感染が容易に起こる。施設内居住者のコロナワクチン接種率はきわめて高く、Ⅵ波流行後からはブースター接種（三回目、四回目接種）も行われたので、ワクチン株に対する中和抗体とキラーT細胞は作られている筈である。ただし変異ウイルスは、粒子表面の抗原性が変化しているので中和されにくい。株間共通に反応するキラーT細胞は肺炎を防いだと考えられるが（六章2節、一九九頁）、上気道粘膜では毛細血管と感染細胞とが離れて位置するので、そこでのウイルス感染を抑制できないのだろう。

Ⅵ〜Ⅷ波で増えた死者は、高齢者が占めた。この期間中の全死亡者に占める七〇歳以上死者の割合は91・7％になっていた（表7－1、二四二頁）。直接死因はウイルス肺炎ではなく、誤嚥性肺炎（これは喉に常在する細菌が肺に入って起こる）や喉頭炎による呼吸困難などであった。オミクロン前、コロナウイルスは日本社会にあまり広がっておらず、高齢者施設もウイルス流行から免れていたのだが、弱毒のオミクロン系株が社会に広がると多数の子供・成人が感染し、無症状・軽症の感染者から家庭内および高齢者施設内で多数の高齢者に感染が広がり、結果として、免疫力が低下している高齢者での死亡が増えたわけだ。

なお高齢者施設内で、伝播力の強い株の広がりを防ぐことは難しい。施設へウイルスを持ち込むのは無症状の職員なので、職員全員のコロナ抗原検出の簡易迅速検査を頻繁に定期的に行い、陽性者は陰性化するまで就業停止とする、という対策を取った施設もある。換気をすること以外にも、確実にウイルスを除去する空気清浄機の設置も有効だろう。

ブースター接種に使うウイルス株

オミクロン株流行に対応して、血中抗体濃度を上げるためにワクチンのブースター接種（三回目および四回目の注射）が行われたが、ブレークスルー感染がなおも起こった。そこでｍＲＮＡワクチンとして、初期武漢株＋オミクロン株との二種混合の「二価ワクチン」（それぞれのｍＲＮＡ量は一五ミリグラムずつ「ファイザー」または二五ミリグラムずつ「モデルナ」）[35]が使われるようになった。

ただし、武漢株ワクチンで基礎免疫をつけてからブースター接種に二価ワクチンを使っても、「免疫刷り込み現象」（次コラム）が起こり、オミクロン株に対する中和抗体活性はそれほど高くならない。しかも、その中和活性は短期間で減少する（三回目の接種でも、オミクロン株については初回接種となるため）。そこで二〇二三年秋から、ブースター接種にはオミクロン系ＸＢＢ株だけの一価ワクチン（ｍＲＮＡ量三〇または五〇㎎）になった。

コラム７－６　抗体応答における「免疫刷り込み現象」

小児が初めてインフルエンザウイルスの感染を受けたあと時間が経過して、抗原性が近縁の変異株に再感染したときに作られる抗体は、二番目のウイルスよりは最初のウイルスに対して強く結合する、という現象がある。一九六〇年、米国人によって「抗原原罪（Original antigenic sin）現象」と名付けられた。「原罪」とはキリスト教の概念なので、現在は「免疫刷り込み（Immunological imprinting）現象」と呼ばれるようになった。

この現象のメカニズムは次のように考えられている。最初の感染（またはワクチン接種）でウイルス抗原蛋白が免疫系を刺激し、高親和性の「成熟」IgG抗体が作られる（六章2節コラム6－2、一九四頁）。体内にはこの抗体を作る免疫記憶B細胞が長期間生存している。次に同一株または変異株の抗原蛋白が体内に入ると、この記憶B細胞が刺激を受けてすばやく分裂し数を増やして大量の抗体を産生する。これを「二次免疫応答」という（この応答を起こさせるワクチン注射をブースター接種という）。記憶B細胞は、最初のウイルスだけでなく変異株ウイルスの抗原蛋白でも同等の刺激を受けて応答することが特徴である。そしてこのブースター注射で作られる抗体は、最初のウイルスに対して高親和性で強く結合し、変異ウイルスには低親和性で弱く結合する。

コロナ死者数を英国と比較する

さて、コロナは世界流行したので、世界のなかでの日本のコロナ流行の状況を知っておく必要がある。以下、日本と英国とを比較してみる。英国では、二〇二〇年初めから多数の死者が出ている。流行開始時から二〇二一年十二月末日までの人口百万当たりの死者発生数は英国二六二四に対し日本一四八である。英国は日本の十八倍と大差があった。

イスラエル、米国は世界で最も早くワクチン接種を始めた国で、その次が英国である。日本は英国に二ヵ月の遅れで接種が始まったが、その後の接種は急速に行われ、最終的には日本の二回以上接種者人口の全人口に占める割合は英米両国を抜いた。二〇二三年一月一日時点での値は、日本83％、英国75％、米国68％である。

英国では、デルタ株出現前にワクチン接種が普及して、死者発生は減った。さらに弱毒のオミクロン株になって死者は増えていない。オミクロン流行期の二〇二二年一月〜二〇二三年六月末の人口百万当たり死者発生数は七六六と減った。

この期間の日本では高齢者の死亡が増えて、人口百万当たりの死者数は四五三になった。しかし英国では、死者が減ったとはいえ、なお日本の一・七倍である。とにかく日本での死者数は少ない。高齢化率（六五歳以上人口の全人口に占める割合）が英国より高い日本で、英国より高齢の死者が少ない理由が何かは、興味あることだ。

ゲノムサーベイランス

今回のコロナ流行では、病原体サーベイランス（三章3節）として、ウイルスのゲノム（遺伝子全体を指す）のサーベイランスが行われた。それができたのは「次世代シーケンサー」（次コラム）が普及したからだ。ウイルスを細胞培養で増殖することなしに、多数の人の鼻咽頭材料からウイルスゲノムを取りだして増幅させ、その全塩基配列《シーケンス》を調べて変異株を同定できる（RNAウイルスでは、まず逆転写酵素を使ってDNAにしてからPCR増幅する）。感染研、地方衛生研究所、検疫所、一部の民間検査機関が参加して得られた日本全体のコロナゲノムのデータを、外国のデータと比較してコロナウイルスの動きを知り、対策に役立てることができるのだ。

コラム7-7　次世代シーケンサー

DNA塩基配列を決定する方法として長い間使われてきたのは、サンガー法（またはジデオキシ法という）である。その発明者フレデリック・サンガーは、すでに一九四五年（二七歳）のとき蛋白質のアミノ酸配列を決める「ジニトロフェニール法」[36]を開発し、一九五八年のノーベル化学賞を単独受賞している。この方法では、蛋白質N末端アミノ酸をジニトロフェニール基との結合で黄に着色させて解析する。

彼はさらに一九七七年（五九歳）、DNAの塩基配列を決めるための「ジデオキシ法」[37]を開発し、一九八〇年、二度目のノーベル化学賞を三人で共同受賞した（彼の賞金配分は四分の一）。

このサンガー法では、DNAポリメラーゼ《重合酵素》を使ってDNA3′末端塩基に蛍光色素標識ジデオキシ塩基を結合させる。この方法は、ヒトゲノム・プロジェクトに大きな貢献をした。この装置は、第一世代シーケンサーといわれる。

二〇〇七年以降に開発された第二世代、第三世代のシーケンサーは、ひっくるめて「次世代シーケンサー」と呼ばれる。これは、超大量のDNA塩基配列を高速で読み取り、解析する技術である。[38] DNAをランダムな部位で小断片化して、各断片を固相上で「ブリッジPCR増幅」して同じ断片分子の集落（クラスター）を作り、各クラスターの配列を改良サンガー法で読み取る。一度に一〇〇万個以上のDNA断片の配列を調べられる。その解析にはコンピューターが必須である。その解析の学問分野は、バイオインフォマティクス（生物情報学）と呼ばれる。

塩基読み取りに「ナノポア」を使う方法も開発された。脂質二重層に開けた孔《ポア》をDNA一本鎖が通るときに生じる電流波形で塩基の種類を判定する。長いDNA鎖の配列を増幅しないで調べられるという利点がある。

この技術の歴史的経緯を知らない人には、「次世代」は違和感がある言葉だろう。現世代のものになっているものを「次世代」というのはおかしいわけで、いずれその名称は変わるであろう。ちょうど、「新型コロナ」がいつまでも「新型」でないように。

抗体サーベイランス

ウイルスが社会の中でどれほど広がったかを知るのには、一般住民の血中に持続する抗ウイルスIgG抗体の保有割合を調べることが行われる。これを血清疫学調査という。抗体保有率は、自然感染＋ワクチン接種の合計の率である。

厚生労働省＋国立感染症研究所は、全国的なコロナ抗体調査を二〇二三年春までに合計八回実施している。うち六回は、住民基本台帳から住民を無作為抽出し、採血に同意した人に保健所などへ来てもらって採血が行われた。コロナ流行初期の二〇二〇年六月、二〇歳以上の東京住民のスパイク（S）蛋白に対する抗体の保有率は0.1％、同年十二月で1.4％であった。[39]

一方、パリ住民では二〇二一年一月（コロナワクチン普及前の時期）で15％であった。[40] 東京（および日本全体）での感染者の割合はきわめて小さかったこと、つまり日本人ではコロナウイルスはあまり広がっていなかったことが分かる。

コロナワクチン普及後の調査では、SおよびN蛋白（前者はウイルス粒子表面、後者はウイルス粒子内の蛋白）との二つの抗原に対する抗体保有率が調べられた。[41] ワクチン接種済みの人はS抗体のみを持ち、自然感染者はSおよびN抗体を持つ。したがって、ワクチン接種が始まってからの感染者の割合を見るのには、N抗体保有率をも調べなくてはならないのだ。

結果は、V波後（二〇二一年十二月）の東京在住成人のN抗体保有率は2.8％であり、VI波流行中の二〇二二年二月には5.7％になっていた。Ⅶ波流行後の十一月には28・2％に、Ⅷ波の終わった二〇二三年二月には32・2％になっていた。[42]

日赤献血者の血清を使う調査も行われた。陽性率は、二〇二二年十一月で31・8％、二〇二三年二月に42・2％であった。血清採取時期は同じではないが、米国での成人のN抗体保有率（CDC報告）[43]は、二〇二一年十二月に36・5％であったのが二〇二二年二月に63・7％に上昇していた。

なお、東京都成人のS抗体の陽性率は二〇二三年二月で98・8％と高かった。都民四十代のワクチン二回接種率は84％なので、厚労省調査に協力した人はワクチン既接種者が多かったと考えられる。

5　気候、風土、文化

コロナの広がり方には国間で大きな差があった。その違いにはさまざまな要素があり、それらすべてを分析する能力は著者にはない。しかし本節では、コロナと気候・風土、社会、文化との関連について、考察してきたことを述べてみたい。

欧米vsアジア——気候と家屋構造、高齢者人口

欧米諸国の人口百万当たりのコロナ死者数は、アジア諸国より多かった（図7－1、二二三頁）。ウイルスの伝播媒体としてエアロゾルが主とすると、ウイルスは空中に長時間漂うので、気温が高いほど感染性が失われやすい。つまり、熱帯諸国の方が温帯諸国よりウイルス伝播効率は低いだろう。アフリカでのコロナ流行も初期に予測されたほどにはならなかった。

欧米の家屋は冬の寒さに備える構造になっており、密閉の室内でエアロゾルが溜まりやすい。また、よく喋る国では飛沫＋エアロゾルによる伝播が起こりやすく、握手・ハグ（抱擁）・キスの頻度の高い国でも伝播が起こりやすいだろう。一方、熱帯では部屋は隙間だらけで自然換気が行われ、エアロゾル感染は起こりにくいと考えられる。

次に、アジア諸国（図7－1の上半分）についてやや詳しく見てみたい。図上端の日本、韓国に注目すると、二〇二〇年末時点で（白色の棒）、日本の死者数は韓国よりやや多かった。韓国では、スマホから出る微弱電波を捉える「接触確認アプリ」が普及したので、ウイルス陽性者と濃厚接触があったかどうかをチェックすることができ、コロナ蔓延防止に役立ったといわれた。しかし弱毒株が蔓延すると、感染源になりうる無症状感染者は自分のスマホにウイルス陽性情報を入力しないわけで、蔓延防止には役立たなくなる。

デルタ株が出現した年の二〇二一年の十二月時点での累計死者数（灰色の棒）は、日本、韓国、シンガポールが少なかった。ｍＲＮＡワクチンを使えた国である。

オミクロン株の流行を経験した二〇二三年六月時点では、死者数が増えたのは日本と韓国である。日本での死者は高齢者が多かった（九割強が七〇歳以上〔表7－1、二四二頁〕）。日本の高齢化率（六五歳以上人口の割合、二〇二二年）は世界最高の29％で、韓国の一・七倍である。他のアジア諸国では高齢者の割合はもっと少ない。七〇歳未満での死亡数を比較すれば、日本がいちばんコロナ死亡者の少ない国であろう。日本はアジアにありながらG7国に属し、コロナ死者が少なかった、きわめて奇妙な国である。

コロナ伝播を抑えた日本人の行動様式

喋ることで広がるウイルスは、口数の少ない文化では広がりにくいはずである。日本人は「沈黙は金《きん》」「以心伝心」「饒舌《じょうぜつ》よりも寡黙《かもく》」を尊び、大声を出さず口数も少ない。したがって飛沫・エアロゾル発生量が少なく、コロナウイルスは伝播しにくいと考えられる。東京圏住民の方がパリ圏より通勤電車に乗る時間は長いだろうが、日本の満員電車では乗客は沈黙しているので、感染は広がりにくいだろう。

フランス人やイタリア人は、よく喋るといわれている。水林章上智大学名誉教授は、フランスの週刊誌『ロプス』からインタビューを受けて次のように語った。「もしある国のお喋りの量を測ることができるならば、フランスと日本を比較すると、おそらく驚くべき結果が示されるでしょう。これが四五年間フランスと日本を行き来した私の感想です」（ウェブサイト『クーリエジャポン』二〇二〇年六月一日）。

著者はフランス滞在の体験がないので、友人でパリのパスツール研究所に留学したことのある瀬戸昭滋賀医大名誉教授に尋ねてみた。答えは、「フランス人はとにかくお喋りで、それも驚くほどで、会話の止む間もないといってよいでしょう。たまに会話が途切れると『天使のお通り！』とふざけて言うほどですから。」

以上の話に数値データはないが、喋る相手の人数が多いほど、また喋る時間が長いほどコロナ感染は広がりやすいはずで、住民一人一日の平均会話時間をスマホを使って記録し国別・都市別に比較したら、前述の水林教授の仮説が確かめられるだろう。

コロナ緊急事態宣言時には、日本人のほぼ全員がマスクを着けていた。日本では昔から、感染した人は他人にうつさないようにマスクをし、非感染者はうつされないようにマスクをするという習慣があった。これもコロナ蔓延抑制に有効であっただろう。感染者の口からウイルスが非感染者の口に入るには、感染者と非感染者との二枚のマスクを通らなくてはならないので、遮断効果は上がる。

社会心理学者・結城雅樹らの次の研究[44]は興味深い。他人の感情を知りたいとき顔のどの部分を注目するかを、日米の学生を被験者にして調べた研究である。日本人学生は目に注目した。日本語発話であまり動かさない口への注目度は低いようで、マスクで口を隠してもあまり気にならないわけだ。ところが米国人学生では口への注目度が目より若干高かった。英語では口先を使う子音が多いので、口の動きに注目すると考えられる。たとえばcap、catの語尾の閉鎖音p、tでは口が閉鎖されて音が消えるのだが、相手の口を見れば区別できる。

生まれた赤ちゃんはすぐに母親の目を見つめる。[45] しかし欧米では生後六ヵ月頃から目より口を見るようになる。人が喋るとき口を大きく動かすからだろう。一方、前述のように日本人ではとくに口を注視するようにはならない。

「目は口ほどにものを言う」という諺がある。日本人は口先をあまり動かさず（次コラム）、かつ口数も少ないので目による表現が相対的に大きくなるわけだが、日本人の多数は細目・一重まぶたであり、また相手を見つめることもしないので、顔全体としての表情は乏しい。

コラム7-8　口先から喉奥へ　p↓ɸ↓h

室町時代に次の謎々があった。「母には二度《たび》合ひたれども　父には一度も合はず」。その答えは「唇」。その時代、「母」の発音は「ファファ ɸaɸa」で両唇摩擦音ɸの二回繰り返しであった（なお、fは歯唇摩擦音）。もっと昔の奈良時代、「は行」には両唇破裂音pが使われていた（上田萬年《かずとし》「p音考」一八九八年）。「母《ママ》」は「パパ」という発音だったわけだ。江戸時代後半にɸは喉頭蓋摩擦音hへと変化し、唇の動きが消えた。

欧米人が会話時に口（目も）を見ることは、話者どうしが正面から向かい合うことになり、相手の口からの飛沫も吸い込む。一方、日本人は相手の口よりも目を見るといっても、見つめ合うわけではなく斜にかまえた姿勢をとる人が多いので、その人たちの口に飛び込む飛沫も少ないだろう。

口をよく動かす欧米人はマスク着用を嫌う。公衆衛生対策を担う部署である欧米諸国の保健省、米国CDC、WHOが一般人のマスク着用を推奨し始めたのは、コロナ出現から遅れて二〇二〇年四月以降であった。コロナ流行の極期でもマスク着用が百％でない国の方が一般的であった。

ところで、コロナ禍で五歳児の発達が遅れたという注目すべき日本の報告がある。[46] 保育所に通う一歳および三歳の幼児に対し、一回目の調査を二〇一七〜一九年の間に行い、二年後に二回目の調査を行って、コロナ禍を経験した群とそうでない群との間で、三歳児および五歳児の発達を比較した。結果は、三歳児に発達の遅れはなかったが、五歳児ではコロナ禍を体験した幼児の発達が約四ヵ月遅れていた。五歳児は発達段階において社会性を身につける時期であり、他者との交流が重要である。コロナ流行で、保護者以外の大人や他の子供と触れ合う機会が制限された、と考えられている。

日本列島という特殊な風土

日本国民全員のマスク着用、都市封鎖なしでの行動自粛は、国家による強制でなく、多くの国民が納得したうえでの自主的な協働行動であった。日本社会の同調圧力、集団行動傾向が強く働いたようだ。しかしその圧力は、国家の権力で「ゼロコロナ」政策を実行した中国に比較すれば小さなものだろう。結果的には、日本人の文化はコロナを広げにくくする役を果たしていたといえよう。

日本人のこの集団行動は、日本列島の独特な風土から生まれたのではないか、と筆者は考えている。日本は、地震、津波、火山噴火、水害、台風と自然災害がきわめて多い国である。縄文時代から人々は、巨大災害時には助け合わなければならなかった。協調しない一匹狼は生き残れなかった。つまり、集団行動を促すような遺伝子が残ったかもしれない。弥生時代に水田稲作が始まると、水の管理、田植えなどの共同作業が不可欠になり、共同行動の文化が促進された。

海に囲まれている日本列島は、大陸からの人の移動には制限があった。最終氷期（約七万年前から一万年前の間）が終わったあと、海面が一二〇m上昇し、対馬《つしま》海峡に黒潮の分流である対馬暖流が流れ込むようになった。船の専門家である播田《はんた》安弘[47]によれば、対馬暖流の速度は時速二・八〜三・七㎞と大きく、船で横断するにはその約二倍の速度が必要なので、一度に多数の人がそこを渡るのは難しかったとのこと。ちなみに「一衣帯水《いちいたいすい》」という言葉がある。「一筋の狭い帯ほどの静かな川」の両側の人々は交流しやすいことを意味するのだが、対馬海峡は「一衣帯水」ではない。

つまり、今から一万年前以降の縄文時代、日本列島へ大陸から短期間に多数の人が移動するのは難しく、民族の急激な交替は起こりにくかった。播田氏が言うには、異民族が常時並存している大陸では、コミュニケーションをとるのに言語を明確化する必要があった。それに対し列島では、話し合う相手どうしの文化的背景の共通性が高い時代が長く続き、言語にならない知識（科学哲学者マイケル・ポランニーの言う「暗黙知」）を伝え合う状況が生まれた、とのこと。

氷河期が終わって気温が上がると、降水量が増し、肥えた土壌と相まって列島は豊かな森林で覆われた。縄文人は里山の幸《さち》（ドングリなど）と里海の幸（ハマグリなど）を利用する定住民となり、この時代が長く続いた。穀物は栽培していなかったが、保存できる堅果《けんか》（栗・ドングリ）を食べていた（堅果の蛋白質は、九種必須アミノ酸をバランス良く含む）。土器を焼くための薪は十分にあり、その土器をドングリのアク抜きや煮炊きに使った（狩猟採集民では、移動するので重い土器を持たない）。大陸からの人の移動はあまりなかったが、集落間での交流は広域に行われ、文字はなかったが列島全体での文化情報の蓄積は大きかっただろう。

お互いが知り合った社会では、話は以心伝心で進み、口数は少なくて良かった。現代日本社会の同調圧力文化も、さらには、住民の相互監視によって麻薬使用が抑制されるという文化も、日本列島の特異な風土の中で生まれた縄文文化にルーツを持っているのかもしれない。

日本でコロナ死者が相対的に少なかった文化上の理由として、次のようにまとめてみたい。①流行初期から国民全員がマスクを着用した。②日本人の会話では口数が少ないので、口から出る飛沫・エアロゾルが少ない、③日本語には飛沫を出す子音が少ない、④握手・ハグをしないので対話者間で距離があり、飛沫・エアロゾルによる感染リスクが小さい、など。

右記とは逆に、日本の文化のなかには、コロナウイルスの伝播を促進させるものもある。集団行動と関係する「飲みニケーション文化」である。酒を飲んで日頃のストレスを解消する会話で、「口角泡（飛沫）を飛ばす」。一方、「英国ではパブ《酒場》でシャウト《叫ぶ》する人はいない」とは、商社マンとして英国と米国に長く滞在した友人から聞いた話である（ただし、サッカーの国際試合をパブでテレビ観戦するときは、自国チームの応援で絶叫するようだ）。

飲み会後の二次会のカラオケでは、大声の日本語で歌って大量のエアロゾルが発生する。カラオケ部屋は防音構造になっており換気が難しい。マイクのアルコール消毒よりも、空中ウイルスを確実に除去する空気清浄機を置くほうが効果的だろう。

コロナ緊急事態宣言下、居酒屋やカラオケ店では閑古鳥が鳴いて業者は泣いた。カラオケ店へはワクチン接種を終えてから行くのが良い。コロナで衰退したこの「文化」は、コロナがさらに弱毒化して普通の風邪になるときに復活するだろう。

コラム7-9　「音」より「字」が重要である現代日本語

筆者は昔から言葉に興味を持っていたので、今回のコロナ流行に言葉が関わっているという仮説を考えたのだが、この機会にコロナとは無関係に、日本語の特徴も考えてみた。

日本語の音韻体系はきわめて単純なので、音で区別できない同音異義語が多くなり、それを区別するために漢字（表意文字）を借用せざるを得ない。つまり漢字仮名交じり文を使うことになる。

じつは漢字仮名交じり文は速読できるという利点がある。漢字が主としてキーワードに使われ、それ以外には仮名が使われるので、拾い読み（速読）が簡単である。アルファベット二六文字だけを使う英語では、単語の字形の特徴が乏しく、かつキーワードを視認させる仕掛けがない（固有名詞［ドイツ語では普通名詞も］の頭を大文字にするのは、その単語の視認性を高めるためだろう）。また中国語では、全文字が漢字であるのでキーワードがとくに目立つわけではない。

言語情報処理能を視覚と聴覚とで比べると、前者は後者を凌駕する。前者では二次元の視野を一覧でき、そのなかで際立つ漢字を即座に認識できるのだ。言語学者鈴木孝夫はかつて、日本語は「テレビ型言語」であり、中国語を含めて他の言語はすべて「ラジオ型言語」と言った。[48]日本語は視覚を優先する言語ということである。日本では「字」が「音」よりも優先されるわけで、「日本」の発音は「ニホン」「ニッポン」のどちらでもよい。喋りの重要度が低ければ、口数も少なくなるだろう。

なお、日本語文章を書くときにキーワードに漢字を、そうでない語には仮名を使うことを意識的に行えば、より読みやすくなる。「常用漢字」には二一三六文字しかないが、重要度の高い単語が常用漢字以外を含む場合には、あえてその字を用い、単語を漢字＋仮名の交ぜ書きにしない方がよい（たとえば「ひっ迫」でなく「逼迫《ひっぱく》」として、初出時に振り仮名を付ける）。次に、キーワードがない場所で平仮名がながながと続いて読みにくくなるところでは、適宜漢字を使えばよい（本書ではそうした）。

横書き、縦書きのどちらも使えるのも良いことだ。一般の文書は横書きが多いが、年賀状の宛名には縦書きがよい。たとえば「小林一茶」（フォントは「中ゴシック」を使用）と縦書きすると、左右対称の四つの字が縦に並んで対称の美が生まれる。県名の青森、富山、東京、岡山、山口など、縦書きが美しい。

第八章

将来の感染症を考える

本章前半では、まず過去から現在までの伝染病を伝播媒体で分類し、文明の進展とともに清潔化が進み、その伝染様式が時代とともに変貌してきたことを確認する。次に、動物集団内で維持されているウイルスが、どのような条件で人間のウイルスに進化するのかを考えて、次のパンデミックにどう備えるかを考える。

本章後半では、従来の感染症方策とはまったく逆方向の問題――過剰な清潔さで生じる不健康――について考えたい。

1 清潔化に伴う伝染様式の変化

表8－1は、これまで本書で述べてきた伝染病（細菌およびウイルス起因）を伝播媒体で分類した一覧表である。

自然科学が振興した近代以降、その成果を応用した産業革命が起こり、巨大都市が生まれた。都市の人口が増えて病気が蔓延し、疫学・公衆衛生の視点が生まれた。一方では、細菌学が誕生して病原体が発見され、病原体の伝播経路が明確になり、その伝播を遮断する方策が実施された。水道と石鹸が普及すると、衣服は清潔になった。飲料水の塩素消毒は革命的な技術であった。この分類表の③④⑤は、文明社会において、生活環境の清潔化によって伝播経路が絶たれて消えた伝染病である。

伝染病 (細菌およびウイルス起因)	病原体	伝播媒体	対策	
			伝播の遮断	ワクチン
①**天然痘**	ウイルス	塵埃、喋り(飛沫)	掃除、洗濯	◎
②**麻疹**	ウイルス	咳(飛沫核)	マスク	◎
③**ペスト**	細菌	ノミ	洗濯、入浴	
④**発疹チフス**	リケッチア	シラミ	洗濯、入浴	
⑤**コレラ、腸チフス**	細菌	飲料水	塩素消毒	
⑥**結核**	細菌	咳(飛沫核)、塵埃	個室居住、抗菌薬	○
⑦**ポリオ**	ウイルス	手指	手洗い	◎
⑧**黄熱**	ウイルス	蚊	蚊帳	◎
⑨**ジカ熱**	ウイルス	蚊	蚊帳	
⑩**梅毒**	細菌	性交	コンドーム、ペニシリン	
⑪**エイズ**	ウイルス	性交	コンドーム	
⑫**インフルエンザ**	ウイルス	**咳**(飛沫)	マスク	○
⑬**コロナ**(COVID-19)	ウイルス	**喋り**(飛沫+エアロゾル)	マスク	○

◎きわめて有効

表 8-1　伝染病の伝播媒体および対策

しかし環境をいくらきれいにしても、人間自身が動き回るときに病原体を運ぶ伝染病では、病原体の広がりを抑えることは難しい。このような伝染病が近代以降にも残ったものだ。このうち①天然痘、②麻疹は人間に免疫を付けるワクチンで抑えられた。細菌感染症である⑥結核は大部屋居住で広がったが、栄養・居住環境の改善、抗菌薬の開発などで減った。⑦ポリオでは、麻痺患者は動けないので病原体を広げないのだが、ポリオウイルス感染者の99%以上が無症状なので、彼らが無意識に手を介してウイルスを社会に広げた。しかし有効なワクチンによってポリオは先進国では消滅した(三章)。

⑧黄熱、⑨ジカ熱は蚊媒介感染症で、ヒトの血を好むネッタイシマカが棲む熱帯の都市で広げる。⑧に対しては、有効な生ワクチンが開発された。

⑩梅毒、⑪エイズは性感染症で、その伝播を居住環境の清潔化では遮断できない。コンドーム使用が有効な伝播遮断法である。⑩は細菌感染症なので有効なワクチンはないが、抗生物質のペニシリンが今なお有効である。⑪の病原体HIVはレトロウイルスなので、持続感染が起こり、かつ遺伝子の変異が続くので、ワクチンの開発が難しい。

呼吸器伝染病の⑫インフルエンザでは、そのワクチンの有効性は全身感染ウイルス病である①②⑦⑧の場合ほどではない。たとえばインフルエンザワクチンは、麻疹と異なり毎年注射する。このワクチン接種の目的は、感染予防よりも症状軽減化のためだ。ワクチンで作られた血中のIgG抗体は重症肺炎を防ぐ。この抗体は気道粘膜にはわずかしか滲出しないので、粘膜局所に分泌するIgA抗体を作らせるワクチンの方がよいのだが、現時点ではまだ有効な粘膜ワクチンはない。仮にそれが出来ても、IgA抗体の持続は短いので、ワクチン接種によってインフルエンザに二度と罹らなくさせるのは無理である。インフルエンザでは、咳で生じる飛沫によってウイルスが伝播するので、咳をする人のマスク着用で病原体の広がりが抑えられる。そして咳症状が消えれば、その人にマスクは不要になる。

二〇二〇年にパンデミックを起こした⑬コロナでは、ウイルスは無症状感染者が喋る言葉――人間の究極の特徴――を利用して広がったようにみえる。言葉で生じるウイルス伝播媒体はエアロゾル＋飛沫である。マスクは飛沫を遮断するが、より小さな粒子であるエアロゾルに対する遮断効果は小さい。換気が重要である。

以上をまとめると、居住環境の清潔化とワクチンによっても伝播を抑えられにくい感染症は、（1）性交または（2）飛沫・エアロゾルによって伝播するウイルス感染症といえよう。

（1）のＨＩＶは、サルから来たレトロウイルスである。人が野生ザルを殺してその肉を食べたとき、人にうつったと考えられている。自然界に存在するレトロウイルスの種類は非レトロウイルスより圧倒的に少なく、かつ、そのウイルスは塵埃には含まれないので、「第二のＨＩＶ」が生じる確率はそれほど高くはないだろう。出現の確率が高い新型ウイルス感染症は（2）であり、それが次のパンデミックを起こすことになろう。

2　新型ウイルス病出現の進化論

本節では、野生動物のウイルスがヒト新型ウイルスに変異するメカニズムに関し考察する。

動物からヒトへ

ホモ・サピエンスの行動は、他の動物の行動とまったく異なることは前述してきた。ウイルスの伝播経路に関して、ヒトと動物の決定的な違いは、トイレを使うかどうかである。野生動物の集団は、なんらかのウイルスを持続感染によって保有している（後述）。陸上動物では、糞や尿に排泄されたウイルスは乾燥して周りのゴミに付着している。動物が動き回ることでそれが塵埃《じんあい》（埃《ほこり》 dust）となって舞い上がり、他の動物個体の口や鼻から体に入る。生まれてすぐの仔も、その曝露で感染を受ける。水鳥の場合には、インフルエンザウイルスは腸管の細胞で殖えて糞便に排泄されて、水を介して他の鳥に広がる。

野生動物の近くに行った人が、ウイルスを含む埃を吸って感染を受けることがある。その人が人間社会に戻っても、その人から他の人に感染が広がることは稀である。というのは、その人が糞尿に排泄するウイルスは、トイレからは舞い上がらないからである。しかしウイルス遺伝子にヒトの気道で効率的に殖えるような変異が起これば、そのウイルスは咳や喋りで他の人に広がる。新しいヒトウイルスの出現である。

洞窟内に棲息するコウモリのことを考えると、糞尿に排泄されたウイルスは太陽紫外線が当たらないのでその遺伝子は壊れにくく、かつコウモリが舞うときウイルスを含む埃を舞い上げる。人が洞窟近くへ行ってコウモリのウイルスを吸い込んで、ヒトに新型のウイルスが生まれる可能性がある。アフリカのエボラ出血熱については、流行の初発患者はコウモリが棲む洞窟近くに行ったとの話がある。

エボラ出血熱やマールブルグ出血熱では、患者は外出血をして、そのなかにウイルスが大量に存在する。アフリカではその血液に触れた人の手を介して、あるいは乾燥した血液から生じた塵埃を吸って、ウイルスが広がる。しかし先進国では、仮にアフリカから来た患者が出血しても、すぐに病院に収容されるので、そこからウイルスは広がりにくい。

腎症候性出血熱という、野ネズミのハンタウイルスで起こる重篤な感染症がある。この出血は皮下の内出血なので、ウイルスが血液を介して体外に排出されることはない。

熱帯アジアでは、果実を食べるオオコウモリがニパウイルスを持っている。その尿・唾液に排出されたウイルスでナツメヤシが汚染され、その発酵食品を食べた人に脳炎が起こった例がバングラデシュであった。コウモリの体液に接触しないように注意喚起がなされている。二〇二三年にはインド・ケララ州で、オオコウモリから感染した人が院内で他の人にうつした例が報告された。

なお、糞尿以外による人↓人の塵埃感染が起こる若干の場合がある。水痘と天然痘（エムポックスも）では、ウイルスは皮膚に出来た水疱に大量にあるので、水疱が潰れて出た液が乾燥して塵埃となり、ウイルスが広がる。またノロウイルス嘔吐下痢症では、乾燥吐物に含まれるウイルスによっても感染が広がる。

ところで昔の列車便所は垂れ流し式で、鉄道線路周辺に「黄害」を起こしていたが、塵埃感染も起こしていたはずである。しかし、日本では二〇〇二年頃までに垂れ流し列車便所は廃止されたので、[1]現在この伝染経路は存在しない。

動物集団内でウイルスはいかにして維持されているのか？

動物から人間に来てパンデミックを起こしたウイルスは、レトロウイルスであるＨＩＶを除いて、すべて持続感染を起こさないものであった。そのような一過性急性感染ウイルスが、人間社会に定着・継続して存在するためには、多数の人間が住む都市が必要である。

たとえば麻疹ウイルス感染で全人口が生涯免疫になれば、ウイルスは生き残ることができなくなる。しかし新たに生まれてくる児は無免疫なので、幼児でウイルスが殖えることができる。ということで、麻疹ウイルスが社会で持続するためには、人口二五万以上の都市が必要といわれる（一章1節）。

ところが野生動物集団のサイズは小さい（動物は都市を造らない）。そのなかでウイルスが維持されるメカニズムは人間集団のそれとは異なるはずだ。コウモリや他の野生動物は多数のウイルスを持っている。腎症候性出血熱を起こすハンタウイルスを保有している野生ネズミの個体は、抗体を持ちながらもウイルスを排出している。その持続感染のメカニズムはまだよく分かっていない。

動物が、ウイルスに対して「免疫寛容」になる場合がある。「牛ウイルス性下痢症」がその例である。[2] 牛の妊娠期間は二九〇日であるが、胎齢八〇～一二〇日の胎仔を持つ妊娠牛がこのウイルスの感染を受けると、ウイルスは胎盤を介して胎仔に感染する。胎仔はこのウイルスを自己と認識し、免疫応答をせずに免疫寛容になる。

生まれた仔の四割は健康であり、その牛は生涯ウイルスを糞尿、唾液等に排出し続け、他の牛を感染させる。妊娠していない牛が感染した場合には、一過性急性感染になりウイルスは体内で持続しない。集団全体としてみると、そのなかにいる妊娠牛の数は少なくても、ウイルスは集団内で維持されることになる。

一方、服を着てトイレを使う清潔な人間では、妊婦がウイルスに曝露される機会はほとんどなく、仮にあっても（先天性風疹の場合）、胎児が免疫寛容になることは起こっていない。

3　次世代パンデミックに備える

グローバル化時代、大陸を越えて広がるパンデミックが起こることは十分にありうることだ。その病原体はどのようなものか、伝播媒体は何か、どのような備えをしておくべきか、を考えてみたい。

新しいパンデミックの条件

清潔な先進国を含む全世界で次の新しいパンデミックを起こす病原体は、前述のように（a）咳による飛沫感染を起こす新型インフルエンザウイルス、または、（b）今回のコロナと同様の飛沫＋エアロゾル感染を起こすウイルス、であろう。

二〇二〇年にエムポックス（サル痘）が一部の集団で発生した。このウイルスは今のところ主として皮膚の直接接触で伝播するので、前述の条件には当てはまらない。いつか遺伝子に変異が起こり、昔の天然痘と同様な伝播様式（飛沫感染と塵埃感染）になる可能性はある。しかし塵埃感染は清潔な国では起こりにくい。飛沫感染になれば、パンデミックになる可能性はある。

呼吸器ウイルス感染対策の重要戦略は、重症肺炎が起こらないようにすることである。まず（a）について考える。スペイン風邪の第二波（一九一八年後半）では、ウイルス遺伝子に変異が起こって肺胞の細胞でも増殖するようになり、肺炎で多数の若者と成人が亡くなった。肺胞でウイルスが増殖すれば呼吸困難が起こり、強い咳で大量の飛沫を発生させただろう。つまり、伝播力・感染力が強い変異株がいったん生じると、それが流行の主流を占めるようなる（通常の風邪の基本再生産数R_0は1.3程度だが、スペイン風邪では2以上であった）。

当時は多くの人が大部屋に密集居住していたため、インフルエンザが今より伝播しやすい環境があった。また細菌感染による二次肺炎による死亡も多かった。現在、先進国では居住環境は良くなり、また抗インフルエンザ薬タミフルも入手できる。ワクチンも六ヵ月で製造される。細菌が起こす肺炎に対しては抗生物質もある。

新型インフルエンザが発生したら、そのウイルスが広がりにくい状態にすれば、ウイルスが弱毒化する可能性がある。咳をする人が必ずマスクをすることが重要である。そうすれば、現代社会ではスペイン風邪のような危険なインフルエンザは流行しないだろう。

次の（b）がパンデミックを起こす条件は、①遺伝子変異を起こしやすいRNAウイルス、②ウイルスは喉頭近辺の細胞で増殖し、喋るときに口から出る飛沫＋エアロゾルに含まれる、③無症状感染者が国境を越えて移動しウイルスを広げる、である。無症状感染者の数が多ければ、彼らがさらに多数の人に感染を広げるので、感染者に一定の率で発生する死者・重症者の総数も多くなる。今回の新型コロナがこの事例である。

病原体・抗体サーベイランス

平時における病原体・抗体サーベイランスの体制を維持しておくことが重要である。これは、国民全体のなかでの病原体の動きと病原体に対する国民の免疫状況を常時監視するものである。国立感染研と地方自治体に属する衛生研究所（地衛研）とが共同で行ってきた（三章4節）。実験室《ラボ》データを全国集計して疫学資料として残していくという、世間には目立たない地味な仕事である（病院や大学では行われない）。

二〇二五年四月、国立感染研と国立国際医療研究センター（独立行政法人）とが統合して「国立健康危機管理研究機構」（特殊法人）になり、日本版CDCになるとのことである。大きくなる組織のなかで、右記の微生物サーベイランス機能の責任体制を明確にしておく必要がある。

さて、新しいパンデミック出現時には、一刻も早く病原体を同定することが重要である。病原体が分からなければ、診断キット、ワクチン、抗ウイルス薬の開発は始められない。今回のコロナ流行では比較的早く病原体が見つかった。今は次世代シーケンサーが使えるので、未知の病原体を同定することは昔よりは容易になっている。

新型の病原体は野生動物から来ると考えられており、これは獣医学の領域である。動物が持っているウイルスを網羅的に分離しておいて、ヒトに新規なウイルスが出現したときに、すぐにそれに近い動物ウイルスを参照して対策に活用できるようにしておこうというプロジェクトがある。東京農工大農学部附属「感染症未来疫学研究センター」（水谷哲也センター長）[3]で行われている。新しいウイルス検出方法[4]を使って、すでに新規の動物ウイルス約四〇種が分離されている。

流行初期での蔓延抑制

呼吸器で増殖するウイルスの伝播遮断には、マスクが有用である。とくに無症状感染者が多い場合には、国民全員のマスク着用がウイルス伝播遮断に有効である。

咳をする患者だけでなく健康人もマスクを着用する文化のある国では、流行速度は遅くなる。日本人のマスク着用率は高かったが、マスクをしない欧米人に対して恥ずかしいと思う人もいた。世界保健機関（ＷＨＯ）も米国疾病対策センター（ＣＤＣ）も、二〇二〇年前半のコロナ流行初期にマスクを薦めなかった。ＣＤＣがマスク着用に言及したのは四月三日、ＷＨＯは六月五日であった。つまり日本人は、マスク使用に関して進んでいたのだ。マイクロソフト創業者のビル・ゲイツもマスクを推奨している。

進化生物学の視点からいえば、ウイルスがうつりにくい社会では、弱毒変異株が流行の主流になるのに対し、肺炎を起こすような強毒株は消滅する（重症患者は動けないので、他人にウイルスをうつせなくなるため）。ただし、うつりにくい環境では、感染が長引くような株が優先されるだろう。

しかしマスクは永久に着けるものでなく、有効なワクチンが出来るまでの暫定的なものである。マスク着用をいつ止めるかは大きな課題である。

エアロゾル感染に対しては、室内の換気が重要である。空調をしている部屋で換気をすれば、空調効率が落ち電力消費量が増える。これに対しては、温度の異なる外気と室内気とを薄い膜を接して逆方向に流して効率的に熱交換をさせる向流式熱交換器付きの換気扇がある。ウイルスを除去できる空気清浄機も有用であろう。

抗ウイルス薬に関しては、抗菌薬とは異なりウイルスの種類ごとに異なる原理のものなので、新型ウイルスが出現してもすぐに使えるものはない。結局、ウイルス病流行対策にはワクチンが必須なのだ。ただし、その開発と普及にはある程度の時間が必要である。

マスク着用、換気、ソーシャル・ディスタンス（対面距離）の確保などで流行をできるだけ遅らせて、その間にワクチンを開発するしかない。コロナの場合、画期的なｍＲＮＡワクチンが比較的短期間で開発された。しかし、まだ完全なものとは言えない。そこで次項でワクチン研究を取り上げてみたい。

ワクチン研究の促進

日本ではワクチン研究は日陰の分野であったが、コロナ・パンデミックを契機として国民の意識が変わった。国立研究開発法人日本医療研究開発機構（AMED）は、「先進的研究開発戦略センター」を発足させ、とくに呼吸器ウイルスの新ワクチン開発研究に多額の研究費を提供している。

採択された研究での新ワクチン[6]の原理のいくつかを以下に紹介する。①冷凍でなく冷蔵するmRNAワクチン。保管が容易になる。製薬会社・第一三共《さんきょう》は二〇二三年十一月、オミクロン系株ワクチン（S蛋白の受容体結合領域のみ）の製造販売を国から認可された。②筋肉内注射でなく皮内接種するmRNAワクチン。③「半生《はんなま》ウイルス」。増殖に必要な遺伝子を除いたウイルスを経鼻接種する。ウイルス蛋白が気道細胞内で作られるので、IgA抗体とキラーT細胞を誘導。④自己複製型mRNAワクチン。RNAにコロナS蛋白遺伝子のほか、RNA複製酵素遺伝子も入れたもの。細胞内でRNA複製酵素が作られ、この酵素によってmRNAが複製される。ワクチンのRNA接種量は従来の一〇分の一程度で済む。Meiji Seika ファルマ社が、米国企業開発の技術を導入し国内で製造販売することを認可された。この種のワクチンでは世界初の承認である。⑤バキュロウイルス（カイコのDNAウイルス）のDNAにコロナS蛋白遺伝子を組み込み、カイコに感染させてS蛋白を大量に作らせ、それを精製後アジュバントと混ぜてワクチンとする。培養細胞を使わないので安価。

その他、やるべき研究はたくさんあるだろう。たとえば、mRNAワクチンによって作られるコロナS蛋白が人体のウイルス受容体ACE2に結合して、なんらかの毒性を生じる可能性があるかもしれない。そこでS遺伝子の一部のアミノ酸を変えてACE2に結合しないようにするが、有効な中和抗体は作らせるようにする（トキソイドワクチン［コラム2-6、七四頁］のようなものを人体細胞内で作らせる）。

mRNAワクチンの特徴は、キラーT細胞をも誘導することである。mRNAにS蛋白のほかに、たとえばN蛋白（株間で共通）の遺伝子も加えて、細胞性免疫の株間交差反応性をさらに強める。

キラーT細胞活性の簡便な測定法を開発する。多数の人の細胞性免疫活性がどの程度の期間持続するかが分かれば、ブースター接種の間隔をどれくらいにするかの戦略が立てられる。

初回基礎免疫接種とブースター接種とに、異なる原理のワクチンを組み合わせるという提案もある。mRNAワクチンで作られる中和抗体の持続期間は比較的短い。一方、アデノウイルスDNAベクターを使うワクチン（アストラゼネカ社製など）では、初期の抗体の力価は低いが、それが長期にわたって持続する。そこで初回接種にmRNAを使って、ブースター接種にウイルスベクターワクチンを使う。[7] さらには、mRNAワクチン→組換え蛋白ワクチンの組み合わせ、[8] 不活化ウイルス粒子→mRNAの組み合わせ、[9] などの接種法が検討されている。

パンデミックに備える人材の育成

パンデミックに備える基礎研究を行う人材と、感染症対策の司令塔で働く人材の育成も重要である。

まず研究者について。本書では、ノーベル生理学・医学賞受賞者が新発見をしたときの年齢を書き入れた。三十代から四十代前半までがいちばん研究で活躍するときである。この年代の研究者に十分な研究環境を作っておくべきである。しかし、国立の研究所では研究職は終身雇用で、古い研究所ほど高齢者の割合が高くなっている。そこでは「研究の自由」ということで、人事異動も行われにくい。若い研究者の割合を恒常的に高く保つためには、どのような制度が良いかは検討すべき大課題である。

次に、感染症行政について。これは厚生労働省の所管であった。厚労省官僚の人事システムでは一、二年の間隔で人事異動を行う。これは医療行政のジェネラリストを育てるためのものである。感染症のスペシャリストを確保しておくようにはなっていないので、緊急事態に対応しにくいという問題があった。

二〇二三年九月、感染症対策の司令塔として「内閣感染症危機管理統括庁」が創設された。多省庁ごとの縦割り行政の弊害なしに、一元的に感染症に対応する組織である。平時の専従職員は三八人とのこと。行政官僚のほかに感染症疫学や社会科学などの専門家も必要であろう。少数でも精鋭を集めて、スペシャリストを育成しておくべきである。

ところで、CDCが理想的モデルとして語られるが、コロナ初期でのCDCの対応は遅れた。[10]実際、人口百万当たりの米国のコロナ死亡率は、G7諸国の中でトップクラスであった（図7－1）。

とにかく新型コロナは人類初めての経験だったので、世界中で大混乱が起こった。次の新型ウイルス感染症の流行形態が今回のコロナに似るものとすれば、今回の経験が役に立つ筈である。国ごとの今回の対策と実際の被害とを比較し、被害規模に国間で差が出た理由を徹底的に検討しておくことは、次に備えるヒントになるだろう。さらに、行動制限などの対策が子供に及ぼす長期的影響までも議論しておくべきである。平時と有事に活躍できる人材とそのトップをどう選び、任期をどうするのか、などは重要なポイントだ。

4　過剰な清潔さが起こす不健康

ここまでの議論では、清潔な生活環境の整備やマスクの着用で病原体伝播を減らす話をした。しかし、全く別の視点も必要である。日本人は清潔好きであるが、清潔が「正解」とは限らないのだ。本節では、清潔すぎる生活が不健康を起こす例を見てみたい。

ヘルペスウイルスの潜伏感染

ヒトヘルペスウイルス科のウイルスは九種ある。急性一過性感染を起こすウイルスとは異なり、初感染後にウイルスＤＮＡが細胞核のなかに一生潜伏する。潜伏したＤＮＡはときどき活性化してウイルス粒子が生じ、それが他人の体内に入って次の感染が広がる。

このウイルスの感染の伝播には密な接触が必要である（ただし水ぼうそうだけは異なる）。最も密な接触は母児間で、幼少期での初感染はほとんどが無症状である。しかし清潔化社会では、初感染時期が青年期へ移行し、有症状になることが起こる。

以下、ヒトヘルペスウイルス（Human Herpesvirus　ＨＨＶ）の各型の感染について簡単に説明する。１型、２型単純ヘルペスウイルス（ＨＨＶ−１、２）については前述してあるので（四章４節）、それ以外の型の感染について説明する。

水痘帯状疱疹ウイルス（ＨＨＶ−３）は、幼少時の感染では水痘（水ぼうそう）を起こす。このウイルスの伝染力は強く、基本再生産数R_0は10程度と大きい（風疹では6程度）。急性感染の後、ウイルスは脊髄の後根神経節（低頻度だが脳の三叉《さんさ》神経節にも）に潜伏する。高齢になって免疫力が落ちてくると潜伏ウイルスの活性化が起こり、肋間神経（または三叉神経）に沿って片側の背中から腹に向けて（または片方の顔面に）疱疹が帯状に出来る。これを帯状疱疹《たいじょうほうしん》という。

水痘を予防する生ワクチンは大阪大学微生物病研究所の高橋理明によって一九七三年（四五歳）

に開発されて、一九八四年にＷＨＯがその効果を認定し、現在世界中で使われている。日本では二〇〇四年から幼児に二回の定期接種となった。このワクチンの普及で子供の水痘は減った。接種を受けた子供が老人になったとき帯状疱疹がどうなるのか、今後の長期観察が必要である。国民のウイルス特異免疫が将来どうなっていくかを調べるために、血清疫学調査が続けられている。

昔は、水痘に罹患した子供たちがウイルスを撒き散らしていたので、水痘を経験した成人には無症状感染が起こり、そのブースター効果で免疫が強化されて潜伏感染ウイルスの活性化が抑制されていた。ところが、ワクチンが普及して子供の水痘が減ってくると、ブースター効果がなくなり、成人、老人での帯状疱疹が増えてきた。五〇歳以上の三分の一が発症するといわれる。治療にはアシクロビル系の抗ヘルペスウイルス薬が使われるが、治癒後に長びく「帯状疱疹後神経痛」は苦痛である。

この帯状疱疹発生の予防には、生ワクチン（日本製）一回皮下接種、または組換えＤＮＡ技術で作ったウイルス蛋白（米国製）の二回筋肉内接種が行われる。後者は四万円程度と高価である。安価な生ワクチンの二回接種の効果も検討すべきである。

ＨＨＶ－４は、エプスタイン・バーウイルス（二人の研究者の名前に由来、略して「ＥＢウイルス」）である。思春期・青年期に伝染性単核症という病気を起こす。症状は発熱、喉の痛み、リンパ節の腫れ、強い疲労感である。発症までの潜伏期は四～六週と比較的長い。予後は良いので安静にして治るのを待つしかない。血液中に異型リンパ球（単核球）が出現することで診断される。

昔、ほとんどの人は、乳幼児期に親や兄姉のウイルスを含む唾液から感染（無症状）を受けており、このウイルスに対する抗体を持っていた。ウイルスDNAはB細胞に潜伏する。ところが生活環境の清潔化、一人っ子の増加、子供の行動の変化などによって、ウイルス伝播の効率が減じて無免疫の人が増えてきた。そして思春期になって無免疫であると、キスなどを介して有症状の感染（伝染性単核症）が起こる。

EBウイルス感染は、幼少児に起これば軽症であるだけでなく、のちのアレルギー発生を抑えるという報告もある。重症になる「慢性活動性EBウイルス感染症」は、このウイルスによってT細胞やNKリンパ球が増殖する疾患である。発生頻度は高くないが東アジアに相対的に多い。

HHV－5は、サイトメガロウイルス（cytomegalovirus）である。感染細胞の核内に大きなウイルス封入体が生じ、光学顕微鏡でそれが「フクロウの眼 owl's eye」のように見えることで、この名が付けられた（cyto 細胞、megalo 大）。EBウイルスと同様に、昔のほとんどの人はこのウイルスに幼児期に無症状感染しており、ウイルスに対する抗体を保有していた。しかし最近、無免疫の成人が増えてくると、いろいろな問題が起こってきた。

まず、無免疫の妊婦が妊娠中に感染を受ける場合である。母親の体内で殖えたウイルスが胎盤を介して胎児へ感染を起こし、低体重、小頭症などの児が生まれるリスクが高まる。

臓器移植でも、このウイルスの感染が問題になる。臓器受容者《レシピエント》は他人の臓器を受け入れるために、免疫抑制剤の投与を受けなくてはならない。固形臓器（腎臓など）の移植では、受容者がウイルス陰性（＝抗体陰性）で提供者《ドナー》が陽性の場合、提供された臓器に潜伏していたウイルスが活性化し、免疫を持たない受容者に感染を起こす。免疫抑制下で感染が広がって、発熱、間質性肺炎、網膜炎などの重篤な症状を起こす。

白血病治療のための骨髄（血液幹細胞）移植の場合には、受容者がウイルス陽性で提供者が陰性であるときの方が、より重症になる。提供された骨髄の免疫細胞が、受容者で活性化したウイルスに対しすぐに免疫応答できずに、受容者の中でウイルスを広げるのだ。これらの現象は、ほぼ全員が昔のように小児期にサイトメガロウイルスに感染していれば起こらないことなのである（昔は臓器移植も行われていなかったのだが）。

ＨＨＶ－６Ｂ、ＨＨＶ－７ウイルスは、幼児で無症状の感染ではなく「突発性発疹」を起こす。ほとんどの児が生後半年から二歳頃までに発症する。生まれて初めての突発的な高熱で、熱が下がったときに全身に発疹が生じることが特徴である。親は慌てるが、病気は軽いので薬は要らない。母親の唾液にウイルスが含まれており、それで感染が起こると考えられている。このウイルスは乳幼児に感染しやすく、清潔社会でも突発性発疹は減っていないようだ。コロナ流行時にさまざまな感染症の発生が減ったのに対し、この疾患の発生は変らなかった。[11]

このウイルスが突発性発疹を起こす証拠を見つけたのは、大阪大学の山西弘一（一九八八年、四七歳）らである。ウイルスが増殖するのはＴ細胞である。[12]なお、ＨＨＶ－６Ａは突発性発疹を起こさない（HHV－6Aと6Bとは別の型として分類されている）。

HHV－8は、血管内皮細胞に感染して皮膚にカポジ肉腫を作る。この病気はハンガリーの医師M・カポジによって一八七二年に報告されていた。一九九四年に米国の研究者がカポジ肉腫の細胞内にこのウイルスを見つけた。この肉腫はエイズなどの免疫不全患者に発生しやすい。

文明病としての花粉症

花粉症は感染症ではないが、清潔社会で感染症が減少したことに関連して出現した病気なので、その歴史と発病メカニズムについて考えてみる。

花粉症が一つの独立した疾患として認識されたのは、英国で十九世紀になってからだ。この病気を引き起こすのは、環境中の花粉の存在と、その花粉蛋白質に対して作られた人体のIgE抗体とである。この風媒花粉によるアレルギー病が出現した背景には、文明社会の変貌がある。

一八一九年、産業革命時代のロンドン。四六歳の内科医ジョン・ボストックは、自分が八歳のときから罹っていた牧草花粉症の症状をロンドン内科外科医協会の会合で発表した（この講義録は小塩海平[13]によって日本語訳されている）。症状が出るのは毎年六月初旬から七月までである。アレルギー病である喘息や湿疹などの疾患は昔から有ったが、牧草花粉症に関しては世界最初の報告である。

当時、夏の干し草の臭いは人をイライラさせるものと思われていた。ロンドンのインテリは、この病気を嘲笑して「hay fever 干し草熱、枯草《こそう》熱」と呼んだ（次コラム）。ボストックはこの名前が気に入らず、一八二八年、二八名の同様の患者の存在を確認し、「夏季カタル」（カタル catarrh =流れる。鼻水、流涙を指す）という病名を付けた。彼は、病因は夏の暑熱と考えた。また、この病気が上流階級に限られたので、「aristocratic disease 貴族病」とも呼んだ。

コラム8-1 hay fever という名称

『ロンドン・マガジン』誌という文芸雑誌の一八二五年十月号一七七〜一九一頁に「On Fashions in Physic（医業での流行《はやり》もの）」という記事がある。リストの最後に、夏にクシャミが出る病気を「hay fever」の名で入れる、と書かれている。[14] 牧草花粉との関係はまだ分かっていなかったが、病気が瘴気で起こるとの説があった時代で、干し草 hay の臭気（=瘴気）で起こる病気と考えたのだ。花粉症に発熱はないが、fever を付けて病気を意味させたのだろう。

この病気が牧草花粉によって起こされることを証明したのは、一八七三年の英国マンチェスターの医師C・ブラックレーであった。彼自身も花粉症患者であった。花粉が空中を舞うのは、凧《たこ》に付けたスライドグラスに花粉を付着させて確かめた。保存しておいた花粉を夏季以外の時期に患者に吸わせて症状が出ること、また花粉抽出液を皮膚に擦り込んで膨疹が出るのを観察した（皮膚テストの始まり）。

十九世紀前半の英国で、なぜ上流階級に花粉症が発生したのかを考えてみると、生活環境と人間の行動様式の変化が大きな要因であろう。まず、花粉生産量が増えたと考えられる。産業革命の前に、帆船が木で造られ、銃・大砲のための鉄の製造に木炭が使われたので、木が伐採されて森林面積も減っていた。第二章で述べたことだが、木炭が使えなくなって代わりに石炭を使う産業革命が興った。森林が減って、小麦畑と牧草地が増え、花粉生産量も増えた。

ところで西欧で牧草花粉の舞う六、七月は、一年のなかで（花粉症でない人には）最も快適な気候のときである。結婚式も六月、June bride《六月の花嫁》である（日本では梅雨時で花嫁衣装は泥で汚れる）。人々はこの短期間にできるだけ屋外で時間を過ごして、日光の紫外線で皮下に生じるビタミンDを貯めておき、暗く長い冬に備えておこうとする（西欧で普及している夏時間制サマータイムも、屋外でより長時間を過ごしたいための考案）。すると個人の屋外での花粉曝露量も多くなる。

さて大西洋を越えた米国北部東海岸では、八月下旬～九月にブタクサ花粉症が起こることを、M・ワイマンが一八七二年に見つけた。花粉症患者でもあった彼は「秋カタル」という名を提唱した。

ブタクサは土地を掘り起こしたあとに生える。都市が拡大したこと、農地を広げたことで花粉生産量も増え、人の花粉曝露量も増えた。患者は上流階級のアングロ・サクソン人（英語圏白人プロテスタント）に多く、彼らは金持ちの「文明人」だけが花粉症に罹ることを自慢し、花粉シーズンには花粉の飛ばないリゾートのホテルに滞在した。[15]

日本での花粉症の出現は、英国の一世紀半後である。一九六三年、東京医科歯科大耳鼻咽喉科教室から日光の病院へ派遣されていた斎藤洋三（三一歳）は、杉花粉症患者二一例を見つけ、同年秋の日本アレルギー学会で発表、論文は翌年のアレルギー学会誌に掲載された。[16]

今や杉花粉症は「国民病」ともいわれるが、どの程度の人が罹っているのか？　杉特異IgE抗体を保有していても症状のない人がいるし、また軽い症状の人全員が医者へ行くわけではないので、正確な患者数を調べるのは難しい。それに関し、全国の耳鼻咽喉科医自身およびその家族のなかでのみの杉花粉症患者数を調べた報告[17]がある。この調査の特徴は、調査対象者全員の診断を専門家が行ったことである。この調査は一九九八年、二〇〇八年、二〇一九年の三回行われた。それぞれの回の有病率は、16・2％、26・5％、38・8％と増加していた。二〇一九年には国民の二・六人に一人が杉花粉症患者であったことを示す。

では、杉花粉症は何年頃から、どの程度増えたのか？　一九七三年と一九八五年の群馬県の健康妊婦の血清について調べたIgE抗体保有率は、前者で8・7％、後者で36・7％であり十二年間で四倍に上昇していた。この期間に患者数も四倍増加したことを意味する。[18]

ところで、脊椎動物にとってIgE抗体の意義は何か？　寄生虫が感染した人は寄生虫に対してIgE抗体を作る。寄生虫は多細胞生物であり、細菌よりはるかに大きなサイズなので、抗体分子だけで殺せるわけはなく、白血球に属するマスト細胞、好塩基球と好酸球を利用する。

マスト細胞表面には、IgE受容体を介してIgE抗体が強く結合している。そのIgE抗体が寄生虫からの蛋白質抗原と結合すると、マスト細胞はコンドロイチン硫酸の粘液を分泌し、またヒスタミンを分泌して腸管の平滑筋を収縮させて寄生虫を腸管壁から排除する。ヒスタミンはまた、毛細血管を拡張させて好酸球を寄生虫近くに滲出させる。その好酸球のIgE受容体に結合したIgE抗体が寄生虫抗原と結合すると、寄生虫に有害な物質を分泌する、と考えられている。

寄生虫を保有する熱帯の住民では、血中総IgE濃度は一ミリリットル中一〇〇〇ナノグラム以上であるが、現代日本人の濃度はその一〇〇分の一以下である。マスト細胞の受容体が大量のIgE分子で飽和されていれば、花粉蛋白質に対するIgEがわずかにあっても花粉症の症状は起こらない。つまり、寄生虫感染があれば花粉症にはならない。

サイエンスライターM・ベラスケス＝マノフは、その著『寄生虫なき病』（文献19）で、清潔になり寄生虫・微生物感染が消えたあとの文明社会で起こる病気について、アレルギー病や炎症性腸疾患に関する疫学・免疫学の一〇〇以上の論文を渉猟《しょうりょう》して書いている。米国でアレルギーに苦しむ人が、治療のために腸管寄生虫である豚の鞭虫《べんちゅう》の卵を飲む話も載っている。「寄生虫博士」こと藤田紘一郎・東京医科歯科大学教授は、自分の大腸に条虫（サナダムシ）を飼っていた。

さて、英・米国で花粉症は十九世紀に観察されていたのに、日本ではなぜ二十世紀後半になるまでなかったのか？　欧米の都市では人糞を川へ流していたのに対し、日本ではそれを肥料とし

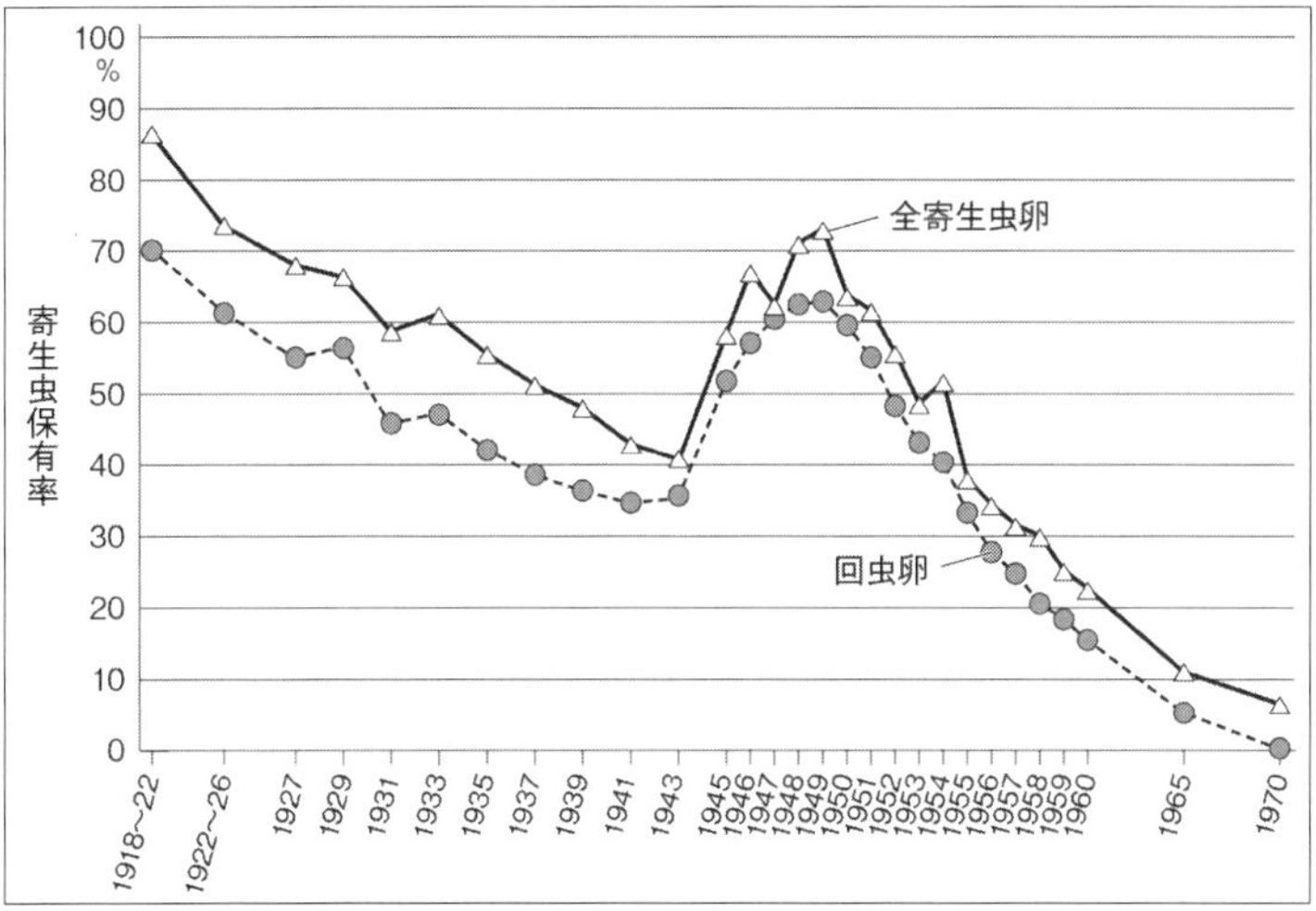

図 8-1　寄生虫卵保有率の年次推移

出典：影井昇の論文(21)から作図

て使っていたことが関係していた、という可能性を考えたい。[20]

土壌伝播寄生虫症と呼ばれる疾患がある。回虫、鉤虫《こうちゅう》(十二指腸虫)、鞭虫などによる病気である。回虫によるものがいちばん多い。「土壌伝播」は soil-transmitted の訳であるが、soil は「汚物、下肥《しもごえ》」をも意味する。回虫卵は環境中で非常に安定である。回虫卵を含む下肥を畑に撒いて栽培した野菜を生で食べれば、回虫卵は人に戻ってきて、体内で孵化して成虫に成長する。成虫は体内で殖えず(二分裂しない)、寿命は一～二年である。しかし雄・雌の回虫が同じ腸に居れば交尾をして大量の卵を生み、その卵は「人糞→野菜畑→都市住民の口」の経路で回る。すると回虫は常時人体内に存在することになる。

図8－1は、日本人の糞便中の寄生虫卵保有

率の推移を示す。[21] 高度経済成長時代の一九六〇年代頃から寄生虫が消えたことがわかる。このころ日光で杉花粉症が発見された。日光の杉並木は、徳川家康の墓が日光に移された十七世紀に作られて以来、ずっと花粉を飛ばしていた。寄生虫が消えた頃に、そこで杉花粉症が出現したのだろう。

全国で杉花粉症が増えたのは一九八〇年代である。日光での発生より遅いが、杉花粉の生産とその飛散が日光より遅く起こったためであろう。第二次大戦後の一九五〇年代、沖縄、北海道を除く全国の山林で杉・檜《ひのき》の植栽が積極的に行われた（杉と檜は似ており、杉花粉症の人が檜花粉を吸っても花粉症の症状が出る）。広い面積の既存の森を伐採し、代わりに杉・檜を植えたのだ。日本はその森林面積が国土の66％を占めるという森林大国である。その森林の三割近くが杉・檜の人工林で、その面積はなんと国土の19％を占める。とくに杉の生長は速く、植えてから約三〇年で花粉を飛ばし始めるといわれるので、寄生虫が消えた日本で、花粉飛散量が増加したために花粉症患者も増加したと考えられる。

衛生仮説、旧友仮説

第二次大戦後の二十世紀後半、さらなる都市化・文明化が進んだ欧米先進国で、花粉症を含むアレルギー病がさらに増えた。その理由として、花粉曝露量増加だけでなく、人間が清潔な生活をするようになったからだ、との意見が出てきた。一九八九年、英国のD・P・ストラカンは

「枯草熱、衛生状態、世帯サイズ」[22]という題名の論文を発表した。この考えは「衛生仮説（または清潔仮説）Hygiene hypothesis」とのち呼ばれるようになった。

生まれる子供の数が少なくなり、清潔な状態で育てられると、子供どうしでの細菌・ウイルス感染が減る。すると病原体蛋白質に対するIgG抗体が作られなくなり、花粉、チリダニ、ペットのフケなどの外来蛋白質に対しIgE抗体を作るようになり、花粉症や喘息などのアレルギー病が増えた、という説である。

第二次大戦後からソ連邦崩壊の前、ドイツは東西に分かれていたのだが、アレルギー発生率は西で高く、東で低かった。東ドイツでは乳児期から託児所に入るので児間の細菌・ウイルス感染が多いのに対し、西ドイツでは少子化が進み、児は清潔な個室で育つので感染が起こりにくくなっているためと考えられた。

微生物感染があるとアレルギーになりにくいことの説明は、次のように考えられた。免疫系のB細胞が抗体を作るためにはヘルパーT細胞が必要である。この細胞には二種類があって、1型ヘルパーはB細胞にIgG抗体を作らせるように働き、2型ヘルパーはIgE抗体を作らせる。人体が微生物感染で炎症が起こると、マクロファージなどの細胞がサイトカインという蛋白を分泌して、これが1型ヘルパーT細胞を刺激する。ところが体内で増殖しない花粉蛋白などでは炎症は起こらず、2型ヘルパーT細胞が働く、との説明である。

この仮説では、自己の組織に対するIgG抗体で起こる自己免疫病（多発性硬化症、1型糖尿病など）も近年同時に増加したことを説明しない。そこでスウェーデンのA・ウォルドは一九九八年、文明社会では腸内細菌叢の多様性が減ったことが、自己免疫疾患とアレルギー病が増えた原因であるとの仮説を唱えた。[23]

大腸粘膜下に存在する制御性（レギュラトリー）T細胞への刺激が減り、免疫系ネットワークのバランスが崩れて免疫機能の異常が起こり、自己免疫病とアレルギー病が増えた。つまり、太古から人類の友人であった大腸常在の共生生物（旧友 old friends）が減ったことが、免疫異常発生の原因であるとの考えである。これは「旧友仮説」といわれる。[23] 旧友としては、腸管寄生虫（鞭虫など）、マイコバクテリウム（抗酸菌）、ラクトバチルス（乳酸菌）などが考えられている。

大腸細菌叢の役割

人体の全細胞数は約四〇兆個といわれるが、大腸内の細菌数もそれと同程度で、種類は五〇〇〜一〇〇〇種といわれている（小腸内の細菌数は大腸より少なく、大腸の約四〇分の一とのこと）。この細菌が人間の健康にも関与していることは考えられていたが、大腸内の細菌は嫌気性菌で培養が難しいことで研究が進まなかった。ところが近年、次世代シーケンサー（コラム7−7、二五一頁）が開発されて、培養しなくても腸内細菌全体の遺伝子DNAを丸ごと解析することが可能になり、新しい知見が次々に生まれている。

大腸内に存在する細菌の遺伝子は五〇〇万個もあるという報告がある。[24] ヒトの遺伝子は約二・

五万個なので、その二〇〇倍である。このシーケンサーでなければ扱えない情報量である。そしてこの大腸細菌叢は、人体への「外付け臓器」ともいえるものだ。[25] この細菌叢が人体の健康維持に大きな役割を果たしていることが最近、分かってきている。

小腸の消化酵素で分解されない食物繊維は、大腸へと移動し、そこに棲んでいる菌の嫌気発酵によって短鎖脂肪酸になる。酢酸（分子内に炭素二個）、プロピオン酸（三個）、酪酸《らくさん》（四個）である。これらの脂肪酸は分子のなかに親水性部分と親油性部分を持つ低分子であるので、その親油性部分が消化管の細胞膜の脂質二重層になじんで、細胞膜を通過できる（ちなみに胃でアルコール分子も同様にして体内に取り込まれる）。短鎖脂肪酸は大腸の細胞内で、今度は好気的に水と炭酸ガスとに分解されて、細胞のエネルギーになる。元の食物繊維一グラム当たりで約二キロカロリーの栄養である（小腸で分解される澱粉では、一グラム当たり四キロカロリー）。

酪酸は、大腸粘膜下に居るリンパ球を刺激して制御性T細胞に分化させる。[26] この細胞は免疫の暴走を抑え、炎症性腸疾患やアレルギー病が発生しないようにする。

生後二歳までに抗生物質投与を受けた児は、のちにアレルギーを発生しやすいという報告がある。抗生物質で腸内細菌が死んで、細菌叢に乱れが生じると考えられている。さらに、炎症性腸疾患、自己免疫疾患、1型糖尿病、肥満、自閉症などの発生と腸内細菌との関係が示唆されている。

今、多数の人のさまざまな健康状態、食事習慣、行動様式などと大腸内の各細菌遺伝子の量との関係のデータベースが出来つつある。いずれは糞便のDNA検査が、病気の診断、食事・行動療法、服用薬の副作用監視などに役立つようになるだろう。

5　微生物との共存

最後に、著者が本章で言いたかったことをまとめてみたい。

微生物は環境に遍在している。人間以外の動物は、人間よりもっと微生物に囲まれて生きている。E・ヨン著『世界は細菌にあふれ、人は細菌によって生かされる』(文献27)には、動物と細菌とが共生している多数の例が示されていて興味深い。清潔で快適な文明生活を求めてきた人間も、微生物とは付き合って行くしかないのである。

ワクチンがない、小児期のウイルス感染症はたくさんある。危険な病気は防がなくてはならないが、軽い感染は受けて免疫を付けておいた方が、大人になってからの健康に役立つ。アレルギー病にも罹りにくい。過剰な清潔さは良くないのだ。

しかしそうは言っても、子供が熱を出したとき、親も保育士もその病気が危険なものかどうかの判断はできず、不安になる。だが、自分の子供が生まれつき免疫力の弱い体質でなければ、親は冷静に観察して医者に抗生物質をむやみに要求しない方がよい。

病原体の確定が感染早期に行えて、それが危険な病気でないとの診断がつけば、薬を与えないで免疫を付けさせるという選択肢が生まれる。今回のコロナ禍では病原体診断にＰＣＲ法が普及した。いずれ多種の細菌・ウイルスの病原体遺伝子を一度に迅速に低費用で検出するＰＣＲ法も普及するだろう。

ワクチンがすでに製造されて、その効果が評価されている感染症に対しては、前もってその接種を受けておく。ワクチンとは体内に異物（ヒトに異種の蛋白質）を入れることであり、体内の清浄化・清潔化とは逆のこと、とも考えることができる。

我々は、新型コロナウイルスとも付き合って行くしかないだろう。変異株が次々に生じるが、重症肺炎を起こさなければ良し、とする。ｍＲＮＡワクチン接種および変異株の再感染で作られるキラーT細胞は株間共通に反応するので、変異株感染が起こっても肺炎にはなりにくいと期待できる（六章3節）。今のところ、重症肺炎を起こすようなオミクロン系の変異株は生まれていない。いずれ新型コロナは上気道だけの感染による普通の風邪になるのではないだろうか。コロナが小児・成人の間でエンデミックになれば良いのである。

新型コロナに対するｍＲＮＡワクチンやウイルスベクターワクチンは、緊急事態に対応して認可されたものである。まったく新しい原理のワクチンなので、長期影響はまだ分かっていない。緊急事態が終わった現在、小児・乳児への接種は急がない方がよいと著者は考える。また、国民全員のマスク着用は新型伝染病流行の初期のみとして、ワクチンが使えるようになったあとでは、咳をする患者だけが着けたらよいだろう。

最後に強調したいことは、コロナ禍での社会生活の変容が未成熟な小児に与えた悪影響を、十分に議論しておくべきである。子供の長期間のマスク着用は、小児期での免疫系の発達を遅らせ、ひいては成人期の初感染で重症化するウイルス病の発生頻度をあげる可能性もあるかもしれない。また、コロナ禍で五歳の子供の精神発達が四ヵ月遅れたという報告があるので、その遅れを取り返すための方策などを十分に検討すべきである。

注・参考文献

まえがき

1 Spellberg B,Taylor-Blake B.On the exoneration of Dr. William H. Stewart: debunking an urban legend. *Infect Dis Poverty* 2013; 2:3.

第1章　文明と疫病

1 富士川游『日本疾病史』東洋文庫　平凡社　一九六九年

2 W・H・マクニール（佐々木昭夫訳）『疫病と世界史』新潮社　一九八五年

3 蔵持不三也『ペストの文化誌〜ヨーロッパの民衆文化と疫病』朝日選書　一九九五年

4 フレデリック・F・カートライト（倉俣トーマス旭、小林武夫訳）『歴史を変えた病』法政大学出版局　一九九六年

5 J・ダイアモンド（倉骨彰訳）『銃・病原菌・鉄』草思社　二〇〇〇年

6 酒井シヅ『病が語る日本史』講談社　二〇〇二年

7 ウィリー・ハンセン、ジャン・フレネ（渡辺格訳）『細菌と人類』中央公論新社　二〇〇四年

8 加藤茂孝『人類と感染症の歴史』丸善出版　二〇一三年

9 Harper K. *Plagues upon the Earth.* Princeton Univ Press, Princeton 2021.

10 鈴木則子「江戸時代の麻疹と医療——文久二年麻疹騒動の背景を考える」『日本医史学誌』二〇〇四年五〇巻五〇一頁。

11 南和男「文久の『はしか絵』と世相」『日本歴史』一九九一年一月、五二一号八八頁。

12 Hempelmann E, Krafts K. Bad air, amulets and mosquitoes: 2,000 years of changing perspectives on malaria. *Malaria Journal* 2013;12: 232.

13 『ナショナル・ジオグラフィック』二〇一〇年九月号。Hawass Z et al. Ancestry and pathology in King Tutankhamun's family. *J Am Med Assoc* 2010; 303: 638

14 Ayyadurai S et al. Body lice, *Yersinia pestis* Orientalis, and Black Death. *Emerg Infect Dis* 2010; 16:892. https://wwwnc.cdc.gov/eid/article/16/5/09-1280_article

15 Dean KR, et al. Human ectoparasites and the spread of plague in Europe during the second pandemic. *Pro Nat Acad Sci* 2018; 115:1304.
「ナショナル・ジオグラフィック」ニュース二〇一八年一月一八日
https://natgeo.nikkeibp.co.jp/atcl/news/18/011700018/

16 山本紀夫『高地文明』中公新書　二〇二一年

17 井上栄、彦坂令子「栗、カボチャ、ジャガイモの必須アミノ酸組成に関する一考察」『日本食生活学会誌』二〇〇八年一九巻一六三頁。
http://www.jstage.jst.go.jp/article/jisdh/19/2/19_2_163/pdf/-char/ja/

第2章　産業革命期の伝染病——コレラ

1 古川安『科学の社会史』ちくま学芸文庫　二〇一八年

2 スローンは、ケンペル、『The History of Japan（日本誌）』

（一七二七年）の英訳を刊行したことで有名である。ケンペルは、江戸元禄時代に長崎出島のオランダ商館の医者として赴任し、日本に約二年間滞在した。ドイツに帰国後『Heutiges Japan（今日の日本）』という題名の本の原稿をドイツ語で書いたが、未刊のままであった。彼の死後、遺稿をスローンが買い取り、秘書のショイヒツァーに英訳させた。英訳題名のhistory（=story）は「誌」であり「史」ではない。ということで"Natural History"は「自然史」よりも「自然誌」のほうが良い。

3 Higham N. *The Mercenary river. Private greed, public good: a history of London,s water.* Headline Publishing Group, London, 2022.

4 Wikipedia. Tea in the United Kingdom. 2023.7.30 閲覧

5 ヴィクター・H・モア、アーリン・ホー（忠平美幸訳）『お茶の歴史』河出書房新社　二〇一〇年

6 Antman FM. For want of a cup: The rise of tea in England and the impact of water quality on mortality. https://spot.colorado.edu/~antmanf/AntmanTea&WaterQuality.pdf　2023.7.30 閲覧

7 P・ヴィンテン＝ヨハンセン、他（井上栄訳）『コレラ、クロロホルム、医の科学　近代疫学の創始者ジョン・スノウ』メディカル・サイエンス・インターナショナル　二〇一九年

8 ジョン・スノウ（水上茂樹訳）『コレラの伝染様式について　第二版』青空文庫
https://www.aozora.gr.jp/cards/001600/files/53757_67624.html

9 本来のボロノイ線とは2点の間で等距離にある直線を繋げたもの。スノウの地図では、二つの井戸の間の街路を歩いて歩数を数え、半分の歩数になる点を結んだ。

10 サンドラ・ヘンペル（杉森裕樹、大神英一、山口勝正訳）『医学探偵ジョン・スノウ　コレラとブロード・ストリートの井戸の謎』日本評論社　二〇〇九年

11 R・オールコック（山口光朔訳）『大君の都　幕末日本滞在記』岩波文庫　一九六二年

12 エドワード・S・モース（石川欣一訳）『日本その日その日』講談社学術文庫　二〇一三年

13 神吉和夫「玉川上水の江戸市中における構造と機能に関する基礎的研究」『土木史研究』十三号　一九九三年六月
https://www.jstage.jst.go.jp/article/journalhs1990/13/0/13_0_177/_pdf/-char/ja

14 高橋敏『江戸のコレラ騒動』角川ソフィア文庫　二〇二〇年

15 東京下水道史探訪会編『江戸・東京の下水道のはなし』技報堂出版　一九九五年

16 内閣府中央防災会議「災害教訓の継承に関する専門調査会報告書　〈1855 安政江戸地震〉」二〇〇四年三月
http://www.bousai.go.jp/kyoiku/kyokun/kyoukunnokeishou/rep/1855_ansei_edo_jishin/index.html

17 ポール・ド＝クライフ（秋元寿恵夫訳）『微生物の狩人（上、下）』岩波文庫　一九八〇年

18 源宣之「狂犬病：その歴史と現状ならびに防疫対策」『動物臨床医学』二〇〇七年十六巻二七頁

19 ルネ・デュボス（長木大三、田口文章、岸田綱太郎訳）『パストゥ

ール』学会出版センター　一九九六年
20 唐仁原景昭「わが国における犬の狂犬病の流行と防疫の歴史」『日本獣医史学雑誌』二〇〇二年三九号一四頁
21 ガイジュセクがノーベル賞受賞時に書いた自伝　D.Carlton Gajdusek――Biographical.NobelPrize.org. https://www.nobelprize.org/prizes/medicine/1976/gajdusek/biographical/
22 アーリング・ノルビ（千葉喜久枝訳）『ノーベル賞はこうして決まる』創元社　二〇一一年
23 竹内信夫訳、長野敬編『科学の名著10　パストゥール』朝日出版社　一九八一年
24 フランソワ・ジャコブ（原章二訳）『ハエ、マウス、ヒト　一生物学者による未来への提言』みすず書房　二〇〇〇年
25 Bibel DJ, Chen TH. Diagnosis of plague: an analysis of the Yersin-Kitasato controversy. *Bacteriol Rev* 1976; 40(3):633.
26 小高健『伝染病研究所――近代医学開拓の道のり』学会出版センター　一九九二年
27 アーリング・ノルビー（井上栄訳）『ノーベル賞の真実』東京化学同人　二〇一八年
28 Kantha SS. A centennial review; the 1890 tetanus antitoxin paper of von Behring and Kitasato and the related developments. *Keio J Med* 1991;40(1):35. https://www.jstage.jst.go.jp/article/kjm1952/40/1/40_1_35/_pdf/-char/en
29 Norrby E. *Nobel Prizes and Notable Discoveries*. World Scientific Publishing.　Singapore 2016.

第三章　清潔化社会の伝染病――ポリオ

1 スーエレン・ホイ（椎名美智訳）『清潔文化の誕生』紀伊國屋書店　一九九九年
2 McGuire MJ. *The Chlorine Revolution*. Am Works Assoc. Denver 2013.
3 Oshinski DM. *Polio: An American Story*. Oxford Univ Press. New York 2005.
4 Dauer CC. The changing age distribution of paralytic poliomyelitis. *Ann N Y Acad Sci*. 1955; 61(4):943.
5 Burnet FM, Macnamara J. Immunological differences between strains of poliomyelitis virus. *Br J Exp Pathol* 1931; 12:57.
6 Goodpasture EW, et al. The cultivation of vaccine and other viruses in the chorio-allantoic membrane of chick embryos. *Science* 1931; 74:371.
7 Smith DR, Leggat PA. Pioneering figures in medicine: Albert Bruce Sabin - inventor of the oral polio vaccine. *Kurume Med* J 2005;52: 111.
8 Sanofi Pasteur ウェブサイト　http://www.polio.info/polio-eradication/front/templates/index.jsp?siteCode=POLIO&codeRubrique=34&lang=EN
9 Benison S. International medical cooperation: Dr. Albert Sabin, live poliovirus vaccine and the Soviets. *Bull History Med* 1982; 56: 460.

10 W・スワンソン「冷戦下に生まれた生ワクチン」『日経サイエンス』二〇二一年七月号一〇六頁
11 公益財団法人・水道技術研究センター「塩素消毒の歴史について——終戦直後の事情を中心に　その1、2」『水道ホットニュース』三七七号（二〇一三年八月一六日）、三七八号（二〇一三年八月二三日）
http://www.jwrc-net.or.jp/hotnews/pdf/HotNews377.pdf
12 水道機工株式会社ウェブサイト「わが国上水技術の軌跡　昭和戦後期〜水道発展期　10：塩素消毒の強化」
https://www.suiki.co.jp/hensen/jyosui_2/jyosui_10.html
13 衛藤淳編『占領史録4　日本本土進駐』講談社学術文庫　一九八九年
14 甕君代、森本妙子「乳児死亡率と幼児死亡率との相関の地域性と時代的推移について」『東京女医大誌』一九五四年二四巻二三三頁
15 竹村公太郎『日本文明の謎を解く』清流出版　二〇〇三年
16 日本水道協会『水道のあらまし　二〇〇八』日本水道協会　二〇〇八年
17 村野まさよし『バキュームカーはえらかった——黄金機械化部隊の戦後史』文藝春秋社一九九六年
18 上田哲『根絶』社会思想社　一九八八年
19 Rutty CJ. From Salk to Sabin: Persistent polio and vaccine innovation at Connaught Labs, 1955-1962. https://connaught.research.utoronto.ca/history/article8/
20 井上栄「本邦における感染症サーベイランスの始まり」『臨床とウイルス』二〇一九年四七巻一〇三頁
21 https://www.niid.go.jp/niid/ja/y-sokuhou/2216-yosoku-jerapid.html)
22 The Global Polio Eradication Initiative https://polioeradication.org/
23 Alleman MM, et al. Update on vaccine-derived poliovirus outbreaks - worldwide, January 2020--June 2021. *Morb Mort Wkly Rep* 2021; 70:1691.

第四章　梅毒とエイズ——重症になる性感染症

1 C・ケテル（寺田光徳訳）『梅毒の歴史』藤原書店　一九九六年
2 B・アダム（瀬野文教訳）『性病の世界史』草思社　二〇〇三年
3 C・P・ツュンベリー（高橋文訳）『江戸参府随行期』東洋文庫平凡社　一九九四年
4 水田正能「産婦人科医が〝膣〟を使ってはならない」『日産婦誌』二〇〇七年五九巻六四四頁。
http://fa.kyorin.co.jp/jsog/readPDF.php?file=to63/59/10/KJ00005050092.pdf
5 McNeill WH. Patterns of disease emergence in history. In *Emerging Viruses* (ed. by Morse SS), Oxford Univ Press 1993.
6 Walker EM et al. Physical map of the genome of Treponema pallidum subsp. pallidum (Nichols). *J*

Bacteriol 1995; 177(7):1797.
7 感染研「注目すべき感染症　梅毒」『感染症発生動向調査 週報』二〇二二年第四二週(一〇月十七〜二三日)号
https://www.niid.go.jp/niid/ja/syphilis-m-3/syphilis-idwrc/11612-idwrc-2242.html
8 Majander K, et al. Ancient bacterial genomes reveal a high diversity of *Treponema pallidum* strains in early modern Europe. *Curr Biol* 2020; 30:1.
9 Sharp PM & Hahn BH. Prehistory of HIV-1. *Nature* 2008; 455:605.
10 Mitsuya H et al. 3'-Azido-3'-deoxythymidine (BW A509U): an antiviral agent that inhibits the infectivity and cytopathic effect of human T-lymphotropic virus type III/lymphadenopathy-associated virus in vitro. *Proc Natl Acad Sci USA* 1985;82(20):7096.
11 Centers for Disease Control and Prevention. Estimated HIV incidence and prevalence in the United States, 2015–2019. *HIV Surveillance Supplemental Report* 2021;26(No.1), page 19. http://www.cdc.gov/ hiv/library/reports/hiv-surveillance.html. Published May 2021.
12 Chesson HW et al. The estimated direct lifetime medical costs of sexually transmitted infections acquired in the United States in 2018. *Sex Tran Dis* 2021; 48:215.
13 UN Population Division. Department of Economic and Social Affairs. Contraceptive use by method 2019: data booklet.　https://digitallibrary.un.org/record/3849735
14 田中靖人、溝上雅史「わが国におけるB型急性肝炎の現状」『病原微生物検出情報』二〇〇六年二七巻二一九頁
https://idsc.niid.go.jp/iasr/27/319/dj3191.html
15 B・ブランバーグ　ノーベル講演　一九七六年十二月十三日
Australia antigen and the biology of hepatitis B.
https://www.nobelprize.org/uploads/2018/06/blumberg-lecture.pdf
Blumberg BS. *Hepatitis B: the hunt of a killer virus.* Princeton University Press. 2003.
16 Houghton M. The long and winding road leading to the identification of the hepatitis C virus. *J Hepatol* 2009; 51:939.
17 Choo Q-L et al. Isolation of a cDNA clone derived from a blood-borne non-A, non-B viral hepatis genome. *Science* 1989; 244:359.
18 Kuo G et al. An assay for circulating antibodies to a major etiologic virus of human non-A, non-B hepatitis virus. *Science* 1989; 244:362.
19 宮村達男「C型肝炎ウイルス発見の経緯」『肝臓』二〇二二年六二巻一八四頁。
20 Ledford H. Unsung heroes of the Nobel-winning hepatitis C discovery. *Nature* 2020; 586:485.
21 斎藤泉「人間PCR：年間20万人の輸血後肝炎を救った手作り技術」『実験医学』二〇二一年一九巻三〇六三頁。

22 厚生労働省「現在の薬物乱用の状況」
https://www.mhlw.go.jp/bunya/iyakuhin/yakubuturanyou/torikumi/
23 Devi S. German medical association objects to cannabis plan. *Lancet* 2023; 402:952.
24 Byrne GI. *Chlamydia* uncloaked. *Proc Natl Acad Sci USA* 2003; 100(14):8040.
25 G・エリオン ノーベル講演 一九八八年一二月一二日 The purine path to chemotherapy.
https://www.nobelprize.org/uploads/2018/06/elion-lecture.pdf
26 神田忠仁、柊元巌「ヒトパピローマウイルスと子宮頸癌」『ウイルス』二〇〇六年五六巻二二九頁
27 Breitburd F et al. Immunization with virus-like particles from cottontail rabbit papillomavirus (CRPV) can protect against experimental CRPV infection. *J Virol* 1995; 69:3959.

第五章 薬剤耐性菌との闘い

1 吉川昌之介『細菌の逆襲』中公新書 一九九五年
2 橋本一『薬はなぜ効かなくなるか。病原菌は進化する』中公新書 二〇〇〇年
3 ムハマンド・H・サマン（岩田健太郎監訳、増田千苗訳）『人類と菌の歴史』ニュートン新書 二〇二一年。原題はBiography of resistance: Epic battle between people and pathogens.
4 アーリング・ノルビー （井上栄訳）『ノーベル賞の真実』東京化学同人 二〇一八年
5 Antimicrobial resistance : tackling a crisis for the health and wealth of nations / the Review on Antimicrobial Resistance chaired by Jim O'Neill. Date:2014
https://wellcomecollection.org/works/rdpck35v
6 GBD 2019 Antimicrobial Resistance Collaborators. Global mortality associated with 33 bacterial pathogens in 2019: a systematic analysis of the Globel Burden of Disease Study 2019. *Lancet* 2022; 400:2221.
https://doi.org/10.1016/S0140-6736(22)02185-7
7 Antimicrobial Resistance Collaborators. Global burden of bacterial antimicrobial resistance in 2019: a systematic analysis. *Lancet* 2022; 399:629.
https://doi.org/10.1016/S0140-6736(21)02724-0
8 https://amrcrc.ncgm.go.jp/surveillance/020/file/Sales_2013-2022_1.pdf
9 https://www.mhlw.go.jp/stf/seisakunitsuite/bunya/0000120172.html
10 Mulchandani R et al. Global trends in antimicrobial use in food-producing animals: 2020 to 2030. *PLOS Glob Public Health* 2023; 3: e0001305.
https://doi.org/10.1371/journal.pgph.0001305
11 Norrby E. *Nobel prizes. Genes, viruses and cellular signaling.* World Scientific, Singapore, 2021.
12 シンクレア・ルイス（鵜飼長寿訳）『アロウスミスの生涯』（絶版）河出書房 一九五二年。他に（内野儀訳）『ドクター アロースミ

ス』（小学館　一九九七年）があるが、こちらは抄訳で、ペスト菌ファージの部分は省略されている。

13 Summers WC. On the origins of the science in *Arrowsmith:* Paul de Kruif, Felix d'Herelle, and phage. *J Hist Med Allied* Sci 1991; 46:315.

14 Eisenman D. Rereading Arrowsmith in the COVID-19 pandemic. *J Am Med Assoc* 2020; 324:319.

15 アーリング・ノルビー（千葉喜久枝訳）『ノーベル賞はこうして決まる』創元社　二〇一一年

16 T. Häusler. *Viruses vs. superbugs. A solution to the antibiotics crisis?* Macmillan, London 2006.

17 Parfitt T. Georgia: an unlikely stronghold for bacteriophage therapy. *Lancet* 365, June 25, 2005.

18 Schooley R,et al. Development and use of personalized bacteriophage-based therapeutic cocktails to treat a patient with a disseminated resistant Acinetobacter baumannii infection. *Antimicrob Agents Chemother* 2017; 61, e00954-17.

19 Gina A et al. Considerations for the use of phage therapy in clinical practice. *Antimicrob Agents Chemother* 2022; 66:1.

20 岩野英知・他「ファージセラピーの臨床応用について、世界の現状と今後への期待」『モダンメディア』二〇二二年六八巻四九五頁

https://www.eiken.co.jp/modern_media/index.html

第六章　ワクチンはなぜ効くのか？

1 Wikipedia.〈チャールズ・メイトランド（医師）〉

2 D・H・クローフォード（寺嶋英志訳）『見えざる敵ウイルス―その自然誌』青土社　二〇〇二年

3 『アトランティック』誌二〇二一年一月十三日号

"22 orphans gave up everything to distribute the world's first vaccine" https://www.theatlantic.com/science/archive/2021/01/orphans-smallpox-vaccine-distribution/617646/

4 ウィキペディア〈種痘〉

5 長与健太「大村藩・古田山と長与俊達、大浦嘯山」『日本医史学誌』一九九八年四四巻二〇六頁

6 釘貫亨『日本語の発音はどう変わってきたか』中公新書　二〇二三年

7 山内一也「生命科学の雑記帳一〇四 ゲノム科学が明らかにしたジェンナーの天然痘ワクチンの由来」『予防衛生協会ウェブサイト』二〇一七年十一月七日掲載　https://www.primate.or.jp/serialization/104%EF%BC%8E

8 J・ミラー（柴田さとみ・他訳、石井健監修）『mRNAワクチンの衝撃』早川書房　二〇二一年。原題はJ. Miller "The vaccine: inside the race to conquer the COVID-19 pandemic"

9 特集「mRNAワクチン完成までの長く曲がりくねった道」『Natureダイジェスト』　二〇二一年十一月号。

10 Liu J, et al. Vaccines elicit highly conserved cellular immunity to SARS-CoV-2 Omicron. *Nature* 2022; 603:

493.
11 Wikipedia. 1889-1890 influenza.
12 この菌の増殖にはヘミンとNAD（ニコチンアミド アデニンジヌクレオチド）が必要である。これらは赤血球に含まれている。
13 田口文章・他「インフルエンザ菌 ： 誰が最初の発見者か」『細菌学誌』一九九五年五〇巻七八七頁
14 Rodolf D. Translations from German: Richard Pfeiffer's papers stating, mistakenly, that Bacillus influenza caused influenza. ミシガン大学図書館　2022-05-12
https://deepblue.lib.umich.edu/handle/2027.42/172460
15 Takahashi H et al. Meningococcal carriage rates in healthy individuals in Japan determined using Loop-Mediated Isothermal Amplification and oral throat wash specimens. *J Infect Chemotherapy* 2016; 22(7):501.
16 「宮崎県における髄膜炎菌感染症集団発生事例」『病原微生物検出情報』二〇一一年十月号
https://idsc.niid.go.jp/iasr/32/380/kj3802.html
17 理化学研究所プレスリリース「結核菌ワクチン「BCG」がアレルギーを抑制する機構を解明――衛生仮説によるアレルギー増加を実験的に証明――」
https://www.riken.jp/medialibrary/riken/pr/press/2006/20061218_1/20061218_1.pdf

第七章　二十一世紀の伝染病――コロナ

1 この会議の内容が次の論文で紹介されている。 Morse SS, Schluederberg A. Emerging virus: the evolution of viruses and viral diseases. *J Infect* Dis 1990; 162: 1.
2 厚生労働省「新型インフルエンザ（パンデミック 2009）の総括および鳥インフルエンザ（A/H5N1）の流行の現状」
https://www.mhlw.go.jp/bunya/kenkou/kekkaku-kansenshou01/pdf/kouen-kensyuukai_03.pdf
3 感染研「特集記事〈デング熱・デング出血熱　二〇一一～二〇一四年〉」『病原微生物検出情報』　二〇一五年三月号
4 https://www.fao.org/faostat/en/#data/QCL
5 ポール・W・イーワルド（池本孝哉、高井憲治訳）『病原体進化論』新曜社　二〇〇二年
6 Almeida JJ, et al. Coronavirus. *Nature* 1968; 220(5168): 60.
7 札幌医大ゲノム医科学部門ウェブサイト　https://web.sapmed.ac.jp/canmol/coronavirus/index.html
8 Cohen C, et al. Sars-CoV-2 incidence, transmission, and reinfection in a rural and an urban setting: results of the PHIRST-C cohort study, South Africa, 2021-21. *Lancet Infect Dis* 2022; 22(6):821.
9 Zhang X, et al. Shanghai's life-saving efforts against the current omicron wave of the COVID-19 pandemic. *Lancet* 2022; 399: 2011.
10 Morawska L, Milton DK. It is time to address airborne transmission of coronavirus disease 2019 (COVID-19). *Clin Infect Dis* 2020; 71:2311.
11 Lewis D. Why the WHO took two years to say COVID is airborne. *Nature* 2022; 604: 26.

https://www.nature.com/articles/d41586-022-00925-7
12 Morawska L, et al. Size distribution and site of origin of droplets expelled from the human respiratory tract during expiratory activities. *J Aerosol Sci* 2009; 40:256.
13 井上栄「コラム　言葉で広がるコロナ」(財)日本学校保健会『令和3年度版　学校保健の動向』四三頁　丸善　二〇二二年十一月
14 G・ボーデン、他(廣瀬肇訳)『新 ことばの科学入門　第二版』医学書院　二〇〇七年
15 Asadi S, et al. Aerosol emission and superemission during human speech increase with voice loudness. *Sci Rep* 2019; 9:2348.
16 Johnson GR, et al. Modality of human expired aerosol size distributions. *J Aerosol Sci* 2011; 42: 839.
17 喉頭原音(基本周波数F0)はF0の整数倍の振動数の正弦《サイン》波(倍音)を含む。声帯から口までを声道といい、その中の特定の位置で特定の倍音が共鳴して特定の音色《おんしょく》(異なる母音)が作られる。
18 Consensus Conference on Aerosol Delivery. Aerosol Consensus Statement. *Chest* 1991; 100:1106.
19 Mürbe D, et al. Aerosol emission is increased in professional singing of classic music. *Sci Rep* 2021; 11: 14861.
20 Ketelaris AL, et al. Epidemiologic evidence for airborne transmission of SARS-CoV-2 during church singing, Australia, 2020. *Emerg Infect Dis* 2021; 27(6):1677.
21 大阪健康安全基盤研究所公衆衛生部、他「大阪府内における新型コロナウイルス感染症症例発生状況」『病原微生物検出情報』二〇二〇年七月号二〇頁。
22 Anfinrud P, et al. Visualizing speech-generated oral fluid droplets with laser light scattering. *N Engl J Med* 2020; 382: 2061.
23 有声子音(摩擦音v、z、ðや破裂音b、d、gなど)でも声帯振動が起こる。これは音波に周期性のない雑音である。有声子音によって生じる微細水滴の量は母音より少ない。
24 Abkarian M, Stone HA. Stretching and break-up of saliva filaments during speech: A route for pathogen aerosolization and its potential mitigation. *Physical Rev Fluids* 2020; 5: 102301(R).
25 Inouye S. SARS transmission: language and droplet production. *Lancet* 2003; 362 (9378): 170.
26 Inouye S, Sugihara Y. Measurement of puff strength during speaking: comparison of Japanese with English and Chinese languages. *J Phonol Jpn* 2015; 19(3):43. https://www.jstage.jst.go.jp/article/onseikenkyu/19/3/19_KJ00010220646/_pdf/-char/en
27 Stadnytskyi V, et al. Breathing, speaking, coughing or sneezing: what drives transmission of SARS-CoV-2? *J Internal Med* 2021; 290:1010.
28 Inouye S, et al:　Masks for influenza patients:

measurement of airflow from the mouth. *Jpn J Infect Dis* 2006; 5:179.
29 西村秀一『新型コロナの大誤解』二三頁　幻冬舎 二〇二二年。
30 Cowger TL, et al. Lifting universal masking in schools ――Covid-19 incidence among students and staff. *New Eng J Med* 2022; 387:1935.
31 明和政子『マスク社会が危ない』宝島社新書　二〇二三年。
32 Saito A, et al. Enhanced fusogenicity and pathogenicity of SARS-CoV-2 Delta P681R mutation. *Nature* 2022; 602:300.
33 Tadokoro K, et al. Epidemiological characteristics of SARS-CoV-2-positive samples in Japan: a retrospective study. *Curr Trend Int Med* 2023; 7:198.
34 Suzuki R, et al. Attenuated fusogenicity and pathogenicity of SARS-CoV-2 Omicron variant. *Nature* 2022; 603:700.
35 Chalkias S, et al. A bivalent omicron-containing booster vaccine against Covid-19.
New Engl J Med 2022; 387:1279.
36 一九五八年ノーベル賞記念講演。 Frederic Sanger: The chemistry of insulin.
https://www.nobelprize.org/prizes/chemistry/1958/sanger/lecture/
37 一九八〇年ノーベル賞記念講演。 Frederick Sanger: Determination of nucleotide sequences in DNA. https://www.nobelprize.org/prizes/chemistry/1980/sanger/lecture/
38 中井健太『新しいゲノムの教科書』ブルーバックス　講談社 二〇二三年。
39 厚生労働省　新型コロナウイルス感染症対策アドバイザリーボードの資料等　第二回抗体保有率調査(確定結果)
https://www.mhlw.go.jp/content/000761671.pdf
40 Hozé N, et al. Monitoring the proportion of the population infected by SARS-CoV-2 using age-stratified hospitalization and serological data: a modelling study. *Lancet Public-Health* 2021; 6: e408.
41 厚生労働省　新型コロナウイルス感染症対策アドバイザリーボードの資料等　第四回抗体保有率調査 速報結果
https://www.mhlw.go.jp/content/10900000/000928864.pdf
42 厚生労働省　第五回抗体保有率調査　二〇二三年二月八日
https://www.mhlw.go.jp/content/10900000/001055259.pdf
43 Clarke KEN, et al. Seroprevalence of infection-induced SARS-CoV-2 antibodies――United States, September2021-February 2022. *Morb Mortal Wkly Rep* 2022; 71:606.
44 Yuki M, et al. Are the windows to the soul the same in the East and West? Cultural differences in using the eyes and mouth as cues to recognize emotions in Japan and the United States. *J Exp Social Psychol* 2007; 43(2):303
45 M・スローン(早川直子訳)『赤ちゃんの科学』NHK出版 二〇一〇年

46 Sato K, et al. Association between the COVID-19 pandemic and early childhood development. *JAMA Pediatr* online July 10, 2023.
47 播田安弘『日本史サイエンス　〈弐〉』講談社ブルーバックス　二〇二三年
48 鈴木孝夫『閉された言語・日本語の世界』新潮選書　一九七五年

第八章　将来の感染症を考える

1 ウィキペディア〈列車便所〉
2 公益社団法人中央畜産会「牛ウイルス性下痢・粘膜病」 https://jlia.lin.gr.jp/eiseis/pdf/standard/virus_usi0406.pdf
3 東京農工大農学部　感染症未来疫学研究センターウェブサイト
https://tuat-cepir.jp/novelvuirs/
4 水谷哲也「新興ウイルス感染症の網羅的検出方法（RDV法）の確立と応用」『ウイルス』二〇〇七年五七巻二二七頁
5 ビル・ゲイツ（山田文訳）『パンデミックなき未来へ』早川書房　二〇二二年
6 国立研究開発法人日本医療研究開発機構　先進的研究開発戦略センター　ワクチン・新規モダリティ研究開発事業
https://www.amed.go.jp/koubo/21/02/2102C_00004.html
7 Barouch DH. Covid-19 vaccines --- immunity, variants, boosters. *New Engl J Med* 2022; 387:1011.
8 Launay O, et al. Immunogenicity and safety of beta-adjuvanted recombinant booster vaccine. *New Engl J Med* 2022; 387:374.
9 Wu J-D, et al. Safety, immunogenicity, and efficacy of the mRNA vaccine CS-2034 as a heterologous booster versus homologous booster with BBIBP-CorV in adults ages ≥ 18years: a randomized, double-blind, phase 2b trial. *Lancet Infect Dis* 2023; 23: 1020.
10 マイケル・ルイス（中山宥訳）『最悪の予感　パンデミックとの戦い』ハヤカワ文庫　二〇二三年
11 太刀川潤、他「新潟県におけるCOVID-19流行下の突発性発疹の報告数と児の年齢の変化」『臨床とウイルス』二〇二二年五〇巻一〇九頁。
12 山西弘一「ウイルス発見にまつわる話——突発性発疹原因ウイルス——」『小児感染免疫』　二〇一四年二六巻八五頁。
13 小塩海平『花粉症と人類』岩波新書　二〇二一年。
14 https://www.etymonline.com/word/hay%20fever
"On fashions in physic" *London Magazine* 一八二五年十月号一七七〜一九一頁.
15 Jackson M. *Allergy. The history of a modern malady.* Reaktion Books. London 2006.
16 斎藤洋三「スギ花粉症——過去・現在・将来——」『日本花粉症誌』一九九九年四五巻五五頁。
17 松原篤、他「鼻アレルギーの全国疫学調査二〇一九（一九九八年、二〇〇八年との比較）：速報——耳鼻咽喉科医およびその家族を対象として——」『日耳鼻誌』二〇二〇年一二三巻四八五頁。
18 井上栄、他「スギ花粉症の血清疫学的研究——IgE抗体保有者の近年における増加――」『医学のあゆみ』一九八六年一三八巻二八五頁。
19 M・ベラスケス＝マノフ（赤根洋子訳）『寄生虫なき病』文藝春秋社　二〇一四年。
20 井上栄『文明とアレルギー病――杉花粉症と日本人』講談社一九九二年。
21 影井昇「土壌伝播寄生虫対策――世界に貢献する日本のノウ・ハウ」『現代寄生虫事情』　二〇〇六年、一二七頁。
22 Strachan DP : Hay fever, hygiene and household size. *British Medical Journal* 1989; 289: 1259.
23 Wold AE. The hygiene hypothesis revised: is the rising frequency of allergy due to changes in the intestinal flora? *Allergy* 1998; 53(s46):20.
24 長谷耕二「ヒトの健康と疾患を制御する腸内微生物叢」『ファルマシア』二〇一五年五一巻七五〇頁。
25 Nishijima S et al. The gut microbiome of healthy Japanese and its microbial and functional uniqueness. *DNA Res* 2016; 23:125. https://doi.org/10.1093/dnares/dsw002
https://www.waseda.jp/top/news/3902113.
26 Furusawa Y et al. Commensal microbe-derived butyrate induces colonic regulatory T cells. *Nature* 2013; 504:446.
27 E・ヨン（安部恵子訳）『世界は細菌にあふれ、人は細菌によって生かされる』柏書房　二〇一七年。

あとがき

二〇二〇年に始まった新型コロナのパンデミックは、世界史に残る大事件であった。本書では、これを契機に感染症を歴史的視点から観ようと試みた。題名に「感染症の文明史」を入れたが、「文明」という言葉で、農業の開始と都市の誕生、都市における科学・技術の発達（産業革命、病原体の発見、上水道の普及、治療薬・ワクチンの開発、遺伝子の研究など）を含ませた。その文明の進展のなかで、人類が伝染病（人から人へと広がる重症の感染症）に対しどのように対処してきたのかを考えた。

G7諸国のなかで日本人のコロナによる死亡数が少なかったことは、驚きであった。日本ではコロナウイルスの伝播が起こりにくかったと考えられるが、その理由としては「文化」が関係しているだろう。口数が少なく、マスク着用の文化を持つ日本人の間でコロナは広がりにくい。日本人に握手やハグの習慣がないことも、コロナを広げにくくする方向へ働いただろう。

日本文化の感染症への影響をさらに考えてみる。日本には避妊にピルよりコンドームを使う文化があり、これは性感染症対策として有効である。また、日本人の親子（とくに母子）の関係はベッタリしている（土居健郎『「甘え」の構造』弘文堂 一九七一年）。母子間の空間的距離は短いので、潜伏感染を起こす多種のヒトヘルペスウイルスが幼少時に母から子へとうつることになる（八章）。この文化は、大人になってからの初感染（重症になりやすい）を防いできたのかもしれない。

さてグローバル文明の現代、また新しい伝染病が出現して世界中に広がる可能性がある。社会に不安と混乱が起こる。現代はメディアやネットに情報があふれて「インフォデミック 情報流行」も起こり、一般人は何が正しいのか判断しにくい状況になる。そんなときには論理的に考えることが重要である。目に見えない病原体がどのようにして人から人へと広がるかを知り、その伝播を遮断するのに有効な行動は何かを国民皆が知って行動すれば、社会の混乱も被害も少なくすることができるのだ。

そこで本書では、伝染病の伝播経路にも主点をおいた。第八章で議論したように、現代社会で起こりうるパンデミックの主たる病原体は、野生動物から人間に来るウイルスであり、人間自身がそのウイルスを世界中に運んで広げる。そして、ウイルスを人から人へとうつす究極の媒体は、喋りで生じる飛沫とエアロゾルと考えられる。

ウイルス（とくにRNAウイルス）の最大の特徴は、その遺伝子が変異を起こしやすいことだ。病原性が強くなる変異が起こる場合もありうるし、逆に、ヒトにもっと適応し弱毒化して風邪ウイルス（重症肺炎を起こさない）の一つとなることもありうる。我々が意図して、ウイルス弱毒化が起こる条件を作れば良いのである。

第八章後半では、人間が微生物を完全に排除することは不可能であり、排除をやり過ぎても逆に不健康になることを述べた。いかにうまく微生物と付き合っていくか、という視点が必要である。

コロナ流行時に、無症状感染者全員を探し出して隔離することは無理であった。また、マスク着用は永久に継続するものでもない。最終的にはワクチンが必要である。より安全で効果的なワクチンの研究開発が重要である。

今の若い人は、一九六一年のポリオワクチン騒動（三章）のことを知らないだろう。当時の国内での経緯と世界の状況はどうであったかを知っておくのも参考になる。新型コロナウイルスワクチンに関する状況と比較してみるのも意味あることだ。

ところで今、文明そのものが曲がり角に来ている。地球という限られた空間の中で、経済成長が永久に続くことはありえない。国連は「持続可能な開発目標ＳＤＧｓ」として十七項目を挙げている。そのうちの三番目は、二〇三〇年までにエイズ・結核・マラリアおよび顧みられない熱帯病をなくす、となっている。

地球生態系の変化によって人間が野生動物のウイルスに遭遇することのほかに、地球温暖化でヒトにウイルス病を媒介する蚊の棲息地域が広がる。また、永久凍土に凍結保存されていたウイルスが、氷が融けて復活する可能性もあるかもしれない。

将来、石油供給が逼迫《ひっぱく》するだろう。航空運賃が高騰して国境を越える旅行者が減れば、逆にパンデミック発生の確率は減じることになる。

なお本書では、政府のコロナ対策には触れなかった。それに関しては、「新型コロナウイルス感染症対策分科会」会長を務めた尾身茂氏の著作『1100日間の葛藤――新型コロナパンデミック、専門家たちの記録』（日経BP　二〇二三年九月刊）が参考になる。前例がないコロナ禍という状況下で、政府および委員会の関係者はたいへん忙しい日を送っただろう。関係者には知人もいたが、邪魔をしないように問い合わせは一切しなかった。一方、老人の著者には暇な時間がたっぷりあった。毎日ネットを開いて、閲覧無料になったコロナ論文を読みながらコロナの疫学を考え（俗にいう「armchair《アームチェア》疫学」）、現代文明におけるコロナ流行発生の理由を想像したのであった。

本書には筆者の仮説をいくつか入れてある。とくに新型コロナに関しては未知のことが多いので、解釈の変更もありうる。読者の皆様にも自分で考えていただけたら幸いである。

謝辞

ＧＥ価値創研の野澤汎大《ひろお》氏には本書の構成に関して有益なご助言をいただき、また出版に至るまでさまざまなご尽力を賜りました。尾形道夫、中尾研二、佐原勉の諸氏には執筆途中の異なる時期に原稿を読んでいただき、コメントをもらいました。

北里大学大村智記念研究所の中山哲夫特任教授には新型コロナ感染症全般に関して、国立感染症研究所の宮村達男元所長にはポリオおよびC型肝炎に関して、清水博之ウイルスII部元室長には世界ポリオ根絶計画に関して、瀬戸昭・滋賀医科大学名誉教授にはパスツールに関してご教示いただいた。日本の乳児死亡率のことでは頼藤貴志・岡山大学疫学衛生学分野教授、永田知映・国立成育医療センター室長から資料をご教示いただいた。

夕張市土木水道課の田中裕人氏には、一九六〇年頃の北海道大夕張《おおゆうばり》地区の衛生状態について調べてもらいました。東京都水道歴史館の金子智氏には江戸の上水に関し、高橋敏・国立民俗博物館名誉教授からは安政五年の江戸のコレラについて聞きました。元国鉄マンの高松良晴氏には旧国鉄の資料を教えてもらい、元商社マンの酒井忠弘氏からは英国のパブ（酒場）の話を聞きました。

編集に携わっていただいたエイアンドエフ社の向坂好生氏、出版を快諾いただいた同社会長の赤津孝夫氏に深謝します。

二〇二四年二月

井上　栄

井上 栄
いのうえ・さかえ

1940年山梨県生まれ。東京大学医学部卒業、同大学院博士課程修了。国立予防衛生研究所(予研)ウイルス中央検査部室長、国立公衆衛生院衛生微生物学部長、予研感染症疫学部長、国立感染症研究所(旧・予研)感染症情報センター長を経て、2000～2012年大妻女子大学で公衆衛生を教える。国立感染症研究所名誉所員、大妻女子大学名誉教授。

【著書】『文明とアレルギー病――杉花粉症と日本人』(講談社 1992年)、『感染症の時代――エイズ、O157、結核から麻薬まで』(講談社現代新書 2000年)、『母子手帳から始める若い女性の健康学』(大修館書店 2012年)、『ノロウイルス現場対策 改訂第2版――その感染症と食中毒』(共著、幸書房 2014年)、『感染症――広がり方と防ぎ方 増補版』(中公新書 2020年)

【訳書】E・ノルビー『ノーベル賞の真実――いま明かされる選考の裏面史』(東京化学同人 2018年)、P・ヴィンテン=ヨハンセンほか『コレラ、クロロホルム、医の科学―近代疫学の創始者ジョン・スノウ』(メディカル・サイエンス・インターナショナル 2019年)

A&F

次世代パンデミックに備える
感染症の文明史

2024年　3月10日　第１刷発行

著者
井上 栄

発行者
赤津孝夫

発行所
株式会社 エイアンドエフ
〒160-0022　東京都新宿区新宿6丁目27番地56号　新宿スクエア
出版部 電話 03-4578-8885

編集
向坂好生

トレース
原 清人

校正
伊藤久美

印刷・製本
株式会社シナノパブリッシングプレス

©2024 INOUYE Sakae
Published by A&F Corporation
Printed in Japan
ISBN978-4-909355-44-7 C0047

本書の無断複製（コピー、スキャン、デジタル化等）並びに無断複製物の譲渡及び配信は、著作権法上での例外を除き禁じられています。

また、本書を代行業者等の第三者に依頼して複製する行為は、たとえ個人や家庭内の利用であっても一切認められておりません。

定価はカバーに表示してあります。落丁・乱丁はお取り替えいたします。